Practical Guide Series in Cancer Nursing

日本がん看護学会企画編集委員会
小松浩子・阿部まゆみ・梅田 恵・神田清子・森 文子・矢ヶ崎 香

がん看護実践ガイド

オンコロジックエマージェンシー

病棟・外来での早期発見と帰宅後の電話サポート

監修 一般社団法人 日本がん看護学会

編集 森 文子 国立がん研究センター中央病院看護部副看護部長，
              がん看護専門看護師
     大矢 綾 国立がん研究センター中央病院看護部副看護師長，
              集中ケア認定看護師
     佐藤哲文 国立がん研究センター中央病院・麻酔・集中治療科科長

医学書院

《がん看護実践ガイド》
オンコロジックエマージェンシー
―病棟・外来での早期発見と帰宅後の電話サポート

発　行　2016年3月1日　第1版第1刷©
監　修　一般社団法人 日本がん看護学会
編　集　森　文子・大矢　綾・佐藤哲文
発行者　株式会社　医学書院
　　　　代表取締役　金原　優
　　　　〒113-8719　東京都文京区本郷 1-28-23
　　　　電話　03-3817-5600（社内案内）
組　版　明昌堂
印刷・製本　三美印刷

本書の複製権・翻訳権・上映権・譲渡権・公衆送信権（送信可能化権を含む）
は（株）医学書院が保有します．

ISBN978-4-260-02446-4

本書を無断で複製する行為（複写，スキャン，デジタルデータ化など）は，「私
的使用のための複製」など著作権法上の限られた例外を除き禁じられています．
大学，病院，診療所，企業などにおいて，業務上使用する目的（診療，研究活
動を含む）で上記の行為を行うことは，その使用範囲が内部的であっても，私的
使用には該当せず，違法です．また私的使用に該当する場合であっても，代行
業者等の第三者に依頼して上記の行為を行うことは違法となります．

JCOPY 〈出版者著作権管理機構 委託出版物〉
本書の無断複製は著作権法上での例外を除き禁じられています．
複製される場合は，そのつど事前に，出版者著作権管理機構
（電話 03-3513-6969，FAX 03-3513-6979，info@jcopy.or.jp）の
許諾を得てください．

● 執筆者一覧（執筆順）

大矢　綾	国立がん研究センター中央病院看護部副看護師長，集中ケア認定看護師
大野　誠	国立がん研究センター中央病院・脳脊髄腫瘍科
堀川真由弥	国立がん研究センター中央病院看護部副看護師長
櫻井裕幸	国立がん研究センター中央病院・呼吸器外科医長
新井真優美	国立がん研究センター中央病院看護部
松三絢弥	国立がん研究センター中央病院・麻酔・集中治療科医長
日向友理香	国立がん研究センター中央病院看護部
佐藤哲文	国立がん研究センター中央病院・麻酔・集中治療科科長
三浦章博	国立がん研究センター中央病院
金光幸秀	国立がん研究センター中央病院・大腸外科科長
今井真美子	国立がん研究センター中央病院看護部
込山元清	国立がん研究センター中央病院・泌尿器・後腹膜腫瘍科外来医長
瀧田咲枝	国立がん研究センター中央病院看護部副看護師長，がん化学療法看護認定看護師
下村昭彦	国立がん研究センター中央病院・乳腺・腫瘍内科
橋本　淳	聖路加国際病院・腫瘍内科
江木盛時	神戸大学医学部附属病院・麻酔科講師
柳井利仁	国立がん研究センター中央病院看護部
深川剛生	国立がん研究センター中央病院・胃外科外来医長
植木愛美	国立がん研究センター中央病院看護部副看護師長
蒔田真一	国立がん研究センター中央病院・血液腫瘍科
丸山　大	国立がん研究センター中央病院・血液腫瘍科病棟医長
三浦仁美	国立がん研究センター中央病院看護部副看護師長，がん化学療法看護認定看護師
髙平奈緒美	国立がん研究センター中央病院看護部副看護師長，がん化学療法看護認定看護師
金原史朗	国立がん研究センター中央病院
近藤俊輔	国立がん研究センター中央病院・肝胆膵内科
朝鍋美保子	国立がん研究センター中央病院看護部副看護師長，がん化学療法看護認定看護師
上原智子	国立がん研究センター中央病院看護部
矢野美穂	国立がん研究センター中央病院看護部
藤井恵美	国立がん研究センター中央病院看護部看護師長，がん化学療法看護認定看護師
和田友紀	国立がん研究センター中央病院看護部，がん化学療法看護認定看護師
笹木有佑	国立がん研究センター中央病院・消化管内科
森谷麻希	国立がん研究センター中央病院看護部
富樫裕子	国立がん研究センター中央病院看護部

● 日本がん看護学会企画編集委員会

小松浩子	慶應義塾大学看護医療学部教授
阿部まゆみ	名古屋大学大学院医学系研究科特任准教授
梅田　恵	昭和大学大学院保健医療学研究科教授
神田清子	群馬大学大学院保健学研究科教授
森　文子	国立がん研究センター中央病院看護部副看護部長
矢ヶ崎香	慶應義塾大学看護医療学部准教授

がん看護実践ガイドシリーズ
続刊にあたって

《がん看護実践ガイド》シリーズは，日本がん看護学会が学会事業の1つとして位置づけ，理事を中心メンバーとする企画編集委員会のもとに発刊するものです．

このシリーズを発刊する目的は，本学会の使命でもある「がん看護に関する研究，教育及び実践の発展と向上に努め，もって人々の健康と福祉に貢献すること」をめざし，看護専門職のがん看護実践の向上に資するテキストブックを提供することにあります．

がん医療は高度化・複雑化が加速しています．新たな治療法開発は治癒・延命の可能性を拡げると同時に，多彩な副作用対策の必要性をも増しています．そのため，がん患者は，多様で複雑な選択肢を自身で決め，治療を継続しつつ，多彩な副作用対策や再発・二次がん予防に必要な自己管理に長期間取り組まなければなりません．

がん看護の目的は，患者ががんの診断を受けてからがんとともに生き続けていく全過程を，その人にとって意味のある生き方や日常の充実した生活につながるように支えていくことにあります．近年，がん治療が外来通院や短期入院治療に移行していくなかで，安全・安心が保証された治療環境を整え，患者の自己管理への主体的な取り組みを促進するケアが求められています．また，がん患者が遺伝子診断・検査に基づく個別化したがん治療に対する最新の知見を理解し，自身の価値観や意向を反映した，納得のいく意思決定ができるように支援していくことも重要な役割となっています．さらには，苦痛や苦悩を和らげる緩和ケアを，がんと診断されたときから，いつでも，どこでも受けられるように，多様なリソースの動員や専門職者間の連携・協働により促進していかなければなりません．

がん看護に対するこのような責務を果たすために，本シリーズでは，治療別や治療過程に沿ったこれまでのがん看護の枠を超えて，臨床実践で優先して取り組むべき課題を取り上げ，その課題に対する看護実践を系統的かつ効果的な実践アプローチとしてまとめることをめざしました．

このたび，本シリーズの続刊として『オンコロジックエマージェンシー—病棟・外来での早期発見と帰宅後の電話サポート』をまとめました．悪性腫瘍に伴う緊急治療の対象となる症候は，病棟のみならず外来通院治療においても起こるものです．患者とファーストコンタクトをとる役割を担う看護師は，致命的な病態を理解し，入院中および外来，外来化学療法中，帰宅後の在宅療養という各場面におけるがん患者のエマージェンシーに対応しなければなりません．

本書は，オンコロジックエマージェンシーの病態生理・機序，医学的管理から，アセスメント，ケアなどの要点を解説しています．オンコロジックエマージェンシーは，どこでも，いつでも起こりうることを念頭におき，患者の状態を観察し，変化を早期に発見し，適切な緊急治療につなげることができるよう，本書をそのバイブルとしてほしいと願います．

　《がん看護実践ガイド》シリーズは，読者とともに作り上げていくべきものです．シリーズとして取り上げるべき実践課題，本書を実践に活用した成果や課題など，忌憚のない意見をお聞かせいただけるよう願っています．

　最後に，日本がん看護学会監修による《がん看護実践ガイド》シリーズを医学書院のご協力のもとに発刊できますことを心より感謝申し上げます．本学会では，医学書院のご協力を得て，これまでに『がん看護コアカリキュラム』(2007 年)，『がん化学療法・バイオセラピー看護実践ガイドライン』(2009 年)，『がん看護 PEP リソース―患者アウトカムを高めるケアのエビデンス』(2013 年)の 3 冊を学会翻訳の書籍として発刊して参りました．がん看護に対する重要性をご理解賜り，がん医療の発展にともに寄与いただいておりますことに重ねて感謝申し上げます．

　2016 年 1 月

一般社団法人日本がん看護学会理事長・企画編集委員会委員長

小松浩子

序

　がん治療は年々高度化し，治療適応が拡大されている．以前は合併症があったり，高齢者の場合では適応とならなかったりした治療が，支持療法の充実により可能となり，がん患者・家族の生きる希望を支えている．一方で，重篤な有害事象に遭遇する可能性も高く，入院期間の短縮化，外来での治療やフォローアップを受ける患者の増加から，患者・家族が自宅で病状や症状の急激な変化を体験することも多くなった．

　オンコロジックエマージェンシーは，これまで，医師の視点から取り上げられることが多かった．しかし，最も密接に患者のそばにいる看護師が，重篤な変化に至る手前の患者の状態を観察し，変化を早期にキャッチして報告できること，そのための気づきや対応を強化することも必要である．また，オンコロジックエマージェンシーでは，がんそのもの，がん治療による患者の全身状態への影響を考慮し，かつ，がん以外のリスク因子のアセスメントも忘れてはならない．個々の患者の状態から，必ずしも改善が期待できる(よくなる)わけではない，ということも踏まえ，患者・家族に対する説明や対応に配慮する．急変や急速な病状進行の際には，治療や療養に関する意思決定に深く関与する役割を求められることがあるため，看護師も患者の病態変化や対応について十分理解しておくことが大切である．

　看護師がオンコロジックエマージェンシーに関する知識と技術を備え，的確に情報を得てアセスメントし，看護の視点からも患者の状態変化を予測し対応することは，患者の全身状態や QOL の改善，安心感のために重要であり，これもまた，がん医療における「患者・家族に寄り添う看護」の1つのあり方と考える．

　本書では，がん医療における緊急時や急性症状への対応において，看護師が力を発揮できるようになることを目指した．第1章，第2章では，がんの病態や治療の経過に伴って生じる，緊急的に対応しなければいけない状態をつかみ，全身状態の改善と治療や療養の継続のために医師や多職種と協働して対応することについて取り上げている．第3章では，入院期間の短縮化や外来治療の増加に伴い，患者・家族の在宅療養中の状態変化に対応するため，電話相談対応や患者・家族自身へのセルフケア支援，予防的な介入について取り上げている．いずれも，看護師が遭遇しやすい患者の状態変化や症状を切り口として，病態の理解や対応の判断に必要な知識，情報，事例に基づいた観察とフィジカルアセスメント，対応策について考えられるようになっている．

　オンコロジックエマージェンシーにおいて，看護師が医学的視点を理解しながら重要な役割を果たせるように，看護師だけでなく，ともに患者に向き合う多くの医師の理解

と協力を得て本書が完成した．がん患者・家族の QOL 向上のために，がん医療現場の
パートナーシップがますます発揮されることを願っている．

2016 年 1 月

国立がん研究センター中央病院看護部副看護部長

森　文子

■ 目次

序章 | オンコロジックエマージェンシーの概要 —— 1

1 オンコロジックエマージェンシーの概要 [大矢 綾] —— 2

第1章 | がんそのものの病態・病変に伴う救急状態 —— 5

1 脳・神経系
けいれん・意識障害 [大野 誠・堀川 真由弥] —— 6
STEP 1 症例から理解する —— 6
  1 症例の状況を把握する —— 6
  2 症例の状況から考えられること —— 6
  3 症状から考え，鑑別が必要な疾患 —— 6
  4 具体的な対応 —— 7
STEP 2 疾患・病態から理解する —— 7
  1 けいれんとは —— 7
  2 けいれんとてんかんの違いは？ —— 8
  3 脳腫瘍に起因するけいれん —— 9
  4 診断 —— 10
  5 治療 —— 10
  6 けいれんと紛らわしいもの —— 11

2 脳・神経系
四肢麻痺（脊髄圧迫） [大野 誠・堀川 真由弥] —— 14
STEP 1 症例から理解する —— 14
  1 症例の状況を把握する —— 14
  2 症例の状況から考えられること —— 14
  3 症状から考え，鑑別が必要な疾患 —— 14
  4 具体的な対応 —— 15

目次 ix

STEP 2 疾患・病態から理解する —— 15

    1　脊髄圧迫とは —— 15

    2　症状 —— 16

    3　診察・評価 —— 16

    4　診断・鑑別疾患 —— 16

    5　治療 —— 19

    6　QOL を高めるための看護のポイント —— 20

3　呼吸器系
気道閉塞・出血・感染　［櫻井 裕幸・新井 真優美］—— 24

STEP 1 症例から理解する —— 24

    1　症例の状況を把握する —— 24

    2　症例の状況から考えられること —— 25

    3　症状から考え，鑑別が必要な疾患 —— 25

    4　具体的な対応 —— 25

STEP 2 疾患・病態から理解する —— 26

    1　肺化膿症・膿胸とは —— 26

    2　症状 —— 26

    3　診断 —— 26

    4　治療 —— 27

4　呼吸器系
胸水・気胸　［櫻井 裕幸・新井 真優美］—— 30

STEP 1 症例から理解する —— 30

    1　症例の状況を把握する —— 30

    2　症例の状況から考えられること —— 30

    3　症状から考え，鑑別が必要な疾患 —— 30

    4　具体的な対応 —— 30

STEP 2 疾患・病態から理解する —— 31

    1　気胸とは —— 31

    2　症状 —— 32

    3　診断 —— 32

    4　治療 —— 32

5 循環器系
肺血栓塞栓症 ［松三 絢弥・日向 友理香・大矢 綾・佐藤 哲文］ —— 36

STEP 1 症例から理解する —— 36

1 症例の状況を把握する —— 36

2 症例の状況から考えられること —— 36

3 症状から考え，鑑別が必要な疾患 —— 36

4 具体的な対応 —— 37

STEP 2 疾患・病態から理解する —— 38

1 がん患者は血栓ができやすい！ —— 38

2 肺血栓塞栓症（PE）とは —— 38

3 病態 —— 39

4 症状 —— 39

5 診断 —— 39

6 治療 —— 40

7 PE の原因となる深部静脈血栓症（DVT）—— 42

8 症状 —— 42

9 予防 —— 42

10 診断 —— 45

11 治療 —— 45

12 がん看護における PE のポイント —— 45

6 循環器系
心タンポナーデ ［松三 絢弥・日向 友理香・大矢 綾・佐藤 哲文］ —— 47

STEP 1 症例から理解する —— 47

1 症例の状況を把握する —— 47

2 症例の状況から考えられること —— 48

3 症状から考え，鑑別が必要な疾患 —— 49

4 具体的な対応 —— 49

STEP 2 疾患・病態から理解する —— 50

1 心タンポナーデとは —— 50

2 がんと心タンポナーデ —— 50

3 症状 —— 51

4 診断 —— 51

5 治療 —— 52

7 循環器系
上大静脈症候群 ［松三 絢弥・日向 友理香・大矢 綾・佐藤 哲文］—— 54

STEP 1 症例から理解する —— 54

1 症例の状況を把握する —— 54

2 症例の状況から考えられること —— 54

3 症状から考え，鑑別が必要な疾患 —— 55

4 具体的な対応 —— 56

STEP 2 疾患・病態から理解する —— 57

1 上大静脈症候群とは —— 57

2 症状 —— 57

3 診断 —— 58

4 治療 —— 58

8 消化器系
消化管出血・閉塞・穿孔 ［三浦 章博・金光 幸秀・今井 真美子］—— 61

STEP 1 症例から理解する —— 61

1 症例の状況を把握する —— 61

2 症例の状況から考えられること —— 62

3 症状から考え，鑑別が必要な疾患 —— 62

4 具体的な対応 —— 63

STEP 2 疾患・病態から理解する —— 63

1 消化管閉塞・穿孔，腹膜炎とは —— 63

2 症状 —— 64

3 診断 —— 64

4 治療 —— 64

5 外科手術の場合の術後管理 —— 66

9 尿路系
尿路閉塞・出血 ［込山 元清・今井 真美子］—— 68

STEP 1 症例から理解する —— 68

1 症例の状況を把握する —— 68

2 症例の状況から考えられること —— 68

3 症状から考え，鑑別が必要な疾患 —— 69

4 具体的な対応 —— 69

STEP 2 疾患・病態から理解する —— 70

1 尿路閉塞とは —— 70

2 症状 —— 71

3 診断 —— 71

4 治療 —— 72

5　血尿への対処 —— 74

10 代謝系
高カルシウム血症 ［瀧田 咲枝・下村 昭彦］—— 77

STEP 1　症例から理解する —— 77

1　症例の状況を把握する —— 77

2　症状から考え，鑑別が必要な疾患 —— 77

3　具体的な対応 —— 78

STEP 2　疾患・病態から理解する —— 78

1　がん患者は高カルシウム血症を起こしやすい！ —— 78

2　症状 —— 79

3　診断 —— 79

4　治療 —— 79

11 代謝・内分泌系
抗利尿ホルモン（ADH）不適合分泌症候群：SIADH ［瀧田 咲枝・橋本 淳］—— 81

STEP 1　症例から理解する —— 81

1　症例の状況を把握する —— 81

2　症状から考え，鑑別が必要な疾患 —— 81

3　具体的な対応 —— 81

STEP 2　疾患・病態から理解する —— 83

1　腫瘍随伴症候群としての SIADH —— 83

2　症状 —— 83

3　診断 —— 83

4　治療 —— 84

12 凝固系
播種性血管内凝固 ［瀧田 咲枝・下村 昭彦］—— 87

STEP 1　症例から理解する —— 87

1　症例の状況を把握する —— 87

2　症状から考え，鑑別が必要な疾患 —— 87

3　具体的な対応 —— 88

STEP 2　疾患・病態から理解する —— 89

1　がん患者は DIC を起こしやすい！ —— 89

2　症状 —— 89

3　診断 —— 89

4　治療 —— 90

13 感染
敗血症 ［江木 盛時・栁井 利仁・佐藤 哲文］── 92

STEP 1 症例から理解する ── 92

　　1　症例の状況を把握する ── 92

　　2　症例の状況から考えられること ── 93

　　3　症状から考え，鑑別が必要な疾患 ── 93

　　4　具体的な対応 ── 93

STEP 2 疾患・病態から理解する ── 94

　　1　敗血症とは ── 94

　　2　敗血症を疑われたときにまず行うこと ── 94

第2章 ｜ がん治療に伴う救急状態 ── 103

1 手術後合併症
縫合不全，感染 ［深川 剛生・植木 愛美］── 104

STEP 1 症例から理解する ── 104

　　1　症例の状況を把握する ── 105

　　2　症例の状況から考えられること ── 105

　　3　症状から考え，鑑別が必要な疾患 ── 105

　　4　具体的な対応 ── 107

STEP 2 疾患・病態から理解する ── 108

　　1　縫合不全とは ── 108

　　2　症状 ── 108

　　3　診断 ── 108

　　4　治療 ── 108

2 手術後合併症
術後出血 ［深川 剛生・植木 愛美］── 110

STEP 1 症例から理解する ── 110

　　1　症例の状況を把握する ── 110

　　2　症例の状況から考えられること ── 111

　　3　症状から考え，鑑別が必要な疾患 ── 111

　　4　具体的な対応 ── 111

STEP 2 疾患・病態から理解する ── 112

　　1　術後出血とは ── 112

2	症状 —— 112	
3	診断 —— 113	
4	治療 —— 113	

3 腫瘍崩壊症候群 [蒔田 真一・丸山 大・三浦 仁美] —— 115

STEP 1 症例から理解する —— 115

1 症例の状況を把握する —— 115

2 症例の状況から考えられること —— 116

3 症状から考え，鑑別が必要な疾患 —— 116

4 具体的な対応 —— 117

5 その後の経過 —— 117

STEP 2 疾患・病態から理解する —— 117

1 TLS とは —— 117

2 診断基準 —— 119

3 リスク評価 —— 119

4 予防 —— 120

5 治療 —— 125

4 薬物療法に伴う有害事象 —— 127

1 薬剤投与中に生じる有害事象 —— 127

1 過敏症反応・アナフィラキシー [髙平 奈緒美] —— 127

2 インフュージョンリアクション [髙平 奈緒美] —— 134

3 抗がん剤の血管外漏出・血管炎 [三浦 仁美] —— 139

4 急性の悪心・嘔吐 [瀧田 咲枝] —— 147

2 薬剤投与後の経過中に生じる有害事象 [金原 史朗・近藤 俊輔] —— 153

1 発熱性好中球減少症 —— 153

2 心筋障害 —— 154

3 肺毒性 —— 156

4 出血性膀胱炎 —— 158

5 急性腎障害 —— 158

6 血栓塞栓症 —— 159

3 薬剤投与中の有害事象への予測と対応 [朝鍋 美保子] —— 162

1 治療を行う病棟・外来化学療法室の準備 —— 162

2 緊急時対応の体制 —— 162

3 患者教育 —— 163

4 スタッフ教育 —— 166

第 3 章 | 外来化学療法患者の帰宅後の緊急対応―電話サポート —— 169

1 帰宅後に必要な支援体制 [上原 智子・矢野 美穂] —— 170

1 緊急時の受け入れ体制 —— 170

2 電話サポート体制 —— 170

3 患者・家族に対する教育とセルフケア支援 —— 176

2 帰宅後に生じる代表的な有害事象の評価と対応 —— 179

1 発熱 [藤井 恵美] —— 179

2 消化器症状（悪心・嘔吐，下痢，便秘）[和田 友紀] —— 185

3 呼吸器症状（咳，痰，呼吸苦）[笹木 有佑・橋本 淳・近藤 俊輔] —— 191

4 出血 [笹木 有佑・橋本 淳・近藤 俊輔] —— 194

5 浮腫 [笹木 有佑・橋本 淳・近藤 俊輔] —— 197

6 疼痛 [三浦 仁美] —— 201

7 意識障害 [笹木 有佑・橋本 淳・近藤 俊輔] —— 205

8 口腔粘膜障害 [森谷 麻希] —— 209

9 ポート（皮下埋め込み型ポート）などのデバイス管理 [富樫 裕子] —— 214

索引 —— 221

ブックデザイン：小口翔平 + 喜來詩織（tobufune）

序章

オンコロジック
エマージェンシー
の概要

1 オンコロジックエマージェンシーの概要

病棟だけでなく，在宅でもオンコロジックエマージェンシーは起こる

　オンコロジックエマージェンシーとは，がんの浸潤や転移によるがんの病態そのものに起因した救急処置を要する状態や，化学療法，放射線療法，手術などのがんに関連する治療に伴って発生した救急処置を要する状態である．早急に適切な対応が行われなければ生命にかかわる，がん患者の救急状態である．初期対応が非常に重要であるため，看護師の観察と初動が患者の予後を左右するポイントとなる．また，入院期間の短縮化やがん治療の進歩により，外来で薬物療法を行う症例も増加しているため，入院患者だけでなく在宅患者においてもオンコロジックエマージェンシーは発生する．そのため，看護師に加え患者やその家族が，オンコロジックエマージェンシーを理解することも大切である．

　具体的な内容としては，がんの進行によって起こりうる症状や，がん治療による副作用の症状，出現時期，さらに治療のために挿入された皮下埋没型中心静脈ポート（CVポート）などのデバイスに起こりうるトラブルなどが挙げられ，それらについて理解し，初期対応できるような教育やセルフケア支援を行う必要がある．また，在宅でオンコロジックエマージェンシーに陥らないためには，急変につながりやすい初期症状を医療職が事前に説明し，症状を感じた患者が医療機関にすみやかに連絡をとって病状を伝えられるような指導を行い，サポート体制を整えることが重要である．

複雑化するがん患者の急変要因

　一般的に，入院中の心肺停止例の60〜70％で，心肺停止の6〜8時間前になんらかの異常が確認されることが指摘されている．そのため，看護師は，心肺停止に至る前段階で患者に起こっているなんらかの異変に気づき，医師へ報告し対応することが求められる．しかし，最近はがんの治癒を目指した治療だけでなく，がんとの共存を目指した治療の選択肢も増えたことにより，がんの治療内容は多様化，個別化してきている．さらに複数の既往歴を抱えながらがんの集学的治療を受けている患者もいるため，患者の異変が既存の病気の症状悪化によるものか，がんに関連した症状の進行によるものか，と原因を同定することは容易ではない．

　例えば，"呼吸困難"という症状では，がん増大による気道圧迫や，がんの進行による胸水の増加など「がんそのものによる症状」や，抗がん剤治療に伴う免疫抑制からくる肺炎の併発，あるいは抗がん剤のアナフィラキシーなど「がん治療に関連した症状」，また既往歴に喘息があれば気管支れん縮，COPDであればその増悪など「がん以外に

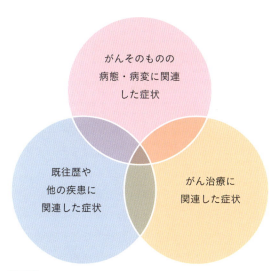

図1 がん患者の症状を多角的にみる視点

よる症状」など，さまざまな要因が絡み合っている(**図1**)．

　このようながん患者の現状を踏まえたうえで，患者の異常を早期に発見するためには，がんの原発部位や転移部位，進行速度，現在の治療内容，さらには既往歴などから症状を多角的にみる視点をもち(**図1**)，アセスメントする能力を高めていくことが重要である．さらに，がんの薬物療法などの急性反応や副作用出現の好発時期，手術の一般的な合併症と特定の術式に伴う合併症，がんの進行速度や部位によって起こりやすい症状について，十分に理解することが必要である．また，がんの進行が遅く，緩やかに状態が悪化している患者においても，がんの治療による副作用の影響で身体的予備機能が一時的に低下している場合には，容易に救急状態に陥ることもある．そのため，常にオンコロジックエマージェンシーを念頭におき，ケア方法の検討やケア時の患者の反応を観察していくことも大切な視点である．

生命に加え，患者の予後やADL・QOLにも影響する

　オンコロジックエマージェンシーでは救急状態に陥る前の段階で発見し，早期介入することが重要な理由として，患者の予後やADL・QOLへの影響が挙げられる．がん治療に伴う救急状態に対して治療が行われている期間は，がんそのものに対する治療は行いにくく，この間に当初の予測以上にがんが進行することもある．さらに，がん患者は，薬物治療による免疫抑制状態や低栄養状態，筋力低下などが生じ，身体的予備機能も低下していることが多く，オンコロジックエマージェンシーに伴う症状が重症化した場合は回復に時間を要し，また，非がん患者よりも感染症や廃用症候群など2次的合併症も併発しやすい．

　オンコロジックエマージェンシーに対する治療が長期化し，がんそのものの治療が行えない期間が長引いた場合は，当初予測されていた予後やADL・QOLが増悪し，患者本人や家族が望んでいた形にならないこともある．そのため，たとえ救急状態から救命できても，必ずしも以前の状態に回復せず，当初予測されていた予後やADL・QOLが

期待できない場合もあることを，患者および家族へ説明しておく必要もある．

変化する患者・家族の想いや考えを支える

　がん治療の進歩によって完治あるいは長期生存患者は増えているが，すべての患者が完治・共存できるわけではない．がん自体の進行に対して積極的な治療を継続するのか，それとも療養に切り替えていくのか，がんにかかわる医療者は常に判断を迫られる．そして，オンコロジックエマージェンシーによる重症化はさらにその判断を困難にする．また，患者・家族の想いは，がんの進行状況や治療の副作用の程度，身体的影響や社会生活への影響の度合いによって異なり，その時々で変化していくものである．状態が急激に悪化したときに，延命を行うのか否かを患者・家族が判断できないことも多い．がん治療にかかわる看護師が，患者の身体的観察だけでなく，患者と家族の想いや今後の治療や療養に対する考えについても日頃から積極的に情報を収集し，急変した場合の治療の方向性について，患者・家族と医療者間で適切に情報を共有できるようにしておくことも重要である．

（大矢 綾）

第 1 章

入院中および救急外来で診るオンコロジックエマージェンシー

がんそのものの病態・病変に伴う救急状態

脳・神経系
けいれん・意識障害

1

STEP 1 症例から理解する

症例

65歳，男性，肺がん手術後の再発①に対する化学療法目的で入院．これまで，けいれんの既往はない①．10日ほど前より右手に力が入りにくい，言葉が出にくい症状②を認めていた．問診中に突然，右上下肢を震わせ始め，その後，両手足を突っ張り，次いで両手足を屈曲伸展しガタガタと震わせるようになった③．はじめは名前を呼ぶと返事があったが，全身を震わせるようになってからは名前を呼んでも返事がなくなり，両眼球は右側を向いていた④．呼吸は20回/分，パルスオキシメータでSpO$_2$ 98％，脈拍は70回/分で脈不整はなく，血圧は132/82 mmHg，体温は36.6℃⑤，尿失禁も認めた．発作は3分間以上経過している．

1 症例の状況を把握する

①肺がんの既往がある．けいれんの既往はない．
②10日ほど前より右片麻痺や運動性失語の症状が出現していることから，脳に起因する異常が考えられる．
③突然，右半身から震えが始まり，全身へ波及しており，緊急度の高い疾患が発症していることが考えられる．
④意識障害を伴い，右共同偏視を認めることから，脳に起因する症状であることが疑われる．
⑤呼吸と循環動態は問題なく，発熱も認めておらず，心臓や肺の疾患は考えにくい．

2 症例の状況から考えられること

突然右半身から始まり全身に波及する震えが，意識障害を伴って生じている．右片麻痺，運動性失語の症状を認めていること，右半身から始まること，眼球の右共同偏視を認めることから，左前頭葉の病変によるけいれん発作が強く疑われる．肺がんの既往があることから，転移性脳腫瘍の可能性が考えられる．

3 症状から考え，鑑別が必要な疾患

全身のけいれんを発症していることから脳出血や脳梗塞などの頭蓋内病変，低血糖や

6　第1章／がんそのものの病態・病変に伴う救急状態

低ナトリウム血症などの糖，電解質などの代謝異常を鑑別する必要がある．その他の原因としては脳炎・髄膜炎，頭部外傷の既往歴，肝性脳症などが挙げられる．不随意運動や悪寒なども四肢を震わせ，けいれん発作との鑑別が必要となる[1]．

4 具体的な対応

- まずは慌てないこと．転倒やベッドから転落しないように患者の安全を確保し，応援を呼ぶ．この際，患者のそばを離れないことが重要である
- 意識障害を生じているため，急変時の対応として気道確保，呼吸サポート，酸素投与，静脈ラインの確保，採血を行う
- けいれんが持続しているときは，心電図，酸素飽和度をモニタリングしながらホリゾン®（ジアゼパム）5 mg を静注する．けいれんが止まらない場合は，3〜5 分ごとにホリゾン静注を総量 20 mg まで繰り返す．ホリゾン投与後にけいれんが止まった場合は，けいれんの再発予防目的でホストイン®（ホスフェニトイン）もしくはアレビアチン®（フェニトイン）投与を行う
- けいれんの原因検索目的で頭部 CT 検査を行う

報告のポイント

「肺がんで入院している患者さんが，突然右上下肢から始まる全身けいれんを発症しました．これまでけいれんの既往はありません．SpO_2 98％，血圧は 132/82 mmHg で，眼球は右共同偏視を認めます．発症から 3 分経過しましたが，現在もけいれんが持続しています．すぐに来てください」

けいれんの状況，具体的には「突然発症」「右上下肢から始まる」「全身のけいれん」「右共同偏視」という内容を伝える．報告時にけいれんが継続しているか，消失しているのか，けいれんの持続時間についても伝えると緊急度やけいれん重積かどうかの情報が伝わる．

STEP 2 疾患・病態から理解する

1 けいれんとは

けいれんとは，全身または一部の筋肉が不随意かつ発作的に収縮することによっておこる発作である．けいれんの原因としては，脳腫瘍，脳血管障害（脳出血・脳梗塞），頭部外傷，脳炎・髄膜炎，先天性奇形などの中枢神経系病変，低血糖，低ナトリウム血症などの代謝性疾患，腎不全・尿毒症，肝性脳症，急性間欠性ポルフィリン血症，低酸素血症，薬物中毒，薬剤の中止（アルコール，抗けいれん薬）などが挙げられる．また，特発性のてんかんが原因となる場合もある（**表 1-1**）[1]．

けいれん・意識障害　7

| 表 1-1 | てんかんの原因別分類 |

①脳に原因のあるもの
- 本態性てんかん
- 脳腫瘍
- 頭部外傷
- 脳血管障害(脳出血, 脳梗塞, 脳動静脈奇形など)
- 感染症(髄膜炎, 脳炎, 脳膿瘍など)
- 脱髄性疾患(多発性硬化症)
- 変性疾患(アルツハイマー病, ピック病など)
- 代謝異常(先天性アミノ酸代謝異常, 脂質蓄積症など)
- 先天奇形(くも膜嚢胞など)
- 周産期脳損傷

②全身疾患による代謝異常に基づくもの
- 低酸素血症
- Adam-Stakes 症候群
- 低血糖症
- 非ケトン性糖尿病性昏睡
- 尿毒症
- 水電解質異常(低カルシウム血症, 低マグネシウム血症, 低ナトリウム血症, 水中毒)
- テタニー症候群
- Addison 病
- ポリルフィリン症
- ピリドキシン欠乏症(1 歳以下)
- ピリドキシン依存症(1 歳以下)
- 細菌毒素(破傷風, ボツリヌス)
- 中毒(CO, 鉛, ヒ素, リチウム, アトロピン, ペニシリン, フェノチアジン)
- 薬物の中止(アルコール, バルビタール系薬剤, ドリデン, メプロバメート)

③その他のけいれん性疾患(非てんかん性)
- 熱性けいれん
- ヒステリー性けいれん
- 過呼吸症候群

〔大熊泰之, 水野美邦:てんかん. 水野美邦(編):神経内科ハンドブック(第 3 版), p.175, 医学書院, 2002 より〕

2 けいれんとてんかんの違いは?

けいれんは「症状」, てんかんは「病名」である. けいれんは, てんかんの「症状」として起こることもあるが, 電解質異常など, てんかん以外の原因でも生じる.

てんかんは, "脳における過剰な, あるいは同期した異常な神経細胞の活動により生ずる一過性の徴候および症状"と定義される. てんかん活動が運動野の神経細胞に起きると, その神経細胞が支配している反対側の手足が自分の意思とは無関係に無秩序な収縮を起こし, けいれん発作として現れる.

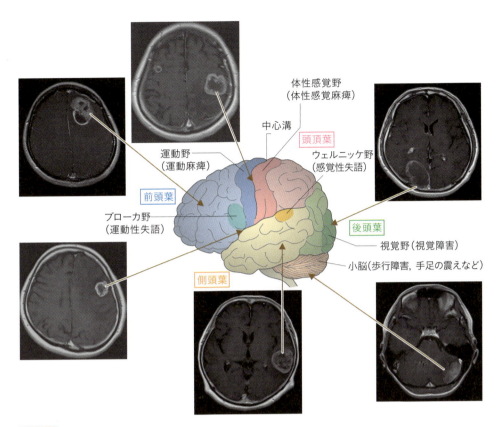

図 1-1 脳腫瘍の病変部位

表 1-2 けいれん発作のパターンと病変部位

症状	病変部位
運動発作：手足をガクガク震わせる	前頭葉（一次運動野）
体性感覚発作：四肢の異常感覚	頭頂葉（一次感覚野）
視覚発作：視野がチカチカする	後頭葉
嗅覚発作：異臭を感じる	側頭葉
自律神経発作：腹痛，下痢	側頭葉

3 脳腫瘍に起因するけいれん

　脳腫瘍に起因するけいれんは，部分発作もしくは2次性全般化発作が多い．脳腫瘍が一次運動野に存在する場合は部分けいれんを発症する．

　一側上肢から始まり，同側の顔面や下肢に進展し，さらに全身けいれんを生じる2次性全般化発作をジャクソンマーチ（Jackson march）という．

　一次運動野以外の部位に脳腫瘍が存在する場合，はじめに病変の存在する部位に応じた症状が出現し，その後，神経細胞の過剰放電が脳内に波及し意識障害を伴う全身けいれんに進展する．脳腫瘍の部位に応じて発作のパターンが異なるため，けいれん発作の起こり方から病変の部位が推定できる．図1-1，表1-2にけいれん発作のパターンと

けいれん・意識障害　9

| 表 1-3 | けいれん発作時の対処法 |

①けいれん発作の状況観察および患者の安全確認
②気道確保・酸素投与・点滴ラインの確保および採血を行う
③心電図・酸素飽和度をモニターしながらホリゾン投与
④頭部 CT 検査

病変部位の関係を示す．本例では，右上下肢から始まった発作が意識障害を伴って両側のけいれん発作に進展しており，2 次性全般化発作の例である．

4 診断

けいれんの診断は通常，臨床症状によってなされる．発作が数分で消失する場合もあるため，けいれん発作の状況を観察する必要がある．具体的には，意識障害を伴うか伴わないか，けいれんの始まりが片側性か両側性か，片側性であれば左右どちらか，けいれんの始まった部位がどこか(顔，上肢，下肢)，けいれんがどのような順序で全身に広がったかという観察ポイントが挙げられる．また，前頭葉には，両眼球の協調した反対側への注視を可能にする眼球運動中枢(前頭葉眼運動野)が存在するため，眼球が左右どちらに偏位しているか確認することは重要である．例えば両眼球が右に偏位している場合は，左前頭葉の興奮が考えられる．けいれん発作の持続時間もけいれん発作の程度を判断する目安になる．言語中枢は右利きの場合 90%以上，左利きの場合も 70%が左側に存在するとされるため，あらかじめ患者が右利きか左利きかを確認しておくことも重要である．

5 治療

けいれん発作時には神経細胞の過剰な放電が生じており，大量の酸素や糖が消費される．けいれん発作が長時間続くと，酸素や糖が不足し脳損傷を起こす原因になるので，脳損傷を防ぐために酸素投与を行い，なるべく早く発作を止める必要がある．

また，意識障害を伴う際は，嘔吐や誤嚥による気道閉塞や転倒などによる外傷の危険性があるので，気道確保および患者の安全を確保する．けいれん発作の原因が糖・電解質異常である可能性もあるため，採血も必要である．抗けいれん薬内服中であれば，抗けいれん薬の血中濃度も調べる．けいれん発作時の対処法は**表 1-3** のとおりである．

看護のポイント

処置

- けいれん発作は突然起こるため，発見者は慌てやすいが，1 人で対処しようとせず，その場を離れずにナースコールを利用したり大声で人を呼んで人員を確保する
- けいれん発作で意識障害が起きると，吐物の誤嚥や，呼吸抑制後にしばしば認められる深大性の吸気による誤嚥が起こる危険性があるため，頭部を横に向け，口腔内

の異物除去や吸引などの処置を行い，気道確保に留意する必要がある．舌をかむことは少なく，口腔内に物を入れるとかえって気道閉塞の原因になるため行わない[2]

- けいれん発作中は酸素需要が増加するため，酸素投与を行い，必要があれば補助換気も行う
- 心電図モニター装着，酸素飽和度モニターを行う
- 血管確保を行い，①ホリゾン，②ホストイン，アレビアチンの抗けいれん薬を投与する．ホリゾンは呼吸抑制をきたし，ホストイン，アレビアチンは不整脈や血圧低下をきたすことがあるため，心電図・酸素飽和度をモニターしながら投与する．ホストイン，アレビアチンは析出しやすいため，ラインの閉塞に注意が必要である
- 発作時の2次的外傷を防止するために，危険物排除・ベッド柵をカバーする・転落防止などを行う
- ホリゾンを繰り返し投与してもけいれん発作が止まらないときは，けいれん重積と判断し，呼吸器管理下での薬剤投与を検討する．この際には集中治療室などで厳重に管理することが望ましい
- けいれん発作出現時は，原因検索のために頭部CTなどの検査を行う．一度発作が止まっても検査中に再度発作を起こすことがあるため，検査出棟時には薬剤(ホリゾン)，呼吸補助(アンビューバッグなど)を持参する
- 発作時はカーテンやスクリーンで仕切りを作るなど，プライバシー保護に配慮する[3]

観察

けいれん発作時に以下の点を観察する．

- 意識障害を伴うか伴わないか
- 片側か両側か，全身か部分か
- どこの部位から始まりどのように波及したか
- 麻痺があるかどうか
- 眼球がどちらに偏位しているか
- 発作の持続時間
- 血圧測定，呼吸回数，酸素飽和度

6 けいれんと紛らわしいもの

けいれんと鑑別が必要なものに，振戦・不随意運動，悪寒，失神が挙げられる[4]．

不随意運動は自分の意思によらず生じる運動のことであり，振戦も不随意運動の1つに分類される．振戦には，安静時に現れ，動作時に消失する安静時振戦，上肢を挙上位に保ったときなどにみられる姿勢時振戦，指先を目標に近づけようとするときにみられる企図振戦などがある．けいれんとの鑑別において，規則性であったり，震えている部位の位置を変えると消失したり，自動運動が可能な場合は振戦の可能性が高い．

悪寒は全身の震えのあとに38℃以上の発熱を伴う．意識障害は伴わないこと，感染

徴候や発熱の有無，血液検査を参考に鑑別を行う．

　失神は一過性，短時間の意識消失である．起立性低血圧や不整脈に伴い心拍出量が一時的に低下し，脳幹部の虚血により意識消失をきたす．前駆症状として気分不快，頭痛，耳鳴り，悪心，嘔吐，冷汗，顔面蒼白，眼前暗黒感が出現することがある．けいれん発作との違いは，尿失禁はなく，四肢は弛緩性であることである．

看護のポイント

けいれん発作の対応・予防に関する指導

　原発性脳腫瘍，転移性脳腫瘍患者がけいれん発作を起こした際は，病状が悪化している可能性があったり，発作が再度起こりうることへの不安を抱えており，精神的に不安定になりやすい．患者・家族に対して，病状の説明を行うとともに，けいれんに関する正しい知識と具体的な対応・予防について指導を行うことで，過大な恐怖心や不安を和らげることが可能となる．

服薬管理

　けいれん発作予防には抗けいれん薬の服用が必須であり，確実に内服を行えるように患者・家族に対して指導する必要がある．

　意識障害や四肢麻痺により，服薬の自己管理が困難な患者に対しては，入院中は看護師が薬剤管理を行い，飲みこぼしなく確実に服用できているか，服用後に嘔吐していないかの確認を行う．薬剤血中濃度の確認は内服が確実に行えているかの指標にもなる．

　在宅療養に向けて家族へ説明する際は，内服の重要性や服薬管理について家族の理解度に合わせて行うようにする．

生活指導

　各々の生活スタイルや自己管理能力に合わせて指導する．

　規則正しい生活を送ることや，過度の飲酒や運動，過労を回避するように伝える．また，車やオートバイの運転，高所での作業や危険物を取り扱う仕事，水泳や転落しやすい場所を歩く，危険な場所を避けるなど，発作が起きた場合の2次的障害を避けるように指導する[5]．

引用文献

1）大熊泰之，水野美邦：てんかん．水野美邦（編）：神経内科ハンドブック（第3版）．p.175，医学書院，2002.
2）行方慶太，小林繁樹：けいれんに関する観察と看護．小林繁樹（編）：新看護観察のキーポイントシリーズ—脳神経外科．pp.202-203，中央法規，2011.
3）吉野篤緒（監修）：脳神経外科看護のポイント282—パワーアップ∞（第3版）．pp.44-45，メディカ出版，2013.
4）近藤智善，水野美邦：不随意運動．水野美邦（編）：神経内科ハンドブック（第3版）．pp.273-278，医学書院，2002.
5）前掲2），p.205

（大野 誠・堀川 真由弥）

2 脳・神経系
四肢麻痺（脊髄圧迫）

STEP 1 症例から理解する

症例

　72歳，女性，乳がんにより①入院．2か月前より腰痛②を認めていた．起床時に強い腰痛を認め，起き上がれなくなりナースコールがあった③．看護師がベッドサイドに行ったとき，意識は清明で，発語明瞭，両上肢の動きは良好であったが，両下肢に力が入らないことに気がついた④．下肢の動きを確認したところ，両下肢とも膝関節の屈曲ができるが，膝を立てて保持することはできず，足関節は動かすことができなかった④．臍のレベルから両下肢にかけて触っても鈍く感じており，大腿・下腿や殿部をつねっても痛みを感じていなかった⑤．起床時から排尿はみられていない⑥．

1 症例の状況を把握する

①乳がんで入院中である．

②2か月前より腰痛の症状がある．

③起床時に強い腰痛を認め起き上がれなくなっており，突然発症の病態であると考えられる．

④両下肢の麻痺を認めている．膝関節の屈曲はできるが，保持ができないため，徒手筋力テスト（manual muscle testing：MMT）で2/5，足関節は動かないためMMT 0/5と判断される．

⑤臍のレベル以下の両下肢の感覚障害を認めることから，胸椎レベルの脊髄の障害が考えられる．

⑥排尿障害を伴い，緊急性の高い脊髄障害の可能性が考えられる．

2 症例の状況から考えられること

　乳がんと先行する腰痛があり，突然の疼痛の増悪に伴い，両下肢の対麻痺，感覚障害，膀胱直腸障害を認めている．脊椎転移が先行し，これに病的圧迫骨折が加わり，脊髄を圧迫していることが疑われる．

3 症状から考え，鑑別が必要な疾患

　突然の発症であることから，脳出血・脳梗塞などの脳疾患，脊椎・脊髄の他疾患（圧迫骨折，脊柱管狭窄症，椎間板ヘルニア，脊髄硬膜外血腫，硬膜外膿瘍，硬膜内転移）などと

14　第1章／がんそのものの病態・病変に伴う救急状態

の鑑別が必要である．意識障害を伴う場合や，片麻痺(同側の上下肢の麻痺)の症状であれば脳卒中の可能性が疑われる．他の脊椎・脊髄疾患との鑑別にはMRIによる画像評価を行う．

4 具体的な対応

　脊髄圧迫症候群は，非可逆的な麻痺や膀胱直腸障害をきたしうるため，緊急対応が必要である．腰痛は高齢患者にはよくある症状だが，疼痛だけでなく四肢麻痺，感覚障害，排尿障害などの神経症状を伴う場合は，脊髄圧迫の可能性を念頭におくべきである．

- 疼痛の部位，発症形式の確認，外傷の有無を確認する
- 神経症状を確認する．意識レベルや，発語が可能か，手足が動くか，感覚障害の有無，排尿・排便ができているか，自尿がある場合も残尿感の有無を確認する
- 呼吸状態の把握，血圧・心拍・酸素飽和度の測定を行う
- 排尿障害を認める場合は尿道カテーテルの挿入も行う

報告のポイント

　「乳がんで入院中の患者さんが強い腰痛を訴えたため，訪室したところ，両下肢の麻痺と感覚障害を認めました．両下肢は膝を立てて保持ができず，足関節は動きません．臍から両下肢は触られた感覚が鈍く，つねっても痛みを感じません．起床時より自尿も認めておりません．意識は清明で，両上肢の動きは良好です．転倒などの外傷は認めておりません．脊髄圧迫の可能性も考えられるのですぐに来てください」

　「強い腰痛」に「両下肢の麻痺と感覚障害」および「排尿障害」の神経症状を伴っていることを伝える．麻痺の程度や感覚障害を「両下肢は膝を立てて保持ができず，足関節は動かない」「臍から両下肢は触られた感覚が鈍く，つねっても痛みを感じない」と具体的に表現すると神経症状の程度がわかりやすくなる．排尿の有無も伝えると緊急度を把握してもらいやすくなる．

　意識障害やせん妄症状があるときは，骨転移の代表的な症状である高カルシウム血症の可能性がある．口渇，多尿，脱水症状の有無を観察して医師へ報告を行う必要がある．

STEP 2 疾患・病態から理解する

1 脊髄圧迫とは

　脊髄圧迫は，外傷や病変により脊髄が圧迫され，疼痛，麻痺，感覚障害，膀胱直腸障害などを呈し，治療のタイミングを逸すると不可逆的な脊髄麻痺をきたしうるため，緊

急を要する病態である．脊髄圧迫により完全麻痺を生じた場合，回復の golden time は一般に 48 時間以内とされるため，治療方針の決定には早急の判断を要する[1]．脊髄圧迫の原因としては椎骨の骨折，頸椎症などで変形した骨，靱帯などの結合組織，硬膜内外の腫瘍，血腫，膿瘍が挙げられる．腫瘍による脊髄圧迫では，椎骨への転移性病変による硬膜外からの脊髄圧迫が多くみられるが，硬膜内病変により硬膜内から脊髄圧迫が生じることもある．

　脊髄圧迫は，がん患者の約 10％に認められ，その原因の約 85〜90％は椎骨転移によるものである．部位は胸椎に 70％，腰椎に 20％，頸椎に 10％の割合で生じる．脊柱に転移するあらゆる腫瘍により脊髄圧迫が生じうるが，肺がん，乳がん，前立腺がん，多発性骨髄腫，リンパ腫，腎がん，甲状腺がんに多くみられる[2]．

2 症状

　初発症状として，椎体が破壊されることによって生じる背部痛が最も多く，背部痛が先行し，その後他の神経症状が出現することが多い．動作時に痛みを認める場合は脊椎の不安定性が示唆され，急激な疼痛の増悪は病的な圧迫骨折を示唆する所見である．

　運動麻痺は多くみられる症状で，診断時に歩行障害を認めることが多い．頸椎レベルでは四肢麻痺および呼吸障害を呈する可能性がある．中下位頸椎レベルでは，肋間筋の麻痺のため横隔膜の動きが主体となり，吸気で胸郭が陥凹する（奇異呼吸）．上位頸椎レベルでは，肋間筋の麻痺に加え横隔膜麻痺による呼吸障害も生じ，より重篤な呼吸障害となる[3]．胸腰椎レベルでは両下肢の麻痺（対麻痺）を生じる．馬尾の病変ではどちらか片方の下肢の麻痺（単麻痺）を示すことがある．

　感覚障害も多くの患者でみられる症状で，上行性のしびれや知覚低下を認める．障害部位以下に感覚の低下をきたす．脊髄円錐の圧迫の場合は，会陰部の感覚低下を呈する．

　膀胱直腸障害は脊髄圧迫の進行期に発症し，約半数にみられる[4]．膀胱直腸障害のみが発症することはまれであるが，脊髄円錐が圧迫されている場合，症状が背部痛と膀胱直腸障害のみのことがある．

3 診察・評価

　意識レベル，呼吸状態，血圧・心拍測定を行う．運動障害の検査では，脊髄の各髄節を代表する筋肉の運動機能について徒手筋力テストを行う（表 1-4）[5]．運動機能は，0＝完全麻痺，1＝筋肉の収縮が認められる，2＝重力を除くと動く，3＝重力に抗して動く，4＝ある程度の抵抗に抗して動く，5＝正常な筋力，として評価する．感覚障害は減弱・脱失のレベルを評価する（表 1-5，図 1-2）[5]．感覚障害は，0＝完全脱失，1＝感覚障害あり，2＝正常感覚，で評価する[5]．

4 診断・鑑別疾患

　脊髄圧迫症候群を疑った場合は，緊急 MRI 検査を行い，脊髄と近接する骨や軟部組織の精査を行う（図 1-3）[5]．MRI で脊髄圧迫がみられた場合は迅速に治療を開始する．

16　第 1 章／がんそのものの病態・病変に伴う救急状態

表 1-4　運動機能の評価

評価髄節	Key となる筋肉
C5	肘関節の屈曲筋
C6	手関節の背屈筋
C7	肘関節の伸展筋
C8	手指の屈曲筋（中指の末節骨の屈曲）
T1	手指の外転筋（小指の外転）
L2	股関節の屈曲筋
L3	膝関節の伸展筋
L4	足関節の背屈筋
L5	長拇趾伸筋
S1	足関節の底屈筋

〔Maynard FM Jr, Bracken MB, Creasey G, et al：International Standards for Neurological and Functional Classification of Spinal Cord Injury. American Spinal Injury Association. Spinal Cord 35(5)：272, 1997. より〕

表 1-5　感覚障害の評価

評価髄節	Key となる部位
C4	肩峰鎖骨関節
C6	拇指
C7	中指
C8	小指
T4	乳首
T10	臍
T12	鼠径靭帯
L3	膝の内側
L4	くるぶし内側
S1	かかと外側
S4-5	肛門周囲

〔Maynard FM Jr, Bracken MB, Creasey G, et al：International Standards for Neurological and Functional Classification of Spinal Cord Injury. American Spinal Injury Association. Spinal Cord 35(5)：272, 1997. より〕

　脳出血・脳梗塞などの脳疾患や脊椎・脊髄の他疾患との鑑別が必要である．
　意識障害や片麻痺（同側の上下肢の麻痺）の症状があれば，脳疾患の可能性が疑われる．
　脊椎・脊髄の他疾患としては，椎間板ヘルニア，脊柱管狭窄症，脊髄硬膜外膿瘍，脊髄硬膜外血腫，硬膜内転移，硬膜内髄外腫瘍，脊髄ヘルニア，放射線脊髄障害が挙げられ，これらの鑑別には MRI が有用である．
　椎間板ヘルニア，脊柱管狭窄症は頸椎や腰椎に多くみられる．脊髄硬膜外膿瘍は持続静脈点滴が行われている例，骨髄炎，敗血症などの基礎疾患をもつ例に生じることがあ

四肢麻痺（脊髄圧迫）　17

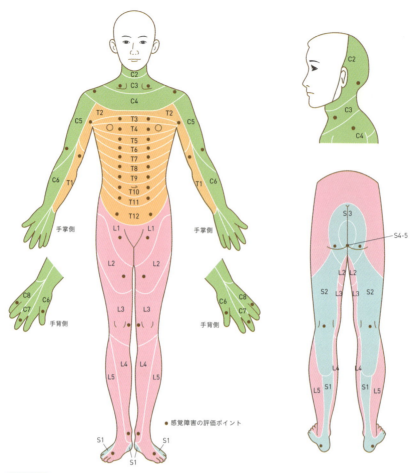

図 1-2 感覚障害の評価ポイント
〔Maynard FM Jr, Bracken MB, Creasey G, et al：International Standards for Neurological and Functional Classification of Spinal Cord Injury. American Spinal Injury Association. Spinal Cord 35(5)：272, 1997. より〕

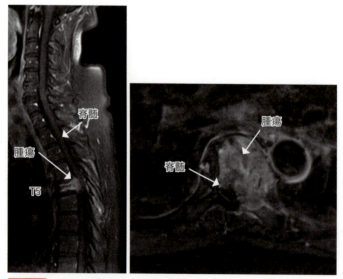

図 1-3 T5 椎体転移による脊髄圧迫
〔Maynard FM Jr, Bracken MB, Creasey G, et al：International Standards for Neurological and Functional Classification of Spinal Cord Injury. American Spinal Injury Association. Spinal Cord 35(5)：272, 1997. より〕

表 1-6 治療方法

	内科的治療	放射線療法	外科的治療
適応	• 全例に適応がある • 高齢者や糖尿病合併例には注意が必要である	• 疼痛が主症状 • 急激な脊髄症状の進行がない • 放射線感受性腫瘍 • 患者の全身状態・生命予後が悪い • 脊椎不安定性がない	• 患者の全身状態が良好で6か月以上の生命予後が期待できる • 急激な神経症状の進行がある • 放射線抵抗性腫瘍 • 脊髄不安定性がある

る. 脊髄硬膜外血腫は抗凝固療法が行われている例で生じることがある. 放射線脊髄障害は過去に放射線照射歴のある場合に生じることがある. 硬膜内髄外腫瘍として髄膜腫, 神経鞘腫が挙げられる.

5 治療

脊髄圧迫の程度, 腫瘍の放射線感受性, 脊椎不安定性の有無, 患者の全身状態・生命予後を考慮し, 治療法が選択される(**表 1-6**)[6, 7].

内科的治療

脊髄損傷に対してメチルプレドニゾロンの大量療法が受傷 8 時間以内に開始された場合, 脊髄損傷の神経症状の回復を有意に改善するという多施設ランダム化比較試験の結果[8]をもとに, メチルプレドニゾロンの大量療法が行われる.

放射線療法

60% 以上の症例で良好な疼痛コントロールが得られる. また, 神経症状の軽減も期待できるため, 急激な神経症状の進行がない例では, 侵襲度や生命予後を考慮し放射線治療が第 1 選択の治療となる.

外科的治療

完全麻痺となった例では 24 時間以内に減圧術などの処置を行わなければ機能回復が困難であるため, 急激に神経症状が進行した例, 長期予後が期待できる例, 放射線抵抗性腫瘍の場合は外科的治療の適応となる. また, 脊椎不安定性のある例では放射線療法により疼痛の緩和が得られないため, 固定術の適応となる. Patchell らは 101 例の神経症状のある転移性脊椎腫瘍例に対し, 外科的治療＋放射線療法群(50 例)と放射線療法単独群(51 例)でランダム化比較試験を行ったところ, 治療後歩行可能例は前者で 84%, 後者で 57% と報告しており, 適応例に対しては ADL の向上のために外科的治療も検討すべきであろう[9].

看護のポイント

放射線療法

　放射線療法に伴う有害事象は照射された部位に出現するため，照射部位や線量を把握し予防的介入を行う．急性期の有害事象は照射部位の皮膚炎，臓器や粘膜障害が主であり，頸椎・胸椎への照射では咽頭炎や食道炎，胸腰椎では悪心や下痢などの消化器症状を起こす可能性がある．粘膜に刺激の少ない食事，低栄養を予防するために栄養補助食品，食前の粘膜保護薬投与，咀嚼の指導を行う．また，皮膚炎の予防のために照射部位の皮膚保護と刺激を最小限にするなどの注意が必要である[10]．

放射線療法に伴う疼痛管理

　放射線療法中は，移動時の疼痛管理や，治療時に同一体位を保持できるように，治療前に鎮痛薬を使用するなどの工夫を行う．また，放射線療法開始後数日以内に一過性に疼痛が増強する痛みのフレア現象が生じることがあるが，症状は数日で軽快するため，一時的に鎮痛薬投与量を増やして対応する．

外科的治療

　術後は，術前との神経症状の変化に注意する．術後に神経症状の悪化がみられる場合は術後出血の可能性も考え担当医に報告する．また，ドレーンからの排液にも注意する．

6 QOL を高めるための看護のポイント

四肢麻痺に伴う合併症

　脊髄圧迫によりさまざまな合併症が生じる可能性がある．特に慢性期に生じる合併症について**表1-7**にまとめた．

疼痛コントロール

　骨転移患者には疼痛管理が必須である．痛みの原因ならびに痛みの評価を行い，原因に応じた対応を行う．疼痛治療としては，非オピオイド鎮痛薬・オピオイド鎮痛薬を投与する．さらに，予測される生命予後を検討したうえでビスホスホネートを投与する．神経ブロックの適応については専門家に相談する[11]．

■痛みの原因の評価

　身体所見や画像所見から病変の部位，進展範囲(周囲の神経，血管，筋肉との関係)，単発性か多発性かなどを評価する．

■痛みの評価

　痛みの日常生活への影響，痛みのパターン(持続痛，突出痛)，痛みの強さ，痛みの部位，痛みの経過，痛みの性状(侵害受容性疼痛と神経障害性疼痛の混在など)，痛みの増悪因子と軽快因子，現在行っている治療の反応，およびレスキュー薬の効果と副作用について評価する．

■ 薬物療法

他のがん性の痛みへの対応と同様，WHO が提示している 3 段階除痛ラダーに沿って，非オピオイド鎮痛薬・オピオイド鎮痛薬を使用し対応していく（図 1-4）[12]．骨転移

表 1-7 脊髄圧迫により生じる合併症（慢性期）

	原因	予防策
①肺合併症	高位頸髄損傷では呼吸筋麻痺が生じ人工呼吸器が必要．低位頸髄損傷の場合は喀痰喀出困難で痰づまりや肺炎を起こしやすい	体位交換，離床促進，肺理学療法，口腔ケア（安静臥床・セルフケア能力が低下し口腔ケアが不十分になりやすい・高齢者の場合は特に注意が必要）
②褥瘡形成	疼痛や安静度制限により体位変換が困難，カラーやコルセット装着による圧迫，膀胱直腸障害による失禁を伴う場合は排泄物による皮膚への刺激	体位変換による除圧，耐圧分散具（マットレス）の選択，皮膚の観察（知覚障害がある場合は褥瘡による疼痛に患者自身が気づきにくいので注意が必要）とケア，陰部の保清
③尿路感染	膀胱内に尿が停滞しやすい，膀胱留置カテーテル，飲水の減少（患者が排泄回数を減らそうとするため）	飲水励行，陰部の保清
④関節拘縮	長時間同一体位，体動不能	関節可動域（ROM）運動，リハビリテーション，正しい姿勢保持と体位変換ごとの関節運動
⑤廃用性症候群	腰殿筋短縮，ハムストリング筋群短縮，腓腹筋・ヒラメ筋の短縮	ROM 運動，リハビリテーション
⑥深部静脈血栓症（DVT）	床上安静，骨転移による高カルシウム血症，化学療法や放射線療法に起因する食欲低下による脱水，悪性腫瘍による血液凝固機能亢進（がん患者は DVT を起こしやすい）	他動運動，弾性ストッキング装着，間欠的空気圧迫法
⑦認知症	刺激の少ない生活・多大な精神的ストレス	ADL 拡大，精神ケア
⑧便秘	オピオイド，床上安静，水分摂取量減少，膀胱直腸障害	水分摂取，緩下剤投与などで計画的な排便コントロール

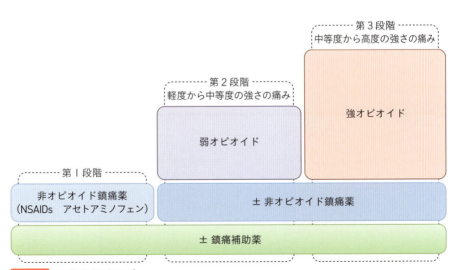

図 1-4 三段階除痛ラダー

〔World Health Organization : Cancer Pain Relief (2nd ed). p.15, World Health Organization, 1996. より一部改変〕

の疼痛は，骨内神経の障害や骨髄と骨皮質が障害されることによって起きる神経障害性疼痛が特徴的である．神経障害性疼痛には抗うつ薬・抗けいれん薬・抗不整脈薬などの鎮痛補助薬が有効であり，非オピオイド鎮痛薬・オピオイド鎮痛薬と併用することにより鎮痛効果を高める作用がある．また，ステロイドは腫瘍周囲の浮腫を軽減させ骨痛を抑え，骨吸収抑制薬は破骨細胞の活動を抑制し骨吸収を阻害することで鎮痛効果を得ることができる．

■ 非オピオイド鎮痛薬・オピオイド鎮痛薬の副作用マネジメント

副作用対策は，がん性疼痛マネジメントの鍵となる．オピオイドを使用する患者には悪心嘔吐や便秘への対策が必要である．特に脊髄損傷で膀胱直腸障害のある患者の排便コントロールは必須である．床上排泄を強いられる場合は，排泄時の患者の心理に配慮しながら，早期からの介入が求められる．

ADL拡大とリハビリテーション

脊髄損傷の悪化と疼痛増悪予防のために患部の安静は必須であるが，合併症を予防する目的で早期に離床しADL拡大をはかる．看護師は，脊椎への捻転と衝撃を避けるように体位交換や離床援助を実施し，患者に対しても指導することが大切である．患部の固定には以下の装具を用いる．

- 頸椎：第1・第2頸椎は回旋運動の抑制と頭部の重さの免荷のためにフィラデルフィアカラーを装着する．第3頸椎以下は，頸椎カラーの固定でよい．
- 胸椎腰椎転移：胸椎・腰椎には軟性もしくは硬性コルセットの装着を行う[13]．

脊椎転移患者のリハビリテーションは，麻痺と疼痛の有無，治療内容と経過，身体機能や生命予後の予測などさまざまな側面からアセスメントして目標設定を行う必要がある[14]．

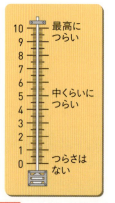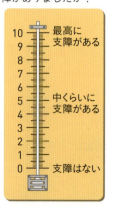

図1-5 つらさと支障の寒暖計

〔国立がん研究センター精神腫瘍学グループ：医療従事者向け資料．つらさと支障の寒暖計．http://pod.ncc.go.jp/documents/DIT_manual.pdf より転載〕

患者および家族への介入

　患者および家族はがんの進行・転移・治療方針の変更を告げられ喪失感・無力感を抱き，混乱を起こす可能性がある．看護師は，対話を通して患者の危機レベルや対処機能，防衛機能についてのアセスメントを行い，もてる力や資源を引き出して，患者が対処能力を十分発揮できるように介入する必要がある[15]．

　また，つらさと支障の寒暖計を利用し，患者や家族の状況を数値化することも有用である(**図 1-5**)[16]．

引 用 文 献

1) 日本臨床腫瘍学会(編)：骨転移診療ガイドライン．p.58, 2015.
2) 矢野俊介：硬膜外腫瘍．岩崎喜信，飛騨一利(編)：脊椎・脊髄疾患の外科．p.194, 三輪書店, 2006.
3) 小柳 泉：脊椎脊髄損傷．岩崎喜信，飛騨一利(編)：脊椎・脊髄疾患の外科．pp.248-250, 三輪書店, 2006.
4) Helweg-Larsen S, Sorensen PS：Symptoms and signs in metastatic spinal cord compression: a study of progression from first symptom until diagnosis in 153 patients. European Journal of Cancer 30A(3): 396-398, 1994.
5) Maynard FM Jr, Bracken MB, Creasey G, et al：International Standards for Neurological and Functional Classification of Spinal Cord Injury. American Spinal Injury Association. Spinal Cord 35(5)：266-274, 1997.
6) 前掲 2), pp.197-198
7) Laufer I, Rubin DG, Lis E, et al：The NOMS framework：approach to the treatment of spinal metastatic tumors. The Oncologist 18(6)：744-751, 2013.
8) Bracken MB, Shepard MJ, Collins WF, et al：A randomized, controlled trial of methyl-prednisolone or naloxone in the treatment of acute spinal-cord injury. Results of the Second National Acute Spinal Cord Injury Study. The New England Journal of Medicine 322 (20)：1405-1411, 1990.
9) Patchell RA, Tibbs PA, Regine WF, et al：Direct decompressive surgical resection in the treatment of spinal cord compression caused by metastatic cancer：a randomised trial. Lancet 366(9486)：643-648, 2005.
10) 吉村亮一：放射線治療．一般社団法人日本がん看護学会(監修)：がん看護実践ガイド―がん患者の QOL を高めるための骨転移の知識とケア．pp.62-63, 医学書院, 2015.
11) 日本緩和医療学会：がん疼痛の薬物療法に関するガイドライン 2010 年版― WHO 方式がん疼痛治療方法―鎮痛薬の使用方法．http://www.jspm.ne.jp/guidelines/pain/2010/chapter02/02_03_03.php(2016 年 1 月 12 日アクセス)
12) World Health Organization：Cancer Pain Relief (2nd ed). p.15, World Health Organization, 1996.
13) 後藤志保：骨転移の生活への影響とケア―荷重骨の骨折を伴う場合．一般社団法人日本がん看護学会(監修)：がん看護実践ガイド―がん患者の QOL を高めるための骨転移の知識とケア．pp.110-111, 医学書院, 2015.
14) 大森まいこ・辻哲也：リハビリテーション目標設定，リスク管理の実際．大森まいこ，辻哲也，髙木辰哉(編)：骨転移の診療とリハビリテーション．pp.97-98, 医歯薬出版, 2014.
15) 小島操子：看護における危機理論・危機介入(改訂 3 版)．pp.36-44, 金芳堂, 2013.
16) 国立がん研究センター精神腫瘍学グループ：医療従事者向け資料―心理尺度など．http://pod.ncc.go.jp/documents/DIT_manual.pdf （2016 年 1 月 12 日アクセス)

（大野 誠・堀川 真由弥）

四肢麻痺（脊髄圧迫）　23

3 呼吸器系 気道閉塞・出血・感染

STEP 1 症例から理解する

> **症例**
>
> 　80歳，女性，人間ドックで胸部異常陰影（右肺結節病変）を指摘され（図1-6），診断目的で入院．入院後，気管支鏡下肺生検を行った．生検翌日より血痰・咳嗽の出現を認め，徐々に食欲低下がみられていた①．ナースコールがあり訪室すると，意識は清明であるが，呼吸苦の訴えがあった．浅呼吸，パルスオキシメータでSpO_2 89％（室内気），呼吸回数 27回/分②，体温 38.5℃，脈拍 100回/分③．血圧 70/44 mmHgであった．顔面蒼白であり，手足が冷たく冷や汗をかいている④．

1 症例の状況を把握する

①気管支鏡検査後より，血痰・咳嗽などの症状が出現し，徐々に症状が増悪している．
②呼吸苦の訴えがあり，呼吸回数が27回/分と頻呼吸，SpO_2も89％と低く呼吸不全を疑う徴候がある．
③頻脈，高体温がみられている．
④顔面蒼白，手足が冷たく冷や汗をかいていること，低血圧からショックを疑う徴候がある．

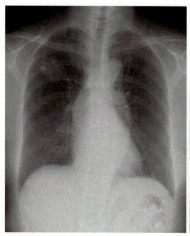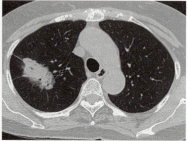

図1-6 胸部単純X線写真（左）と胸部CT（右）
右肺上葉に径 4.5 cm の腫瘤を認める．

2 症例の状況から考えられること

気管支鏡検査後に血痰・咳嗽・呼吸苦などの呼吸器症状が進行している点から，気管支鏡検査に伴うなんらかの呼吸器合併症が生じている可能性が最も高いと考えられる．肺化膿症・膿胸，気道内出血および敗血症性ショックが強く疑われる．

3 症状から考え，鑑別が必要な疾患

気管支鏡検査に伴う合併症として，気胸，肺内出血・血腫，肺炎・胸膜炎などが鑑別に挙がる．胸部X線写真，CT検査を実施し所見を確認する．検査後，血痰が継続していることから，肺内出血が強く疑われる．また，発熱，呼吸不全，低血圧などショックを示唆する所見からは，敗血症性ショックを起こしている可能性が考えられ，その原因を明らかにする必要がある．

4 具体的な対応

血痰・咳嗽・呼吸苦がみられており，気道内から出血している可能性が高い．気道からの出血は凝血塊により窒息する可能性が高いため，迅速に対応する必要がある．

看護のポイント

- 患者はショック状態を呈しているため，患者の安全を確保し，応援を要請する
- 呼吸・循環動態を把握するため，すみやかにモニター管理を開始し，バイタルサインを継時的に確認する
- 血痰は右肺（検査側）より生じている可能性が高いため，対側肺に出血が流入するのを防ぐ目的で，右側臥位の体位をとり安静を保つ．また，呼吸苦の状況に応じて体位を調節する
- 医師の指示のもと，ルート確保および酸素投与を開始する
- 呼吸音を聴取し，呼吸音の左右差，消失部位，副雑音の有無を確認する
- 呼吸不全の状況と判断できるので，吸引，バッグバルブマスク，気管内挿管，人工呼吸器の準備を行う
- 血痰がみられるため，医師に確認し気管支鏡の準備をする
- 医師の指示のもと，採血，胸部X線写真およびCT検査など，必要な検査を実施する．患者はショック状態にあるため，CT出棟時もモニター管理を継続し，意識レベル，バイタルサインの観察を注意して行う

STEP 2 疾患・病態から理解する

1 肺化膿症・膿胸とは

　　肺化膿症は，肺の化膿性炎症であり，肺実質に壊死，空洞，膿瘍を認める疾患である．肺膿瘍とも呼ばれる．肺炎は肺組織の構築が保たれるのに対し，肺化膿症は肺組織が破壊されるが，両者は明確に区別できるものではない．化膿性炎症が胸腔まで到達する場合，膿胸を併発する（膿胸とは，胸水が膿のように混濁していることからつけられた名称）．

膿胸の分類

■**急性膿胸と慢性膿胸**

　　発症3か月以内を急性，3か月以上を慢性とする．本症例は発症早期であり，急性膿胸である．

■**有瘻性膿胸と無瘻性膿胸**

　　肺と胸腔が交通しているものを有瘻性，交通していないものを無瘻性と呼ぶ．本症例では胸水に鏡面形成（ニボー）が認められており，胸腔内に空気が存在していることから，有瘻性と判断する．

気道内出血

　　気道内からの出血が，咳とともに吐き出されることを喀血と呼ぶ．出血が凝血塊となり気道を閉塞すると，呼吸障害が出現し窒息するおそれもある．軽度であれば，咳をして吐き出すことを繰り返せばよいが，気道閉塞を認めるようであれば，気管支鏡を用いて吸引する．気管支鏡の合併症のほか，肺悪性腫瘍，気管支拡張症，肺化膿症，肺血栓塞栓症などが原因となりうる．

2 症状

　　特異的な症状はなく，発熱，乾性咳嗽，胸膜痛（壁側胸膜の炎症で生じる）が多い．胸水量が多いと呼吸困難を呈する．病側では，胸水貯留が進行し，膿胸化すると呼吸音の減弱を認める．時にショック状態を呈する．

3 診断

　　特異な検査所見はない．空洞形成時には肺化膿巣に膿性痰を認め，血液検査では炎症反応が上昇する．喀痰グラム染色では多数の好中球と病原体を認める．炎症反応とともに胸部画像検査が診断の決め手となる．胸部X線では，空洞やニボーが出現することがある．胸部CTが最も有用な診断法であり，辺縁不整の浸潤影，内部に壊死やニボーを認める．造影CTでは病巣内の壊死を観察しやすく，内面を縁取る増強効果を認める．膿胸であれば胸水貯留を伴う．凸型の胸水，また多房性の胸水の所見は，膿胸を考える．胸部造影CTでは，胸水の量，分布，性状がより正確に把握できる．多房性胸

26　第1章／がんそのものの病態・病変に伴う救急状態

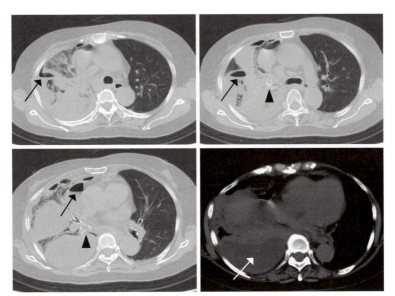

図 1-7 胸部 CT
右肺野は血腫および化膿巣が広がり，中枢気道は閉塞（黒矢頭）している．また，胸水の貯留（白矢印）と胸水＋ニボーの形成（黒矢印）を認めている．

水，小気泡を伴う胸水，臓側胸膜の肥厚を伴う胸水は難治性である．

本症例では CT 画像上，肺内血腫および右側中枢気道は血腫により閉塞している所見を認め，また，右肺は広汎な浸潤影を認める（図 1-7）．ニボーを形成し，気胸および胸水を伴っている．そのため，気道内出血・血腫による右気管支閉塞，肺内血腫/肺化膿症，気胸，膿胸と判断した．

まず行うのは肺化膿症に対する抗菌薬投与である．膿胸に対しては胸腔穿刺（胸水試験穿刺）を行い，胸水の性状を確認し，膿性であることを認めたら診断が確定する．得られた胸水から病原体の有無を検索する．胸水検査では細菌検査とあわせて，一般検査（pH や比重），蛋白，LDH，糖，ヒアルロン酸，白血球分画を提出しておくとよい．

4 治療

抗菌薬療法

肺化膿症・急性膿胸には抗菌薬の全身投与が必須である．喀痰・胸水・血液培養検査を実施し，起炎菌の同定および薬剤感受性の結果に従って，抗菌薬を選択する．

胸腔ドレナージ

急性膿胸において必須の処置である．気胸と異なり，膿胸の際は壊死物質やフィブリン塊などが含まれるので，挿入するチューブはなるべく太いもの（トロッカーカテーテル 24 F 以上のもの），かつダブルルーメンのチューブを選択するとよい．これを膿胸腔に向けて挿入し，持続吸引（－10〜－20 cmH$_2$O）をかけて管理する．気道との交通がなければ，挿入と同時に，トロッカーカテーテルの側管から生理食塩液を流し洗浄を開始す

る．本症例では，胸水にニボー形成が認められ，気道との交通が疑われるため，洗浄は施行すべきではない．気道との交通が疑われる際に洗浄を行うと，洗浄水を気道内へ吸い込んでしまう危険性があるためである．

看護のポイント――胸腔ドレーンの管理

胸腔ドレーンでは，胸腔内にドレーンチューブを挿入し留置することによって，貯留した膿や胸水，空気を体外に排出し，肺の虚脱を改善する．胸腔ドレーン管理として以下の観察を行う．

排液の性状と量

胸腔ドレーンの排液性状や量を継時的に観察することが重要である．血性排液が持続する場合は出血の可能性があるため，医師へ報告する必要がある．また，洗浄する際は，洗浄水の回収を確認することが大切である．

呼吸性移動のチェック

水封室の水面の呼吸性移動は，胸腔とドレナージシステムが気密性を保ちつつ交通し，正常に機能していることを示している．肺が十分膨張したり，ドレーンチューブが屈曲，凝血塊などにより閉塞したりしたときに呼吸性移動がなくなる．呼吸性移動がなくなった際は，①ドレーンチューブが屈曲により閉塞していないかを確認する，②チューブ内の凝血塊などの閉塞原因をミルキングで取り除く，③患者の体位を変える，④患者に深呼吸や大きな咳をさせる，などドレーンチューブの開通性を確認する．

エアーリークのチェック

エアーリークがみられる際に考えられることは，①気胸，②胸膜剝離癒着例における癒着剝離面の損傷，③ドレーン接続部からの吸い込み，④気管穿孔，などである．呼吸サイクルに伴った水封室内の間欠的なバブリング（気泡）は患者胸腔からの排気を示す．バブリングのパターンを観察し，間欠的であったバブリングが持続的になったり，肺が十分膨張して消失したはずのバブリングが再び出現するなどといった異常を早期発見することが重要である．呼気・吸気ともに持続的にバブリングがみられる場合は，①胸腔ドレーン刺入部を点検し，胸腔ドレーンが抜けていないか，②ドレーンチューブの接続部に接続はずれがないか，を確認する．

吸引機能のチェック

医師から低圧持続吸引の指示がある際は（ウォーターシールでない場合），吸引圧調節ボトルのバブリングが消失していないか確認する．

感染防御機能障害の有無もチェック

易感染性患者であるかどうかもチェックする．具体的には糖尿病，肝硬変，腎不全，低栄養など基礎疾患をもつ患者やステロイド，抗がん剤，免疫抑制剤の投与を受けている患者などを指す．感染患者において血糖値の確認も怠ってはならない．

28　第 1 章／がんそのものの病態・病変に伴う救急状態

気道内出血への対応

　窒息に至る場合があるため，健側肺への血液の流れ込みを予防することが大切である．流れ込みを予防する方法として，①姿勢による方法(出血している肺を下にした側臥位をとる)，②選択的挿管(健側主気管支へ挿管チューブを挿入する)，③出血している肺へ通じる気管支を塞栓子などで閉塞する方法，などがある．

　採血結果から貧血の程度や凝固能に異常があるかどうかを調べる．異常がある場合は止血剤などを投与する．

　エピネフリンの気道内投与が気管支鏡下に行われる場合もある．

　最終的な手段としては手術を考える．

気管支鏡検査の合併症

　気管支鏡検査において合併症が生じる可能性があることを理解する．日本呼吸器内視鏡学会の全国調査によれば，肺野末梢病変に対する診断的気管支鏡検査で合併症が生じる頻度は1.6%とされている．頻度順に出血，気胸，肺炎，気管支喘息，循環器関連などである．本症例では検査後に肺炎が生じて化膿したのち，胸腔内へ穿破し膿胸に至ったと考えられる．また，気管支鏡による気道内観察のみの際も0.5%の合併症率があり，頻度順には出血，気管支喘息，循環器関連などである．集中治療室では呼吸不全患者への気管支鏡検査を行う機会が多いと思われるが，合併症が生じうる可能性については常に念頭においておく必要がある．

参考文献

1) 日野原重明，井村裕夫(監修)：看護のための最新医学講座2 —呼吸器疾患(第2版)．p.390，中山書店，2005．
2) 加藤治文(監修)：ナーシングケアQ&A第19号—徹底ガイド肺がんケアQ&A．p.240，総合医学社，2008．

（櫻井 裕幸・新井 真優美）

4 呼吸器系
胸水・気胸

STEP 1 症例から理解する

症例

　60歳，女性，右殿部軟部悪性腫瘍の切除および胸椎転移に対する放射線療法中．急に前胸部違和感および呼吸苦が出現し，改善しない①と看護師に訴えがあった．意識清明，血圧 98/76 mmHg，脈拍 79 回/分・整．体温は 36.5℃．呼吸回数 20 回/分，パルスオキシメータで SpO_2 97%であった．体動時には呼吸苦が強くなり，冷や汗が出ると訴えている②．聴診では右肺の呼吸音が減弱していた③．

1 症例の状況を把握する

①急に発症した呼吸器症状であり，改善しない．
②安静時の循環動態は安定しているが，体動時には呼吸苦が強くなり，冷や汗をかいていることから，疾患の緊急性が高い可能性がある．
③聴診所見では右肺の呼吸音が減弱している．

2 症例の状況から考えられること

　呼吸苦があり，理学的所見として右肺の呼吸音の減弱があることから，なんらかの原因で右肺へ空気が入りにくい病態が考えられる．胸水貯留や気胸が疑われる．悪性腫瘍の治療経過中であることを考慮すると，腫瘍再発に伴う悪性胸水貯留，続発性気胸などのほかに，右胸腔内に再発した腫瘍そのものが原因になっていることもありうる．

3 症状から考え，鑑別が必要な疾患

　まず，呼吸音の減弱が何によって生じているかを調べる必要があり，胸部 X 線写真や胸部 CT 検査ですみやかに病態の確認を行う．
　前胸部違和感も認めていることから，狭心症など心疾患も鑑別すべきである．12 誘導心電図を実施し，ST 変化を確認する．また採血を実施し，トロポニン T・CRP・CK・WBC・AST・LDH の上昇など心疾患を呈する所見がないか確認する．

4 具体的な対応

• バイタルサインと症状を医師にすみやかに報告する

30　第 1 章／がんそのものの病態・病変に伴う救急状態

- 呼吸音が減弱していることから気胸・胸水が疑われる．呼吸苦が生じていることや，今後 SpO_2 が低下することも考えられるため，迅速に対応する必要がある

看護のポイント

報告のポイント

「○○さんが前胸部違和感と呼吸苦を訴えています．右肺の呼吸音が減弱しており，SpO_2 は 97％，呼吸回数 20 回/分，血圧 98/76 mmHg，脈拍 79 回/分です．体動時に呼吸苦が増強し冷や汗がみられます．診察をお願いします」

⇒患者の状況とバイタルサインを簡潔に伝え，早急な診察を依頼する．

対応のポイント

- 現在，循環動態は保たれているものの，体動時に呼吸苦の増強および冷や汗をかいているため，バイタルサインを継時的にチェックし，末梢循環不全（ショック）の徴候（ショックの 5P については p.36，**5**「肺血栓塞栓症」参照）がないか確認する
- 右肺の呼吸音が減弱していることから，胸水や気胸が生じている可能性が高い．臥位にすることで呼吸苦が増強する可能性も高いため，患者が呼吸しやすい体位を調節し安静に保つ
- 医師の指示のもとルートを確保する
- 現段階で SpO_2 は正常範囲内であるものの，呼吸回数が多く，今後 SpO_2 が低下する可能性も考えられるため，酸素投与の準備を行う
- 医師の指示のもと，胸部 X 線写真および CT 検査介助を行う．検査室まで移動が困難な際は，ポータブル X 線で患側（右側）を上にした側臥位撮影でも有効である
- 胸腔ドレーン挿入処置の準備を行う

STEP 2 疾患・病態から理解する

1 気胸とは

壁側胸膜または臓側胸膜が破れることによって胸腔内に空気が貯留し，肺が虚脱することをいう．気胸発生の原因機序により，**表 1-8** のように分類される．

表 1-8 気胸の分類

自然気胸	原発性自然気胸	主にブラ（肺胸膜表面にできる囊胞）の破裂による．痩せ型・若年者に多い
	続発性自然気胸	なんらかの先行する疾患（肺悪性腫瘍，肺化膿症，月経随伴性気胸，食道破裂など）による
外傷性気胸		外傷によるもの
医原性気胸		医療行為に伴って偶発的に生じる．人工呼吸器による気圧性損傷による気胸など

胸水・気胸　31

2 症状

　突然の胸痛，咳嗽，呼吸困難が主な症状である．緊張性気胸では，急激に高度な肺虚脱が生じるため，換気が高度に障害され，胸腔内圧上昇による静脈還流障害を起こしショック状態となる．そのため頻脈，発汗，血圧低下，顔面蒼白がみられる．

3 診断

　身体理学的所見と画像所見をあわせて診断する．身体理学的所見としては，胸郭の左右非対称性呼吸運動，呼吸音減弱，打診による過共鳴音(鼓音)，触覚振盪音(患者が声を発するときに触知される胸壁の振動)の減弱が挙げられる．

　画像所見としては，まず胸部X線写真にて肺の虚脱を確認する．立位がとれなければ，ポータブルX線で患側を上にした側臥位撮影も有効である．画像所見から気胸の程度を判断する．日本気胸・囊胞性肺疾患学会では**表1-9**[1)]のように気胸の程度を3段階に区分している．次に胸部CTにて気胸の原因を検索する．

　本症例の画像所見を**図1-8**に示す．胸部X線写真上，右肺の虚脱を認め，気胸と診断できる．CT所見から，縦隔は健側にシフトしており，緊張性気胸の状態と判断する(**図1-9**)．また，少量の胸水を認めている．患者は今後，血圧低下，ショックなどの重篤な状態を招く可能性があり，すみやかに胸腔ドレナージを行う必要がある．

4 治療

　初期治療，保存的治療，手術治療に分けて対処法を検討する．

🟧 初期治療——気胸の程度と呼吸症状によって対応を選択する

　気胸の程度が軽度で，呼吸症状がないか軽度の場合は，経過観察もしくは穿刺吸引を行う．気胸の程度が中等度以上で，呼吸症状を伴う場合は，胸腔ドレナージを行う．

■胸腔ドレナージ

- 局所麻酔下で肋骨上縁より胸腔ドレーンを挿入する
- 胸腔内で肺と胸膜が癒着を生じていることもあるので，ドレーン挿入前に画像所見をみてどの肋間に挿入するかをイメージしておく
- ドレーンを挿入して，急速に脱気すると，強い胸痛や咳嗽症状を伴うことがあるため，最初のうちは症状をみながらゆっくり脱気する
- 合併症(1～4%程度)として，①挿入時の臓器(肺・心血管・腹部臓器など)損傷，②胸腔外留置・胸腔外へ逸脱，③感染，④出血(時に血胸)，⑤再膨張性肺水腫，⑥皮下気腫などが挙げられる

○胸腔ドレーンはどのサイズ(F)を挿入すればよい？

　胸腔ドレーンを挿入する目的によって，サイズを選択する必要がある．本症例のように主に空気を誘導する際は20Fより小さいサイズでまずは十分であろう．また，胸水，特に血性胸水の際には，少なくとも20F以上のドレーンを挿入すべきであろう．また，後述するように，のちに胸膜癒着療法を検討する際にはダブルルーメンの胸腔ドレーン

表 1-9 気胸の程度

軽度	肺尖が鎖骨レベルまたはそれより頭側にある．またはこれに準ずる程度
中等度	軽度と高度の中間程度
高度	全虚脱またはこれに近いもの

〔日本気胸・嚢胞性肺疾患学会（編）：気胸・嚢胞性肺疾患規約・用語・ガイドライン 2009 年版．p.44，金原出版，2009．より〕

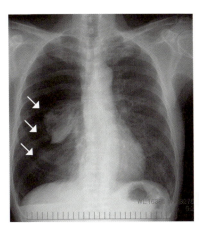

図 1-8 胸部単純 X 線写真
右肺は大きく虚脱している（矢印）．

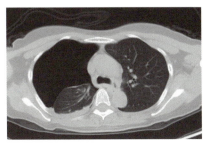 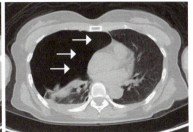

図 1-9 胸部 CT
右肺は虚脱し，少量の胸水を認めている．縦隔は左側へ明らかにシフトしており（右段・矢印），緊張性気胸が疑われる．

を挿入しておくとよい．

○再膨張性肺水腫とは？

　胸腔ドレナージを行った際，虚脱していた肺の再膨張が急速に起こり，肺血流の再灌流および血管透過性亢進が生じた結果起こると考えられる肺水腫である．長期間肺虚脱していた際や肺虚脱が高度なほど発生しやすい．肺毛細血管から肺胞へ血液成分が漏出し，多量の泡沫状血性痰を認め，喘鳴を聴取する．気胸以外にも胸水貯留によって肺が虚脱している際に行う胸水ドレナージでも同様に生じうる．

○胸水を伴う気胸の対処法は？

　胸水のある気胸の場合，肺の"空気漏れ"の部分から胸水を肺内に吸い込んでしまうことがあるので（いわゆる，吸い込み肺炎），まずは胸水のドレナージを検討したほうがよいであろう．

看護のポイント

　胸腔ドレナージを行い，貯留した空気を脱気することで症状は改善する．しかし，穿刺・ドレナージ時の合併症や膨張性肺水腫などにより，血圧低下，呼吸困難などの症状を呈することがあるため，処置時はバイタルサインをモニタリングし，意識レベル，咳嗽や呼吸苦，強い胸痛の有無，喀痰性状などを注意して観察する必要がある．
　胸腔ドレーン挿入後は胸腔ドレーン管理を行う（p.24，**3**「気道閉塞・出血・感染」参照）．

胸腔ドレナージ中の患者を移送する際の注意点

　患者を検査などで移送する際に挿入中の胸腔ドレーンをクランプすることがある．しかし，気胸やエアーリークが持続している場合にクランプすると，胸腔内に漏れ続けた空気が貯留し，胸腔内圧が著しく上昇し，肺がつぶれてしまう可能性がある．そのため，脱気目的としたドレナージの場合は移送時にクランプせず，排液部がドレーン挿入部より高くならないように排液バッグを固定することが大切である．

保存的治療

　胸腔ドレナージ，胸膜癒着術，気管支鏡下気管支塞栓術の3つの治療法が一般的である．

① 胸腔ドレナージ

　初期治療の胸腔ドレナージと同じ．

② 胸膜癒着術

　癒着剤（テトラサイクリン系薬剤，ピシバニール，自己血など）を胸腔内に注入して，胸膜の癒着をはかる．

③ 気管支鏡下気管支塞栓術

　気胸を生じている部位に通じる責任気管支を塞栓することにより空気漏れをなくす方法である．塞栓物質としてフィブリン糊，シリコン製塞栓子などを使用する．

看護のポイント

　胸膜癒着術は，患者への侵襲度が高い処置であるため，以下の点に注意して観察する必要がある．

注入直後

- 薬剤注入中，疼痛や気分不快の有無を観察する
- 胸腔ドレーン刺入部を観察し，治療薬の漏れがないか確認する
- 胸膜刺激症状による迷走神経反射のリスクがあるため，血圧に注意してバイタルサインの観察を行う
- 呼吸状態の観察（SpO_2，呼吸回数，呼吸様式，呼吸のリズム・深さ）
- 薬剤アレルギーによるショックが起こるリスクがあるため，患者の意識レベル，バイタルサイン，ショックの徴候を観察する

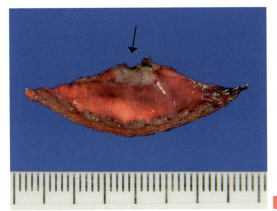

図1-10 手術摘出標本（肺）

> **注入後**
> - 炎症による発熱や疼痛の有無を観察する．症状が強い際は医師に報告し，NSAIDsやアセトアミノフェン投与を検討する
> - 胸腔ドレーンからの排液量やエアーリークの有無を観察し（排液が100 mL/日以上であれば再度胸膜癒着術を行うこともある），医師に報告する

手術治療

　主に胸腔鏡を用いて行われ，空気漏れの原因部位を閉鎖する（肺縫縮術，肺部分切除術など）．一般的な手術適応は，再発を繰り返す症例，空気漏れの持続症例，両側性気胸，進行性の血胸を伴う症例，社会的適応（パイロット，受験生など）などである．

　悪性腫瘍の既往がある際は，悪性腫瘍に関連した気胸である可能性についても常に念頭におきたい．本症例では，胸腔ドレナージで軽快しなかったため，手術加療を行った．空気漏れのあった部位を手術にて切除し（肺部分切除）（**図1-10**），病理学的には既往の軟部悪性腫瘍の肺転移の所見を認めた．

文献

引用文献
1) 日本気胸・嚢胞性肺疾患学会（編）：気胸・嚢胞性肺疾患規約・用語・ガイドライン2009年版．p.44, 金原出版, 2009.

参考文献
1) 下間正隆：まんがで見る術前・術後ケアのポイント．p.193, 照林社, 2000.
2) 医療情報科学研究所（編）：病気がみえる vol.4 呼吸器．p.294, メディックメディア, 2007.
3) 山勢博彰（編）：やりなおしのフィジカルアセスメント―パッと見てさっとわかるイラスト&チャートで理解！ナースビーンズ Smart Nurse10（秋季増刊）：146, 2008.

（櫻井 裕幸・新井 真優美）

5 循環器系 肺血栓塞栓症

STEP 1 症例から理解する

症例

　60歳，男性，肺がんに対して左肺下葉切除術を施行．手術翌日の初回離床時に「胸が苦しい，呼吸がしづらい」と胸痛・呼吸苦を訴え，その後倒れこんだ①．看護師が肩をたたきながら声をかけると，患者は閉眼したまま「う〜ん」と唸り，反応は手足を少し動かす程度②である．

　離床開始前は酸素カヌラ3LにてSpO_2 98％であったが，今は検出できない③．呼吸は浅く25回/分以上④，橈骨動脈はわずかに触知可能⑤だが，頻脈で，手足は冷たく，冷や汗をかいている⑥．

1 症例の状況を把握する

①突然，胸痛と呼吸苦が出現しており，緊急度や重症度の高い疾患が発症していることが考えられる．

②意識レベルは，JCS（Japan Coma Scale）III-200で，意識レベルの急激な低下が認められる．

③パルスオキシメータでSpO_2が検出できない理由として，末梢循環不全や著明な低酸素血症が考えられる．この状況で，SpO_2値を検出することに時間をかけすぎると急変対応が遅れる．

④呼吸は浅く，25回/分以上で，頻呼吸である．

⑤橈骨動脈がわずかに触知できる程度で，ショックあるいはプレショック状態である．

⑥手足は冷たく，冷や汗をかいているため，末梢循環不全の症状であることが理解できる．そのため，SpO_2値が表示されないと考えられる．

2 症例の状況から考えられること

　手術後の初めての離床で，胸痛・呼吸苦を訴えていたという場面，また，頻呼吸，意識レベルの低下，冷や汗など，ショックの特徴的な症状（**表1-10**）が観察されている状況から，肺血栓塞栓症（pulmonary embolism：PE）が強く疑われる．

3 症状から考え，鑑別が必要な疾患

　離床後の急激な症状の変化から，狭心症・心筋梗塞と術後出血などについての鑑別を

表 1-10	ショックの5P

① 顔面蒼白(Pallor)

② 虚脱(Prostration)

③ 冷汗(Perspiration)

④ 脈拍触知不能(Pulselessness)

⑤ 呼吸不全(Pulmonary deficiency)

表 1-11 緊急度が高い胸痛を訴える疾患

疾患	部位	特徴	随伴症状	検査所見
狭心症	● 胸骨背部から左前胸部 ● 左肩から左上肢への放散痛 ● 手のひらくらいの範囲	● 重圧感，絞扼感 ● 持続時間は数分間 ● 硝酸薬が有効	● 嘔気，不整脈，呼吸困難	● 心電図：ST変化 ● 血液：トロポニン上昇，CRP上昇 ● 心エコー：壁運動低下
心筋梗塞	● 胸骨背部から左前胸部 ● 左腕，肩，頸部，背部，心窩部への放散痛	● 胸部圧迫感，強い痛み ● 30分〜数時間持続 ● 硝酸薬が有効	● 冷汗，嘔気，失神，ショック，心不全，致死的不整脈	● 心電図：ST変化，異常Q波 ● 血液：トロポニン，WBC，CPK，CK-MB，AST，LDH上昇 ● 心エコー：壁運動低下，壁運動異常
肺塞栓症	● 前胸部	● 長期臥床，術後に好発	● 呼吸困難，頻呼吸，頻脈，血圧低下，チアノーゼ	● 心電図：右脚ブロック，肺性P波 ● 血液：LDH，Dダイマー上昇 ● 心エコー：右室拡大 ● 血液ガス：PaO$_2$，PaCO$_2$低下 ● 胸部X線：患側明瞭化，肺血管陰影減弱，CTR増大，胸水

〔原田竜三：胸痛．勝見淳，佐藤憲明(編)：急変時対応とモニタリング．pp. 53-55，照林社，2009．より一部改変〕

迅速に行う必要がある．狭心症・心筋梗塞はPEと同じような随伴症状を呈するものが多い(**表1-11**)[1]．そのため，継続的に観察しながら検査や処置を実施し，アセスメントしていく．

　術後出血については，患者が肺がん手術の術後1日目であることから，胸腔ドレーンの排液量増加や性状を観察し，ショックを引き起こす程度の出血が起きているかアセスメントしていく．急激な出血が起きた場合や，過凝固による凝血塊が形成された場合は，ドレーンが閉塞する可能性があることを念頭におき，創部周囲の腫脹や疼痛，血液検査値(Hb，RBC低下)を観察することも重要である．

　ショック状態の原因を明らかにすることで，その後の治療方針を予測しながら対応することができる．

4 具体的な対応

　STEP 2の「**4**症状」の項に詳しく記されているが(p.39)，PEと診断できる特異的な症状はないため，安静解除後の初めての離床時の急変の場合はまずPEを疑い迅速に対処

肺血栓塞栓症　37

する.
- 患者はショック状態を呈している．そのため，患者の安全を確保し，応援を要請する
- 自発呼吸はあるが頻呼吸のため，ショック状態が進むと有効な呼吸が行えないことが予測される．鼻カヌラによる酸素投与では十分ではないため，バックバルブマスク換気の準備を行う

> **報告のポイント**
>
> 「すぐに来てください．術後1日目の初回離床時に胸痛と呼吸苦を訴えて倒れ，JCSⅢ-200です．ショック状態です．PEが考えられます」
>
> 急変時の状況として，「初回離床後」であることを伝えるのが重要である．また，緊急度を伝えるポイントは，「頻呼吸です」「手足が冷たいです」「脈は触れるような気がします」と話すより，共通スケールを用いて意識レベルの低下と，ショック状態であることを伝えるほうが，より緊急度が伝わる．

STEP 2　疾患・病態から理解する

1 がん患者は血栓ができやすい！

血栓形成の機序とリスク因子

　一般的には，血栓形成のリスク因子として，①血流うっ滞，②血管内皮障害，③血液凝固能の亢進の3つがVirchowの3徴として知られている．具体的には，長期臥床・肥満・妊娠・うっ血性心不全・慢性肺性心・下肢静脈瘤などによる血流うっ滞，手術・外傷・骨折・中心静脈カテーテル留置・血管炎などによる血管内皮障害，悪性腫瘍・妊娠・手術・外傷・骨折・感染症・薬剤などによる血液凝固能の亢進がリスク因子となる．
　がん患者においては，静脈血栓塞栓症(venous thromboembolism：VTE)が4〜20％に認められ，血栓形成のリスクが高い[2, 3]．がん患者は血液凝固能が亢進していることに加えて，がんに関連する因子，治療に関連する因子がある．がんに関連する因子として，がん種によって血栓形成のリスクの高いものがある(白血病，非ホジキンリンパ腫，腎がん，肺がん，卵巣がん，膵がん，胃がんなど)．がんと診断されてから3〜6か月間のリスクが高い[4, 5]．また，治療に関連する因子として，手術，化学療法やホルモン療法，血管新生阻害薬治療(ベバシズマブ，サリドマイド)などが挙げられる．

2 肺血栓塞栓症(PE)とは

　静脈血中に入った塞栓子(血栓，空気，腫瘍など)が血流にのって肺動脈に詰まり，低酸素血症をきたした状態を肺塞栓症という．塞栓子は静脈で形成された血栓，特に下肢や骨盤内の深部静脈血栓症(deep venous thrombosis：DVT)によることが多く，この場合

38　第1章／がんそのものの病態・病変に伴う救急状態

を肺血栓塞栓症（PE）という．飛行機に長時間乗っていた人に起こることから，エコノミークラス症候群として広く一般に知られるようになったが，提示症例に示したように，臨床では安静解除直後の最初の歩行時，排便・排尿時・体位変換時[6]，術後患者に起こることが多い．しかし，手術患者でなくてもがん患者はVTEを形成しやすいため，周術期以外でもVTEの存在や，PEを発症した場合の症状や対応方法を常に把握して看護にあたる必要がある．

3 病態

肺動脈が狭窄・閉塞すると，ガス交換される血液が減少するため，著しい換気血流不均衡*が生じ低酸素血症となる．同時に，肺を経由して左心へ流入する血流が低下・遮断されるため循環不全を生じる．狭窄・閉塞の部位と程度によって，無症状のものから心停止まで症状はさまざまであるが，ショックにならなかった症例の死亡率は6%であるのに対して，ショックを呈した症例では30%と非常に高い[7]．

4 症状

呼吸困難，頻呼吸，胸痛，頻脈，低血圧がPEの代表的な症状であるが，それだけでPEと診断できる特異的な症状はない．そのため，がん患者にそれらの症状が認められたら，まずPEを疑わなければ診断・治療が遅れる．安静解除直後の歩行・排便・排尿・体位変換時に好発する．

5 診断

PEを疑った際の診断ステップを示す（**図1-11**）[8]．全身状態が悪化したときは，バイタルの安定化が最優先される．**STEP 1**に示した行動が直ちにとれるようにする（p.37）．確定診断は造影CTで行われることが多いが，重症例ではカテーテル治療を念頭において肺動脈造影を行うこともある．

看護のポイント

今後の治療方針を決定するためにも，診断のための検査は必須である．しかし，急変の場面では，必ずしも患者の状態が安定してから検査出棟するとは限らない．また，医療者側も急変の場面では焦っていることが多いため，安全かつスムーズに患者の検査を行うためには，日頃からマニュアルの整備やシミュレーショントレーニングを行っておくとよい．

---

*換気血流不均衡：ガス交換は，肺胞で血中に酸素を取り込み，血中から二酸化炭素を放出することで成り立っている．したがって，ガス交換は，上気道と肺胞の間で気体の往来を行う「換気」の要素と肺胞まで血液を届ける「血流」の要素からなり，換気と血流のバランスがある程度保たれていることが重要である．換気が十分でも血流が不十分な状態や血流が十分でも換気が不十分な状態を「換気血流不均衡」状態と呼び，ガス交換能低下（低酸素血症，高二酸化炭素血症）の原因となる．
　PEにおいては，肺動脈の閉塞による「血流」要素の著しい低下がガス交換能低下の主な原因である．

第1章　がんそのものの病態・病変に伴う救急状態

肺血栓塞栓症　39

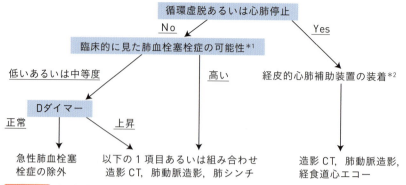

図 1-11 急性肺血栓塞栓症の診断手順

肺塞栓症を疑った時点でヘパリンを投与する．深部静脈血栓症も同時に検索する．
*1 スクリーニング検査として胸部 X 線，心電図，動脈血ガス分析，経胸壁心エコー，血液生化学検査を行う．
*2 経皮的心肺補助装置が利用できない場合には心臓マッサージ，昇圧薬により循環管理を行う．
〔佐久間聖仁：急性肺血栓塞栓症の診断：今後の方向性．Therapeutic Research 30(5)：744-747, 2009. より〕

6 治療

救命のための治療

　PE の死亡率は高いが，急性期を乗り切れば予後は良好であり，発症時の早期診断・治療が重要である（**図 1-12**）[9, 10]．また，救命後は再発予防が重要で，状態が安定したあとも抗凝固療法の継続が必須である．

　呼吸管理として，低酸素血症に対し酸素投与を行う．SpO_2 90％以上を維持できない場合は人工呼吸を必要とする．循環管理では，強心作用と肺動脈拡張作用を有する薬剤の使用が望ましい．ドブタミン，ドパミンが使用されることが多く，低血圧にはノルアドレナリンも有効である．輸液負荷の有効性のエビデンスは確立されておらず過剰な輸液は，右室容量負荷から左室を圧排し，左心拍出量を低下させる可能性も指摘されている．心肺停止や，薬物療法でも血圧低下が是正されないなどの重症例では経皮的心肺補助装置（percutaneous cardiopulmonary support：PCPS）の早期導入が必要となる．

血栓に対する治療

　既存の血栓の増大や新規の血栓の発症を防止するために，禁忌でない限り抗凝固療法を行う．急性期は未分画ヘパリンが第 1 選択で，初回静注後に持続投与する．ヘパリンは，PE を強く疑った時点で投与してもよい．状態安定後は，ワルファリン管理へ移行することが多い．

　血栓溶解療法は，循環が不安定で，右心系の拡大を伴う広範型 PE に対して施行される治療法である．亜広範型では効果と出血のリスクを慎重に評価して施行の有無を決定する．出血リスクが高い場合には投与できない．

　カテーテル治療は，広範型で他の治療法に抵抗性の場合に適応となる．肺動脈に誘導したカテーテルから単に血栓溶解剤を局所投与しても有効性は乏しいため，カテーテル

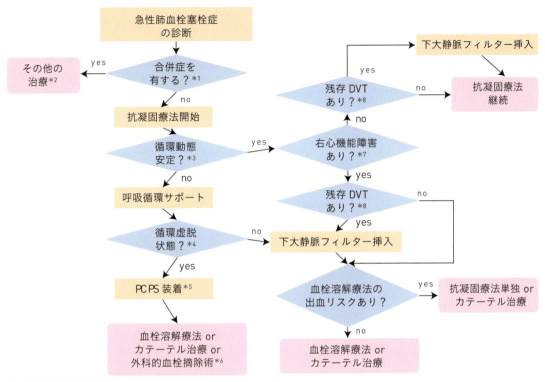

*1 高度な出血のリスクがある場合
*2 病態に応じた施行可能な治療を行う
*3 循環動態不安定とは，ショックあるいは遷延する低血圧状態を示す
*4 心肺蘇生を要する状態，あるいは高度なショックが遷延する状態
*5 施設の設備や患者の状態により，装着するか否かを検討する
*6 施設の状況や患者の状態により，治療法を選択する
*7 心エコーによる右室拡大や肺高血圧の存在により評価
*8 遊離して再塞栓を来たした場合，重篤化する危険性のある深部静脈血栓
治療のアルゴリズムを示すが，あくまでも1例であり，最終的な治療選択は各施設の医療資源に応じて決定することを，妨げるものではない．
DVT：深部静脈血栓症
PCPS：経皮的心肺補助

図 1-12 急性肺血栓塞栓症の治療アルゴリズムの1例

（日本循環器学会ほか：肺血栓塞栓症および深部静脈血栓症の診断，治療，予防に関するガイドライン（2009年改訂版）．p.19, http://www.j-circ.or.jp/guideline/pdf/JCS2009_andoh_h.pdf（2016年1月閲覧）より）

的血栓破砕・吸引術と併用して行われる．外科的摘除術では，人工心肺下において肺動脈から直接血栓を摘除する．

　PE予防における下大静脈フィルター留置の臨床的有用性は認識されているが，適応や有効性に関する実証は不十分である．VTEを有する症例のうち，抗凝固療法禁忌・合併症発症例や十分な抗凝固療法を行ったにもかかわらず再発した症例に適応となる．また，骨盤腔内静脈・下大静脈の血栓や心肺予備能のない症例，DVT高リスクの手術例などでも考慮される．

看護のポイント

　ヘパリンが投与される場合，患者が手術後であれば，術後出血のリスクが高くなるため，ドレーンの量や性状，創部の痛みや腫脹の程度，挿入物周囲からの出血の有

無，血液検査値を確認し，出血徴候がみられないか観察する．また，ヘパリン投与中に硬膜外カテーテルが抜けると，血腫形成による神経障害が起きるリスクがあるため，運動神経症状の観察，硬膜外チューブの固定強化，刺入部の観察を行う．

7 PE の原因となる深部静脈血栓症（DVT）

DVT は筋膜より深い静脈（深部静脈）の血栓症で，骨盤内や下肢に好発し，膝窩静脈より中枢型の場合，PE 発症のリスクが高い．VTE のなかでも発生頻度が高いことや，PE の原因になることから，DVT について理解することは重要である．

8 症状

中枢型 DVT では，腫脹，疼痛，色調変化が主な症状である．さらに静脈性壊死を認めることもある．末梢型では疼痛，血栓化静脈の触知・圧痛，下腿筋の硬化を認めることがあるが，無症状の場合が多い．重症度は，有痛性腫脹，有痛性色調変化，静脈性壊死の順で高くなる．

看護のポイント

早期発見の視点は次のとおりであり，日頃のケアのなかで観察できる項目が多いが，実際には DVT の 2/3 以上が無症候性で，発症する前に早期発見を行っていくことは難しい．D-ダイマー測定が最も有効であるといわれているため，血液データを確認し，値の変化を観察していくことが重要である．

- 片側下肢の腫脹，鈍痛（子宮・卵巣腫瘍・睾丸腫瘍などは下肢の浮腫が出現しやすいが，DVTでは片側性）
- 表在静脈拡張，下腿皮膚の色調変化（紫または赤色），爪床のチアノーゼなどの所見
- 下腿の違和感，足関節背屈による下腿の痛み（Homans' サイン），立位で生じる下腿腓腹部の痛み（Luke's サイン）などの所見
- 血液検査（凝固系など），既往歴（血管障害，抗凝固剤内服の有無など），術式（整形外科・婦人科・腹部操作を伴う手術）などの確認

---

9 予防

DVT は，適切な処置により，予防が可能だが，患者背景や治療によって生じやすさが異なるため，各症例の VTE の発症リスクを評価して，予防対策をとる必要がある．予防のためのリスクは，患者要因と手術要因に大別される（**表 1-12**，**表 1-13**）[11, 12]．患者要因として，前述のようにがん患者の血栓形成のリスクが高いため，リスクレベルを1 段階上げた対策を行う．

評価したリスクに応じた予防法を実施する（**表 1-14**）．抗凝固療法では，未分画ヘパ

表 1-12 静脈血栓塞栓症の付加的な危険因子の強度

危険因子の強度	危険因子
弱い	肥満 エストロゲン治療 下肢静脈瘤
中等度	高齢 長期臥床 うっ血性心不全 呼吸不全 悪性疾患 中心静脈カテーテル留置 癌化学療法 重症感染症
強い	静脈血栓塞栓症の既往 血栓性素因 下肢麻痺 ギプスによる下肢固定

血栓性素因：アンチトロンビン欠乏症，プロテイン C 欠乏症，プロテイン S 欠乏症，抗リン脂質抗体症候群など

〔日本循環器学会ほか：肺血栓塞栓症および深部静脈血栓症の診断，治療，予防に関するガイドライン(2009 年改訂版)．p.50, http://www.j-circ.or.jp/guideline/pdf/JCS2009_andoh_h.pdf(2016 年 1 月閲覧)より〕

表 1-13 各領域の静脈血栓塞栓症のリスクの階層化

リスクレベル	一般外科・泌尿器科・婦人科手術	整形外科手術	産科領域
低リスク	60 歳未満の非大手術 40 歳未満の大手術	上肢の手術	正常分娩
中リスク	60 歳以上，あるいは危険因子のある非大手術 40 歳以上，あるいは危険因子がある大手術	腸骨からの採骨や下肢からの神経や皮膚の採取を伴う上肢手術 脊椎手術 脊椎・脊髄損傷 下肢手術 大腿骨遠位部以下の単独外傷	帝王切開術(高リスク以外)
高リスク	40 歳以上の癌の大手術	人工股関節置換術・人工膝関節置換術・股関節骨折手術(大腿骨骨幹部を含む) 骨盤骨切り術(キアリ骨盤骨切り術や寛骨臼回転骨切り術など) 下肢手術に VTE の付加的な危険因子が合併する場合 下肢悪性腫瘍手術 重度外傷(多発外傷)・骨盤骨折	高度肥満妊婦の帝王切開術 静脈血栓塞栓症の既往あるいは血栓性素因の経腟分娩
最高リスク	静脈血栓塞栓症の既往あるいは血栓性素因のある大手術	「高リスク」の手術を受ける患者に静脈血栓塞栓症の既往あるいは血栓性素因の存在がある場合	静脈血栓塞栓症の既往あるいは血栓性素因の帝王切開術

総合的なリスクレベルは，予防の対象となる処置や疾患のリスクに，付加的な危険因子を加味して決定される．例えば，強い付加的な危険因子を持つ場合にはリスクレベルを 1 段階上げるべきであり，弱い付加的な危険因子の場合でも複数個重なればリスクレベルを上げることを考慮する．

リスクを高める付加的な危険因子：血栓性素因，静脈血栓塞栓症の既往，悪性疾患，癌化学療法，重症感染症，中心静脈カテーテル留置，長期臥床，下肢麻痺，下肢ギプス固定，ホルモン療法，肥満，静脈瘤など．(血栓性素因：主にアンチトロンビン欠乏症，プロテイン C 欠乏症，プロテイン S 欠乏症，抗リン脂質抗体症候群を示す)

大手術の厳密な定義はないが，すべての腹部手術あるいはその他の 45 分以上要する手術を大手術の基本とし，麻酔法，出血量，輸血量，手術時間などを参考として総合的に評価する．

〔日本循環器学会ほか：肺血栓塞栓症および深部静脈血栓症の診断，治療，予防に関するガイドライン(2009 年改訂版)．p.52, http://www.j-circ.or.jp/guideline/pdf/JCS2009_andoh_h.pdf(2016 年 1 月閲覧)より〕

肺血栓塞栓症 43

表 1-14 リスク別の予防法

リスク	推奨される予防法
低リスク	早期離床と積極的な自動的・他動的運動(下肢挙上・マッサージなど)
中リスク	弾性ストッキング着用または間欠的空気圧迫法
高リスク	間欠的空気圧迫法または抗凝固療法
最高リスク	抗凝固療法に弾性ストッキング着用または間欠的空気圧迫法を併用

リン・ワルファリン・低分子ヘパリン・凝固因子 Xa 因子阻害薬のいずれかが用いられる．一般には，調節性などの臨床使用経験や保険適用の面から，未分画ヘパリンが用いられることが多い．

看護のポイント

「肺血栓塞栓症/深部静脈血栓症(静脈血栓塞栓症)予防ガイドライン」(日本血栓止血学会ほか)によると，薬物療法以外の予防法として，早期離床および積極的な運動，弾性ストッキング，間欠的空気圧迫法が挙げられている．

早期離床および積極的な運動

早期から下肢自動他動運動を行い，早期離床を目指す．そのためには患者の理解と協力が必要であり，術前から必要性を説明しておく．麻痺などがある場合は，他動運動を計画的に実施して DVT の予防を行う．

弾性ストッキング

弾性ストッキングの着用により，VTE の血流停滞・血管内皮障害を軽減することができる．しかし，弾性ストッキングによる皮膚損傷や皮膚炎，静脈還流障害や動脈血行障害などの合併症を理解し，細やかな観察を行わなければ，予防法の意味はない．

間欠的空気圧迫法

高リスクの患者にも有効であり，出血リスクが高い場合に有用とされている．カーフポンプタイプとフットポンプタイプがあり，手術の種類など目的により使い分ける．十分に歩行できるようになるまで終日着用するため，発汗や圧迫による皮膚トラブルや，下腿の圧迫による総腓骨神経麻痺やコンパートメント症候群に注意し観察する．

水分出納バランス

がん患者の場合，抗がん剤や放射線療法などにより，食欲低下・嘔吐などが起こる可能性が高い．さらに，脳や骨転移による尿崩症や高カルシウム血症などにより脱水になりやすいことを念頭に置いて観察する．

日常生活レベル

手術による日常生活レベルの低下は予想しやすく，ガイドラインに準じた DVT の予防法が計画的に行われる．しかし，患者の状態によって臥床が余儀なくなされる状況の場合は，患者の背景として，がんの進行や治療の副作用による一時的な症状の悪化が考えられるため，DVT のリスクが高くなっていることを認識する必要がある．

治療内容

　抗がん剤に併用する治療薬として導入された分子標的治療薬，ベバシズマブ（アバスチン®）やソラフェニブ，スニチニブなどでは血管新生阻害作用に伴う血栓症のリスクが増大しているという報告があるため，治療内容を確認し，理解していくことが求められる．

10 診断

　DVT の診断は，症状・危険因子などから存在を疑うことから始まる．まず，スクリーニング検査として D-ダイマーを測定する．D-ダイマーが異常値であっても，DVT の存在が確定されるわけではないが，正常値であれば急性期 DVT を除外できる．確定診断の方法としては，静脈エコー・造影 CT・MRV・静脈造影がある．DVT の有無を確実に診断するには静脈造影が有効であるが，侵襲度が高いため第 1 選択とはならない．四肢では静脈エコーが第 1 選択となる．腹部・胸部ではエコーによる診断が困難なため，造影 CT が第 1 選択となる．

11 治療

　DVT 治療の目的は，静脈血栓の進展を防ぎ，血栓を除去・溶解させ，再発を予防することである．進展・再発を防ぐために，抗凝固療法が用いられ，静脈血栓を除去・溶解させるために，血栓溶解療法・カテーテル治療・外科的血栓摘除術が行われる．

　静脈血栓リスク・血栓発生部位によって抗凝固療法の治療期間は異なるが，長期にわたる継続が必要である．未分画ヘパリン・低分子量ヘパリン・ワルファリンが用いられるが，臨床使用経験や保険適用の面から初期にヘパリンを使用し，その後ワルファリンへ移行することが多い．

　血栓溶解薬を全身投与する血栓溶解療法は，術後早期症例など出血リスクのある症例では禁忌となる．抗凝固療法・血栓溶解療法の施行中は，出血性合併症に注意する必要がある．

　カテーテル治療は早期治療が望ましく，その効果は血栓量と治療開始時期に影響される．カテーテルを用いた血栓除去・吸引後に血栓溶解薬を局所投与する．また，残存狭窄に対してバルーン・ステントなど血管内治療の併用も行われる．抗凝固療法禁忌例・血栓溶解療法不成功例・カテーテル治療が不可能な症例では，外科的血栓摘除術が適応となる．

12 がん看護における PE のポイント

　がん患者は静脈血栓症のリスクが高く，手術患者以外でも注意が必要であることを理解する．また，全身状態が悪い患者ほどリスクは高くなり，さらに一部の抗がん剤によっても血栓症のリスクが増大することを理解しておく．PE 発症時には迅速な対応が求められ，ひとたび発症すると死亡率が高いため，予防が大切である．

肺血栓塞栓症　45

文献

引用文献

1) 原田竜三：胸痛．勝見淳，佐藤憲明（編）：急変時対応とモニタリング．pp.53-55，照林社，2009.

2) Gomes MP, Deitcher SR：Diagnosis of venous thromboembolic disease in cancer patients. Oncology17(1)：126-135,2003.

3) Khorana AA：The NCCN Clinical Practice Guidelines on Venous Thromboembolic Disease: strategies for improving VTE prophylaxis in hospitalized cancer patients. The Oncologist 12(11)：1361-1370, 2007.

4) Alcalay A, Wun T, Khatri V,et al：Venous thromboembolism in patients with colorectal cancer：incidence and effect on survival. Journal of Clinical Oncology 24(7)：1112-1118, 2006.

5) Chew HK, Wun T, Harvey D,et al：Incidence of venous thromboembolism and its effect on survival among patients with common cancers. Archives of Internal Medicine 166(4)：458-464, 2006.

6) 日本循環器学会ほか：肺血栓塞栓症および深部静脈血栓症の診断，治療，予防に関するガイドライン(2009年改訂版)．p.12, http://www.j-circ.or.jp/guideline/pdf/JCS2009_andoh_h.pdf(2016年1月閲覧).

7) Kasper W, Konstantinides S, Geibel A, et al：Management strategies and determinants of outcome in acute major pulmonary embolism：results of a multicenter registry. Journal of the American College of Cardiology 30(5)：1165-1171, 1997.

8) 佐久間聖仁：急性肺血栓塞栓症の診断：今後の方向性．Therapeutic Research 30(5)：744-747, 2009.

9) 前掲6)，p.19

10) Goldhaber SZ, Morpurgo M：Diagnosis, treatment, and prevention of pulmonary embolism. Report of the WHO/ISFC Task Force. JAMA 268(13): 1727-1733, 1992.

11) 前掲6)，p.50

12) 前掲6)，p.52

参考文献

1) Kaplan M(ed)：Understanding and Managing Oncologic Emergencies(2nd ed)．pp.1-41, Oncology Nursing Society, 2012.

（松三 絢弥・日向 友理香・大矢 綾・佐藤 哲文）

6 循環器系 心タンポナーデ

STEP 1 症例から理解する

症例

　50歳，男性，患者は肺がんに対し手術を行ったが再発したため，化学療法が予定されていた．数日前より労作時の呼吸困難が出現した．今朝から安静時にも呼吸困難を認めるようになり，食事摂取も困難となったため緊急入院となった．

　入院後から酸素カヌラ2 L/分が開始されていたが，ナースコールがあり訪室すると，胸を押さえた患者から「息が苦しい」と訴えがあった①．呼吸は努力様で，頸静脈が怒張していた②．バイタルサインを測定すると血圧75/49 mmHg，脈拍135回/分で触れにくく，呼吸数30回/分，SpO₂88％であった③．顔は蒼白く，冷や汗をかいており，指先にはチアノーゼがみられている④．目はうつろで，ぼんやりしている⑤．

　医師へ報告し，その後の検査（表1-15）により心タンポナーデと診断され，緊急心囊ドレナージを実施するために処置室へ移動することとなった．

1 症例の状況を把握する

①呼吸苦の訴えがある．
②頸静脈が怒張している．
③脈拍は触れにくく，血圧低下および脈圧が低下している．頻呼吸で，酸素投与されて

表 1-15 心タンポナーデの診断

〈症状・理学所見〉
①血圧低下，脈圧低下，頻脈
②頸静脈怒張
③心音減弱
④奇脈

〈検査〉
①胸部X線写真（大量貯留で心陰影拡大，非特異的）
②心電図（QRS波低電位，非特異的）
③心エコー（エコーフリースペース，簡便かつ診断力高い）
④CT（少量でも診断可能，診断力高い）

いるにもかかわらずSpO₂ 88％と著明に低下している．
④チアノーゼを認める．
⑤意識レベルが低下している．

2 症例の状況から考えられること

①呼吸苦の訴えがあるが，必ずしも呼吸器疾患とは限らない．胸を押さえているため胸痛や動悸の可能性もあり，心疾患の可能性も考えられる．
②頸静脈が怒張していることから，右心系のポンプ機能が低下して静脈圧が上昇している．右心不全，肺塞栓症，緊張性気胸，心タンポナーデ，上大静脈症候群などが考えられる．
③血圧低下に加えて脈圧が低下している．脱水や出血によるショックの可能性や，心室への血液充満が妨げられている状態などが考えられる．SpO₂ 88％と著明に低下しており，酸素解離曲線（図1-13）から考えるとPaO₂は55 mmHg程度であり，さらに酸素供給を増やす必要がある．すでに酸素投与は開始されており，酸素流量増加もしくは人工呼吸管理も含めたさらなる酸素療法が必要になると考えられる．
④チアノーゼとは，還元ヘモグロビンが5 g/dLを超えると生じる，皮膚や粘膜が青紫色となる状態であり，呼吸器や循環器系に何か異常をきたしていると考えられる．また，末梢循環不全の場合は，パルスオキシメータの信頼度が低下するため，SpO₂の

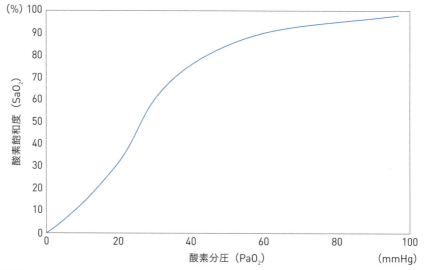

図1-13 酸素解離曲線

酸素解離曲線とは，縦軸にヘモグロビンと結合している動脈血酸素飽和度を示し，横軸に動脈血酸素分圧を示したS字曲線である．
酸素のほとんどはヘモグロビンと結合しているが，酸素分圧が60 mmHg未満になるとヘモグロビンと結合することが難しくなり（還元ヘモグロビンの増加），酸素運搬機能が低下する．酸素分圧60 mmHg以下は呼吸不全と定義され，酸素療法の適応となる．酸素分圧60 mmHg以下になると，頻脈・動悸・頻呼吸，失見当識の症状がみられ始め，40 mmHg以下になると，チアノーゼ・重度の呼吸困難・不整脈・低血圧がみられ，30 mmHg以下になると意識消失がみられる．

評価に注意が必要である.

⑤意識レベルは JCS（Japan Coma Scale）でI-1である. 呼吸や循環状態の変化に加えた意識レベル低下であり, 生命の危機となる重篤な状態になっていると考えられる.

3 症状から考え, 鑑別が必要な疾患

食事摂取ができていなかったことから, 頻脈と低血圧, 脈圧低下の原因として血管内脱水が鑑別に挙げられる. 血管内脱水では通常, 頸静脈に怒張はなく虚脱しているため, 本症例では主な原因とは考え難い. 頸静脈怒張を呈する疾患には心タンポナーデのほか, 肺塞栓, 上大静脈症候群, 右心不全, 緊張性気胸などが挙げられる. 肺塞栓は長期臥床や術後安静後の離床時に出現しやすく, 長期の寝たきり状態であった場合は原因の1つとして考えられる（p.36, 5 「肺血栓塞栓症」参照）. 上大静脈症候群は, 上大静脈が腫瘍や血栓などによって狭窄・閉塞することによって引き起こされるため, 上肢や顔面に浮腫がみられていないかを観察する（p.54, 7 「上大静脈症候群」参照）. 右心不全は左心不全に続発しやすく, また両心不全の状態となること多く, 左心不全の症状である呼吸困難や頻脈の症状となることがみられるため, 心タンポナーデと心不全の鑑別には注意が必要である.

胸を押さえる仕草は胸痛と考えられ, 血圧低下, 冷汗などショック症状が出現しているため, 急性冠疾患や緊張性気胸の可能性がある. 胸痛の部位や発生した時間, 持続時間, 程度を確認しアセスメントしていく. 心筋梗塞では持続する強い胸痛がみられるほか, 心電図変化（ST 上昇, 異常 Q 波）や血液検査の異常（CPK, CPK-MB, トロポニン T などの上昇）が現れるため, 必要な検査を行っていく. また, 心筋梗塞による心破裂でも心タンポナーデとなるため鑑別には注意を要する. 緊張性気胸は肺のブラが破裂するだけでなく, 内頸, 鎖骨下静脈穿刺後の合併症として挙げられるため, 患者が当該処置後であれば, 特に呼吸音の減弱や皮下気腫の有無などを観察していく.

意識レベルの低下は呼吸不全や循環不全以外に低血糖でも現れるため, 血糖測定は必要である.

4 具体的な対応

肺がんは心タンポナーデを生じやすい悪性腫瘍の1つであり, 日頃から, 肺がんの治療経過中で血圧低下や頸静脈の怒張がみられた際は, 心タンポナーデの発症を念頭において看護にあたる.

看護のポイント

- バイタルサインと症状をすみやかに医師へ報告する
- 他の看護師へ状況を報告し, 心嚢ドレナージ出棟への準備を行う
- カヌラ 2 L/ 分で酸素投与をしているが, SpO_2 88％と低酸素の状態のため, 医師の指示のもと, 適切な酸素療法を行う

心タンポナーデ　49

- 仰臥位にすると呼吸苦が増強する恐れがあるため，検査・出棟時に仰臥位にせず，患者の安楽な体位調節をする
- ショック状態を呈しているため，急速輸液を行う可能性がある．静脈ルート確保の際はできるだけ太い針（20Gまたは18G）を留置する
- 呼吸循環動態が不安定で出棟できない場合に備え，ベッドサイドで心嚢穿刺を行う準備をしておく
- 移動中に急変する可能性があるため，バッグバルブマスクやジャクソンリース，予備の輸液，昇圧薬，移動用モニターなどを準備しておく
- 出棟への準備をしている際も，呼吸状態や意識レベル，バイタルサインの確認を継続的に行う
- 急激な状態悪化と，緊急処置が決定し，患者の不安は大きい．適宜声をかけ，状況を説明し，不安の軽減に努める

STEP 2　疾患・病態から理解する

1 心タンポナーデとは

　心嚢に液体が貯留し，心臓拡張能が障害されることで心拍出量が低下した状態を心タンポナーデと呼ぶ（**図1-14**）．慢性的な変化あるいは心嚢内への液体貯留がゆっくり経過する場合は循環に影響を与えない場合も多く，その場合は心嚢液貯留と呼ばれる．
　一般的な心タンポナーデの原因としては，急性心外膜炎，急性心筋梗塞，急性大動脈解離，外傷などがある（**表1-16**）[1-3]．

2 がんと心タンポナーデ

　悪性腫瘍患者では，がん性心膜炎，放射線性心膜炎，感染などにより心嚢液貯留をきたすと心タンポナーデの原因となる（心嚢液貯留，心タンポナーデを発症し，精査によって

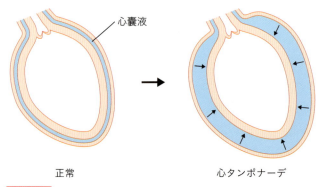

図1-14 心タンポナーデの病態
心嚢液の貯留によって心臓が圧迫される．

表1-16 心タンポナーデの原因疾患

①急性心外膜炎
②急性心筋梗塞
③急性大動脈解離
④外傷
⑤がん性心タンポナーデ
⑥結核性心膜炎

悪性腫瘍と診断される例もある），悪性腫瘍のなかでは，肺がんが最も多く，次いで乳がん，食道がん，悪性リンパ腫など，種々の悪性腫瘍で発生するが，心原発腫瘍は少ない．また，高用量の放射線療法が心臓に行われた場合も原因となる．ただし，近年はより低線量となっているため頻度は低下している．化学療法（アントラサイクリン，シトシンアラビノシド，シクロホスファミド，インターフェロン，G-CSF など）も血管透過性亢進により原因となる[3]．

3 症状

　液体の貯留量や速度によって症状の程度はさまざまである．一般に液体貯留量が多いときに症状が出やすいが，急速に貯留した場合は少量でも症状が出やすく，わずか 50〜100 mL 程度でも症状が出ることもあり，重篤であることが多い．一方，慢性的にゆっくりと貯留した場合は 1 L 以上でも無症状のこともある．

　初発の自覚症状は，倦怠感，呼吸苦，胸痛，腹部膨満感などで，重篤になると意識低下，冷汗などショック症状を呈するが，特異的な症状は乏しい．

　検査所見では，頻脈，血圧低下，脈圧低下，心音減弱，QRS 波低電位，中心静脈圧上昇，奇脈（吸気時の 10 mmHg 以上の収縮期血圧低下），Kussmaul 徴候（吸気時に増強する頸動脈怒張），尿量低下，肝機能異常を認める[1-4]．

4 診断

　胸部 X 線で心・縦隔陰影拡大を認めることが多いが，確定診断を行うことは困難である（表 1-15）．心電図では QRS 波低電位，頻脈，非特異的 ST 変化などさまざまな異常を認めるが，特異的変化はない．

　心エコー検査は，簡便かつ診断能力が高いため，最も有用である．心エコーでは，心機能とともに心嚢液の存在・部位・概算量が評価できるだけでなく，後述する心嚢穿刺時のガイドとしても有用である．

　CT 検査は，診断に疑問がある際には，医療者の技術によらず，少量の心嚢液でも診断できる点で心エコーに勝るが，簡便性では劣る．また，MRI は心嚢液の性状など質的診断の面での有用性は高い[1-4]．

看護のポイント

　心エコー検査はベッドサイドで簡便に行える検査である．心タンポナーデ発症時は，呼吸困難から起坐呼吸となっていることがあるため，検査時には患者の呼吸苦が増強しないように臥位にはせず，体位を調整する．また，酸素消費量を増大させないように安静を保つことが必要である．心タンポナーデと診断されたあとは緊急処置（心嚢穿刺，心嚢ドレナージ）を行うことが多いため，周りのスタッフと協力しすみやかに処置・出棟の準備を行う．

5 治療

　無症状な心嚢液貯留については，原因となった悪性腫瘍に対する治療効果が期待できる状態であれば，原疾患の治療を優先することもあるが，心タンポナーデを発症した場合は致死的となるため，緊急処置を必要とすることが多い．

　治療として，心嚢液の除去が必要である．緊急処置としては穿刺による除去，特にエコーや放射線のガイド下穿刺が有用である．穿刺による除去の効果は一時的であり，持続ドレナージや心膜開窓術など追加治療が必要となる場合が多いが，患者の状態や予後によって選択される．

　心タンポナーデが原因の循環不全に対して，輸液や循環作動薬投与を考慮してもよいが，根本的な治療ではないため効果は不安定であり，穿刺に勝るものではない[1-6]．

　なお，一部の症状が類似しているため，うっ血性心不全と誤認されて利尿薬を投与されることがあるが，心タンポナーデでは循環血液量減少により循環不全が増悪するため注意が必要である．

看護のポイント

　ショック症状を呈しているため，安全に心嚢穿刺・心嚢ドレナージを行うまで循環動態を維持し，呼吸状態を観察する．ベッドサイドで心嚢穿刺を行う場合は，必要物品の準備と処置の介助を行いながら，意識確認のために必ず患者に声をかける．

①循環動態の維持

　循環動態を維持するために循環作動薬や輸液が必要になることがあり，心嚢穿刺により合併症を起こす可能性もあるので，末梢静脈カテーテルを留置する際はできるだけ太いルート（20 Gまたは18 G）を確保する．なお，中心静脈路がある場合，循環作動薬は中心静脈カテーテルから投与する．

②呼吸状態の観察

　呼吸数，深さ，リズムを観察しSpO_2を測定する．末梢冷汗やチアノーゼにより正確にSpO_2を測定できないこともあるため，医師により動脈血液ガスの測定が行われることがある．SpO_2やPaO_2の値により適切な酸素投与を行う．

③心嚢穿刺・心嚢ドレナージの合併症

　誤穿刺により冠状動静脈損傷，心筋損傷，血胸，気胸を起こすことがある．心嚢穿刺介助時やドレナージ後はバイタルサインや心電図，胸部症状を注意深く観察していく．また，患者に動かないように説明し，協力を得ることや体位調整を行う．ドレーン留置時は，位置の確認（入りすぎていないか，抜けてきていないか），刺入部の感染徴候，ドレーンの閉塞の有無，排液量や性状を観察する．

④心理的サポート

　患者や家族は，症状による苦痛に加え，緊急で処置を行うことに対して大きな不安（このままどうなってしまうのか，心臓に針を刺されるなんて怖い，死んでしまうかもしれない，など）を抱える．したがって，患者や家族への声かけを忘れずに行う．

52　第1章／がんそのものの病態・病変に伴う救急状態

引 用 文 献

1) Spodick DH：Acute cardiac tamponade. The New England Journal of Medicine 349(7)：684-690, 2003.
2) Troughton RW, Asher CR, Klein AL：Pericarditis. Lancet 363(9410)：717-727, 2004.
3) Kristine Turner Story：Cardiac Tamponade. In Kaplan M(ed)：Understanding and Managing Oncologic Emergencies：A Resource for Nurses(2nd ed). pp.43-68, Oncology Nursing Society, 2013.
4) Maisch B, Seferović PM, Ristić AD, et al：Guidelines on the diagnosis and management of pericardial diseases executive summary; The Task force on the diagnosis and management of pericardial diseases of the European society of cardiology. European Heart Journal 25(7)：587-610, 2004.
5) Laham RJ, Cohen DJ, Kuntz RE, et al：Pericardial effusion in patients with cancer：outcome with contemporary management strategies. Heart 75(1)：67-71, 1996.
6) Vaitkus PT, Herrmann HC, LeWinter MM：Treatment of malignant pericardial effusion. JAMA 272(1)：59-64, 1994.

（松三 絢弥・日向 友理香・大矢 綾・佐藤 哲文）

7 循環器系 上大静脈症候群

STEP 1 症例から理解する

症例

70歳，女性，放射線療法と抗がん剤治療のため入院中．咳嗽と顔面のむくみを初発症状とした小細胞肺がん患者．精査の結果，上大静脈症候群を発症していると診断されている．放射線療法を開始し1週間が経過しており，本日シスプラチンによる化学療法を終えたばかりである．

夜勤時に巡視のために訪室すると，「のどが詰まる感じがする」と訴えがあった①．パルスオキシメータは$SpO_2$89%②であり，「咳が続いているし息も苦しい」と話し③，その他のバイタルサインを測定すると，脈拍120回/分④，血圧126/64 mmHg，呼吸数28回/分④であった．「これでは眠れないので睡眠薬が欲しい」と訴えている．

1 症例の状況を把握する

①「のどが詰まる感じ」という訴えには，症状の軽いものから緊急処置を要する重篤なものまで，その重症度には大きな開きがあるため，十分にアセスメントする必要がある．
② SpO_2 89%であり，著明な低下を認める．
③ 持続する咳嗽と呼吸困難感を訴えている．
④ 脈拍が120回/分と頻脈であり，呼吸数は28回/分と頻呼吸である．

2 症例の状況から考えられること

①「のどの詰まる感じ」という訴えがある場合，状況によっては息苦しさや窒息感を伴い，切迫感や恐怖を感じてパニックに陥ることもある．「息も苦しい」という訴えもあるため，上気道狭窄がないか鑑別する必要がある．
② SpO_2 89%ということは，酸素解離曲線(p.48，**図1-13**)から考えるとPaO_2は60 mmHg程度であると考えられ，呼吸不全の状態にあたる．酸素療法の適応である．
③ 咳嗽や呼吸困難，さらに酸素飽和度低下から呼吸器感染症も考えられる．また持続する咳嗽は不眠や疲労，呼吸苦を誘発する．
④ 頻脈は認めるが，血圧は保たれており，現時点では循環不全には至っていない．
- 意識および見当識は保たれているが，上気道狭窄，呼吸器感染症増悪の可能性が考えられる状況下では，不眠に対する睡眠薬の希望があっても，意識を低下させる薬剤を安易に投与すべきではない．

54 第1章／がんそのものの病態・病変に伴う救急状態

表 1-17	上大静脈症候群の症状と所見

自覚症状	身体所見
• 呼吸困難感	• 頸部の静脈拡張
• 顔面および頸部腫脹	• 前胸壁の静脈拡張
• 頭重感	• 顔面浮腫
• 咳嗽	• チアノーゼ
• 上肢腫脹	• 顔面多血症
• 胸痛	• 上肢浮腫

〔Shelton BK: Superior Vena Cava Syndrome. Kaplan M(ed)：Understand-ing and Managing Oncologic Emergencies：A Resource for Nurses(2nd ed). pp.385-410, Oncology Nursing Society, 2013.より一部改変〕

3 症状から考え，鑑別が必要な疾患

　本症例は，初診時にすでに上大静脈症候群と診断されているが，未診断の場合は，今回の症状から上大静脈症候群を念頭においていなければ鑑別は難しくなる．**表 1-17**[1]に示した呼吸困難感や頭重感，咳嗽，胸痛といった症状は本疾患に特異的ではないため，顔面や頸部，上肢の浮腫から本疾患を疑う必要がある[1]．診断がついている場合は，今回の訴えから，病態の進行による症状増悪と考えて対処する．

　上大静脈症候群は，上大静脈の閉塞により静脈圧が上昇し，さまざまな症状を呈する．静脈圧が上昇すると，顔面や上肢，頸部にむくみを生じる．気管や食道，反回神経を圧迫すれば喘鳴や嗄声，嚥下困難などの症状を引き起こす．

　頻脈は，持続する咳嗽や呼吸苦による随伴症状と考えられる．また，上大静脈の閉塞による静脈還流量の低下から，心拍出量が低下し，頻脈になっている可能性も考えられる．

　呼吸不全の原因として，小細胞肺がんの好発部位は肺中心部であるため，腫瘍による閉塞性肺炎や無気肺との鑑別が必要である．咳や呼吸困難の症状の程度を観察し，発熱の有無，呼吸音の観察が重要である．鑑別診断には血液検査(WBC，CRP)，胸部X線撮影が行われる

　のどが詰まる感じや呼吸苦は，上大静脈症候群では静脈圧上昇による喉頭浮腫や気管の圧迫によって生じるが，異物誤嚥や抗がん剤によるアナフィラキシーでも生じる．異物による誤嚥を疑う際は本人への聴取が重要であり，誤嚥の疑いが強ければ内視鏡も含めた画像検査が行われる．アナフィラキシーは薬剤投与中から数時間以内に生じることが多いが，遅延型の場合は数日経過してから発症することもある．本症例の患者はシスプラチン投与後であり，皮膚粘膜や消化器症状の有無を観察し，アナフィラキシーとの鑑別を行っていく．肺がんに対する放射線療法では，縦隔リンパ節にも放射線を照射することがあるため，食道炎が副作用として挙げられる．食道炎には咽頭部の違和感や嚥下困難の症状があるため，照射部位の皮膚の発赤，びらん，疼痛の程度，食事摂取量などを観察していく．

上大静脈症候群　55

表 1-18 上大静脈症候群の重症度分類

Grade		推定発症率(%)	定義
0	無症状	10	画像的に SVC 閉塞しているが無症状
1	軽度	25	頭部・頸部浮腫，チアノーゼ
2	中等度	50	症状を伴う頭部・頸部浮腫(呼吸苦，咳など)
3	重症	10	中等度までの脳浮腫(頭痛，めまいなど) 中等度までの喉咽頭浮腫 循環予備能低下(体動時の失神など)
4	危機的	5	重症脳浮腫(意識障害) 重症喉咽頭浮腫(stridor) 重度循環障害(誘因のない失神，血圧低下，腎機能低下)
5	致死的	＜1	死亡

〔Yu JB, Wilson LD, Detterbeck FC : Superior vena cava syndrome-a proposed classification system and algorithm for management. Journal of Thoracic Oncology 3(8) : 811-814, 2008. を一部改変〕

4 具体的な対応

上大静脈症候群の重症度(**表 1-18**)[2]は，閉塞の場所と速度によって異なり，閉塞が急速でなければ側副血行路が形成され，それに伴い症状が改善される．しかし，静脈圧の上昇により脳圧が亢進し脳浮腫を発症すると，意識障害が起き致死的になることも考えられるため，意識レベルや呼吸状態の変化を観察していくことが必要である．

上大静脈症候群の治療は症状の重症度により異なり，原因となる疾患に対し，化学療法・放射線療法による腫瘍の縮小や上大静脈ステントの留置，利尿薬やステロイドの使用を行う．

看護のポイント

- 呼吸状態(呼吸数・深さ・リズムや左右の肺・呼吸音の異常の有無，口唇や爪のチアノーゼ，喘鳴，咳嗽などの有無)の観察や意識レベルの確認を行う
- SpO_2 89％は酸素療法開始の基準であるため，バイタルサインや患者の症状とともに医師へ報告し，酸素投与を行う
- 点滴ルートを確保する際は，腫瘍による閉塞の可能性がある上肢を避ける
- 臥位による呼吸苦の出現や脳浮腫を助長させないために，頭部挙上した状態を維持する
- 顔面の浮腫など外見的な変化，呼吸苦や持続する咳嗽は不安を増大させるため，患者に現状を説明し，精神的なサポートを行う
- 眠れないことは患者を不安にさせるため，介入を考慮することが重要である．その一方，呼吸苦となっている原因を改善せずに睡眠剤を投与することは，呼吸抑制を助長し，より症状を悪化させることにつながる．上大静脈症候群の症状悪化により脳浮腫が進行すると，意識レベルが低下するため，鑑別のためにも睡眠薬の投与は安易に行わない

> **報告のポイント**
>
> 「上大静脈症候群で入院中の患者さんです．のどが詰まると息苦しさを訴えており，SpO$_2$ 89％，呼吸回数 28 回/分，脈拍 120 回/分です．患者の疾患の背景からも上気道狭窄を引き起こす可能性が高く，至急往診お願いします」
>
> ⇒バイタルサイン値だけの報告では，急変の可能性や緊急性が伝わりにくい．どのような急変の可能性があると考え報告しているのかということを明確に伝えると，医師は緊急性を把握しやすく，到着するまでの指示も出しやすい．

STEP 2 疾患・病態から理解する

1 上大静脈症候群とは

　上大静脈（superior vena cava：SVC）が機械的圧迫などで閉塞し（図 1-15），SVC より遠位の静脈圧が上昇することで起こる諸症状を上大静脈症候群と呼ぶ．

　SVC 閉塞の原因としては，悪性疾患（気管支がん，悪性リンパ腫，肺がん，縦隔リンパ節転移）が多いが，SVC 血栓症（中心静脈カテーテルが誘因となる）など非悪性疾患の場合もある（表 1-19）[1, 3-5]．症状の出現・重篤度は閉塞の速度によってさまざまで，非常にゆっくり閉塞した場合には症状を認めない場合もある．一般的に，悪性疾患による場合はゆっくりと閉塞し，症状出現も緩やかであることが多いが，血栓症などによる場合は閉塞速度が速く，この場合は症状も顕著になりやすい．

2 症状

　上半身の静脈拡張・怒張，頭部・頸部・上肢の浮腫，チアノーゼが生じる（表 1-17）．重症例では，呼吸困難・咳・起坐呼吸（怒張静脈・粘膜浮腫による気道閉塞），精神・意識

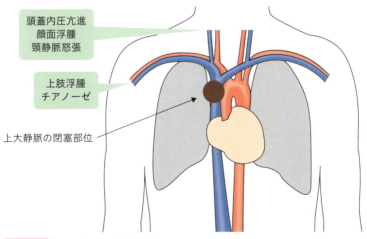

図 1-15 上大静脈の閉塞部位

表 1-19 上大静脈症候群の原因となる主な疾患

悪性疾患(約8割)	その他(約2割)
● 肺がん	● 血栓
● 非ホジキンリンパ腫	● 胸部の良性疾患
● 食道がん	● 感染症
● 甲状腺がん	● 外傷
● 乳がん	● 肉芽腫性疾患

〔Sheltom BK:Superior Vena Cava Syndrome. Kaplan M(ed):Understanding and Managing Oncologic Emergencies:A Resource for Nurses (2nd ed). p.387, Oncology Nursing Society, 2013.より〕

状態の変化(脳内静脈圧上昇・浮腫による頭蓋内圧亢進),心拍出量低下(静脈還流障害)が生じる.特に,気道閉塞や頭蓋内圧亢進は窒息,呼吸停止,心停止など致死的な病態を引き起こす可能性を念頭に診療にあたる必要がある[1,4].

なお,上大静脈症候群を呈する患者では,腫瘍の浸潤による反回神経麻痺(横隔膜機能不全による呼吸機能低下)や腕神経叢麻痺(上肢運動麻痺・感覚障害・疼痛)などにも留意が必要である.

3 診断

静脈閉塞の診断には,画像検査が有用である.胸部 X 線画像での上縦隔の拡大は本症を疑う契機となりうる[5].閉塞の確定診断には造影 CT 画像が有用である[1,6].閉塞原因の診断には,画像検査に加え,気管支鏡,リンパ節生検,開胸術などが必要となる.

4 治療

原因が悪性腫瘍の場合

原病に対する治療(化学療法,放射線療法,外科的病変切除術)が本症に対する治療となる(図 1-16)[2].また,原病に対する治療を行えない場合,外科的バイパス術やステント留置術も選択肢となりうる[1,7].ただし,本症に対する外科的治療は,腫瘍組織の輪郭がつかみにくい,解剖学的構造が彎曲されていることが多いという技術的問題があり,また,異常に高い中心静脈圧による易出血性・止血困難など危険性が高い場合が多いため,適応は慎重に検討すべきである[1,8,9].

原因が血栓の場合

血栓が原因の場合は,血栓溶解・抗凝固治療が適応となる.状態によっては血管内治療も適応となりうる(図 1-16).

看護のポイント

上縦隔に腫瘍がある患者で上半身のむくみや頸静脈の怒張がみられた場合は,上大静脈症候群を疑うことで起こりうる症状を予測し早期対応することができる.脳浮腫

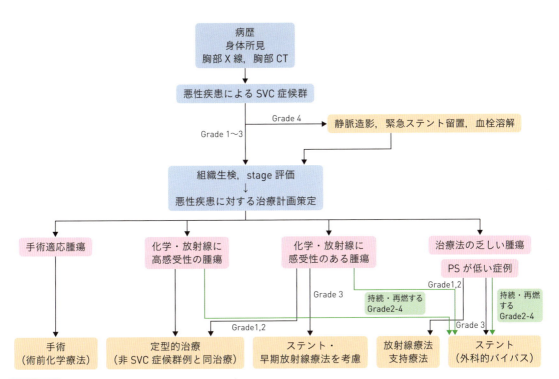

図 1-16 上大静脈症候群の治療アルゴリズム
〔Yu JB, Wilson LD, Detterbeck FC：Superior vena cava syndrome-a proposed classification system and algorithm for management. Journal of Thoracic Oncology 3(8)：811-814, 2008. より一部改変〕

による意識障害や喉頭浮腫，気道狭窄による呼吸困難などの重篤な症状が出現することもあるため，注意が必要である．

顔面や上肢のむくみなどボディイメージの変化は，患者や家族の心理的な不安や動揺を引き起こすことが多い．心理的なサポートや，症状を悪化させないような具体的な対応方法を説明することが重要である．

患者への具体的な説明内容
- むくみのある上肢での血圧測定や点滴の留置は避ける
- 首や上半身を締め付けるようなきつい洋服を避ける
- 入眠時は呼吸苦を助長しないように頭部を挙上させて休む

引用文献

1) Shelton BK：Superior Vena Cava Syndrome. Kaplan M(ed)：Understanding and Managing Oncologic Emergencies：A Resource for Nurses(2nd ed). pp.385-410, Oncology Nursing Society, 2013.
2) Yu JB, Wilson LD, Detterbeck FC：Superior vena cava syndrome-a proposed classification system and algorithm for management. Journal of Thoracic Oncology 3(8)：811-814, 2008.
3) Yellin A, Rosen A, Reichert N, et al：Superior vena cava syndrome. The myth--the facts. The American Review of Respiratory Disease 141(5 Pt 1)：1114-1118, 1990.

4) Rice TW, Rodriguez RM, Light RW : The superior vena cava syndrome : clinical characteristics and evolving etiology. Medicine (Baltimore) 85(1) : 37-42, 2006.

5) Chee CE, Bjarnason H, Prasad A : Superior vena cava syndrome : an increasingly frequent complication of cardiac procedures. Nature Clinical Practice. Cardiovascular Medicine 4 (4) : 226-230, 2007.

6) Bechtold RE, Wolfman NT, Karstaedt N, et al : Superior vena caval obstruction : detection using CT. Radiology 157(2) : 485-487, 1985.

7) Kvale PA, Selecky PA, Prakash UB, et al : Palliative care in lung cancer : ACCP evidence-based clinical practice guidelines (2nd edition). Chest 132(3 Suppl) : 368S-403S, 2007.

8) Chen KN, Xu SF, Gu ZD, et al : Surgical treatment of complex malignant anterior mediastinal tumors invading the superior vena cava. World Journal of Surgery 30(2) : 162-170, 2006.

9) Bacha EA, Chapelier AR, Macchiarini P, et al : Surgery for invasive primary mediastinal tumors. The Annals of Thoracic Surgery 66(1) : 234-239, 1998.

(松三 絢弥・日向 友理香・大矢 綾・佐藤 哲文)

8 消化器系 消化管出血・閉塞・穿孔

STEP 1 症例から理解する

症例

76歳，女性，2年前に大腸がんと診断されたが，高齢のため手術も化学療法も施行されずに自宅療養していた患者が，下記の症状を主訴に外来を受診した①.
「ここ10日位②，お腹が張るし，気持ち悪い」③と腹部緊満と嘔気を訴え，さらに，「時々，お腹全体に刺すような痛みがある」と間欠的な疼痛④を認め，「最近は，便だけじゃなく，おならも出ないな」との発言があった．発熱は認めなかったが呼吸はやや浅く25回/分⑤であり，皮膚は乾燥していた．腹部聴診では金属音⑥を聴取した．

1 症例の状況を把握する

①担がん患者であり，がんの進行を疑う．
②症状は亜急性に進行している．
③腹部症状と嘔気の出現を認めており，消化器疾患の可能性が考えられる．
④間欠的な腹部痛は消化管疾患を強く疑う所見である（図1-17）
⑤呼吸は浅く頻呼吸（≧25回/分）である．
⑥腹部聴診による金属音，また，排便・排ガスの停止から腸閉塞を疑う．

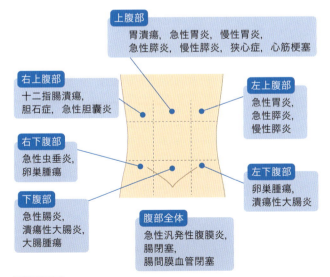

図1-17 腹痛部位からの原因予測

消化管出血・閉塞・穿孔 61

2 症例の状況から考えられること

担がん患者であり，亜急性に進行する腹部膨満や嘔気，疼痛，頻呼吸などの理学所見からは，原疾患の進行による閉塞性大腸イレウスを強く疑う．

3 症状から考え，鑑別が必要な疾患

本症例で疑うべきイレウスには2つのタイプがある（**表 1-20**，**表 1-21**）．そして，腹部膨満の症状からは，腸閉塞以外にも腹水や腹腔内腫瘤の可能性が考えられる．今回の症例の場合は担がん患者であることから，腸閉塞以外にも原疾患の進行でがん性腹膜炎となり，腹水の貯留を認め，腹部膨満や頻呼吸，食欲の低下を認める可能性がある．腹水が貯留する原因としてはほかにも肝硬変や心不全，結核性腹膜炎，低栄養，タンパク漏出性胃腸症などがあり，患者の全身状態や腹部の所見などから鑑別が必要である．

今回の症例の場合，患者の症状は緩徐に進行しており，循環動態の変調や呼吸状態の悪化，感染の可能性を常に念頭におく必要がある．また，場合によって腸内圧の上昇による腸穿孔を起こす可能性もあり，急激な疼痛の増悪にも注意する（**表 1-22**）．

表 1-20 閉塞性イレウスと絞扼性イレウスの特徴

	閉塞性イレウス	絞扼性イレウス
発症形式	緩慢	急激
症状	疝痛様腹痛（間欠的） 排便・排ガス停止	急激な嘔吐を伴う腹痛（持続的） ショック症状
腹部所見	腹部膨満 金属音	腸雑音低下（Wahl sign） 腹膜刺激症状（筋性防御，反跳痛）
検査	WBC ↑，LDH ↑，CPK ↑ 腸管拡張像，鏡面像	WBC ↑(↓)，LDH ↑，CPK ↑↑，base excess(BE)↓ 腸管拡張像，鏡面像
治療	補液，イレウス管	手術

表 1-21 閉塞性イレウスの原因

①腸管自体に原因のあるもの：がん，先天性閉塞，炎症
②腸管壁外に原因のあるもの：術後・炎症による癒着，腫瘍，膿瘍
③腸管内腔に原因のあるもの：胃石，胆石，糞石，異物，回虫

表 1-22 腹部の緊急疾患

	腸閉塞	穿孔	出血
症状	腹部膨満，疼痛，嘔気・嘔吐	腹部全体の疼痛	ふらつき，吐血，下血
発症形式	緩徐に進行 （絞扼性の場合急激）	急激な発症	徐々に進行
検査	WBC，LDH，CPK，腸管拡張像，鏡面像	WBC，free air	Hb，Hct

4 具体的な対応

　腸閉塞症状を呈する腹部疾患においては，症状の変化を見逃さない，緊急の処置を必要とする病態を見逃さないことが大事である．以下の「看護のポイント」の準備，対応をとる．

看護のポイント

- 自発呼吸はあるが，頻呼吸のため，症状が進行すると呼吸状態の悪化を認める可能性があり，酸素投与ができるように準備しておく
- 外来受診のため，入院患者と比較して情報は少ない．フィジカルアセスメントを行い，意識レベル，脈拍・血圧を含めたバイタルサイン，疼痛状況を継時的に評価し，全身状態の把握に努める
- 症状が進行すると嘔吐の可能性があり，その場合は誤嚥を防ぐ必要がある．絶飲食について説明するとともに，ガーグルベースンなどを用意しておく．可及的に胃管を挿入するか医師に確認する．今後，イレウス管の挿入も検討される
- 尿量は全身の脱水の指標となるため，尿量の低下がないかを確認する．特に高齢者は，生体の水分量が減少し，口渇中枢の機能が低下しているため，脱水をきたしやすい．体液量の減少により，電解質・酸塩基平衡だけではなく，血栓の発現による肺血栓塞栓症(pulmonary embolism：PE)などの重篤な合併症を招く可能性もあるため，水分出納バランス・電解質異常の是正が重要である
- 医師の指示のもと，鎮痛薬や補液の投与が考えられるため，静脈路を確保する準備・介助を行う．輸血などに対応できるよう，16 G や 18 G など太めの留置針を準備する．また，必要時，膀胱内留置カテーテルを挿入する
- 消化管穿孔を併発した場合は，腹膜炎から全身性炎症反応症候群(systemic inflammatory response syndrome：SIRS)や敗血症性ショックへ陥る可能性もあるため，バイタルサインなどによる身体所見を注意深く観察する．また，SpO_2 や意識レベルの低下がみられた場合に行う気管挿管に備え，物品準備と介助の手技について，日頃から訓練しておく
- 嘔気・疼痛の緩和や吐物の誤嚥による窒息や誤嚥性肺炎の予防のために環境整備を行うとともに，体位の工夫や禁食の必要性について患者や家族に説明し，危険防止や安楽性の確保に努めていく

STEP 2 疾患・病態から理解する

1 消化管閉塞・穿孔，腹膜炎とは

　一般に，小腸では栄養の吸収，大腸では水分の吸収が行われるが，閉塞性腸閉塞の状態ではこれらの機能が破綻する．摂取した食物や水分が通過できず停滞し，閉塞部位の

口側腸管が拡張・内圧が上昇することで蠕動に伴う間欠痛が発生する．血行障害が起こると，腸管粘膜の粘液産生の低下と機能の破綻，腸管壁の透過性が亢進する．腸管内に多量の腸液が貯留することになり，水分や電解質を多量に喪失して脱水状態となり循環動態の変調をきたす．さらに病状が進行すると，腸管内の細菌が血中に移行して敗血症を合併することもある．血行不全が強いと絞扼性イレウスの状態となり，腸管の壊死や穿孔の危険が高く，緊急手術が必要である（**表 1-20**，**表 1-21**）．

消化管穿孔とは，種々の原因で消化管に穴が開き，その内容液が腹腔内に流出して腹膜炎となる重篤な疾患である．特に汎発性腹膜炎の場合，全身状態の急激な悪化を認め，SIRS・敗血症・播種性血管内凝固症候群（disseminated intravascular coagulation：DIC）・多臓器不全（multiple organ failure：MOF）へ移行するため，早期に適切な対処が必要とされる．

消化管穿孔の原因

部位によりその原因は異なる（**表 1-23**）．また，上部消化管穿孔よりも下部消化管穿孔のほうが，病態の進行が早く重篤になりやすい．

2 症状

痛みや発熱を認めることが多い．特に穿孔部位から流出する内容液が限局性であれば，腹部症状は限局的となる（限局性腹膜炎）．一方，穿孔部位から流出する内容液が広汎性であれば，腹部全体の圧痛，反跳痛を認め，板状硬や腸管麻痺による腹部膨満が出現し（広汎性腹膜炎），すみやかな対処が必要とされる．

3 診断

消化管穿孔を疑った場合，血液検査，エコー，単純 X 線，造影 CT により診断されることが多い．時に消化管造影検査や内視鏡検査，腹水検査が診断の一助となる場合がある．

4 治療

原因と全身状態により，適切な治療方法を選択する．

初期対応

初期の段階で発熱，悪寒，戦慄を認め，敗血症を強く疑う場合，早急な輸液療法の開

表 1-23 消化管穿孔の原因

- 食道：異物や医原性の穿孔，激しい嘔吐に伴う特発性食道破裂
- 胃・十二指腸：消化性潰瘍，外傷
- 小腸：外傷性や虚血性
- 大腸：がんや糞便による腸閉塞，憩室炎，外傷性，医原性

始，血液培養の採取，抗菌薬投与を必要とする．すでにショックに陥っている場合は，ノルアドレナリン（ノルエピネフリン）が第1選択となる．全身状態をすみやかに安定させ，同時に診断・主病巣の治療を行う．

保存的治療

　胃十二指腸潰瘍穿孔の場合，保存的加療（絶飲食，輸液，経鼻胃管による胃内容の吸引，抗菌薬および抗潰瘍薬の投与を行う治療）が行われることがある（例：腹部所見が上腹部に限局し，全身状態が良好で，高齢でなく，併存疾患の合併がない場合など）．また大腸穿孔の場合も，原因が憩室穿孔など良性疾患で，症状やCT検査で炎症所見が限局していれば，保存的加療が選択されることがある．

手術療法

　良性疾患の上部消化管の穿孔に対して単純縫合閉鎖術や大網充填術（大網を穿孔部に埋め込む）などを行う．大腸穿孔による腹膜炎は，急激な状態の悪化を伴いやすく，穿孔部位の治療を行うことが困難な場合，人工肛門造設を行い，全身状態が改善したあとに原発巣の治療（2期的治療）を行う場合がある．

看護のポイント

　保存的治療の場合，救急外来で開始した輸液と抗菌薬投与を継続し，通常は絶飲食で，症状の軽快を待つことになる．治療中は，病態が悪化して手術が必要な状態になっていないか観察していく．

　急性腹膜炎では，激しい腹痛，発熱，嘔気，嘔吐，浅呼吸，頻脈などの症状がみられる．このような症状が出現した場合は，すみやかに医師に報告し，診察依頼と，必要に応じて原因検索のための検査の準備を行う．以下に確認のポイントを挙げる．

- バイタルサイン
- 炎症所見の増悪
- 腹痛状況（間欠的か持続的か，腸雑音・圧痛の有無，圧痛は局所か広範囲か）
- 嘔気・嘔吐（イレウス管の排液）の発現状況
  量，性状，臭気，混入物（胆汁，糞便，血液など）の有無を確認する
- 水分出納バランス
  大量の嘔吐（排液）があるときは，水分と塩酸を失って脱水症状と低クロール血症を引き起こし，代謝性アルカローシス，テタニー，ショックと進行することもありうる．よって，水分出納バランスや血液・尿の電解質検査値に注意する
- 嘔気・嘔吐の原因・対策
  ①体位の工夫：側臥位や顔を横に向けると，吐物の誤嚥を防ぐことができる．また，膝を深く曲げると，腹部の緊張をとることができる
  ②深呼吸の指導：嘔気があると声門が閉じ，胃内に空気が入りやすくなり，その空

消化管出血・閉塞・穿孔　65

気が胃を刺激して嘔吐を誘発する

③含嗽，口腔清拭などの実施：吐物の臭気や味が口腔に残っていると不快に感じるとともに，再嘔吐の原因となる

- 日常生活状況

治療やそれに伴う留置物，嘔気・腹痛などの苦痛症状により，日常生活レベルの低下が予測される．また，高齢やがんの進行，禁食による栄養低下なども影響し，深部静脈血栓症(deep vein thrombosis：DVT)や褥瘡の発生，筋力低下など身体的変化ばかりでなく，うつやせん妄などの精神的変化もきたす可能性がある．苦痛症状の緩和に努めるとともに，入院前の生活状況を情報収集し，運動機能の維持や気分転換の方法について話し合い，患者のQOLの確保を援助する

外科手術の場合の術後管理

閉塞性イレウスで保存的治療に抵抗性の場合や，腫瘍による閉塞の場合，絞扼性イレウスの場合，消化管穿孔による急性腹膜炎が発症した場合は，一般的に外科手術適応となる．急性腹膜炎で，炎症が腹膜全体に波及したものを急性汎発性腹膜炎，局所に留まっているものを急性限局性腹膜炎とよぶ．腹膜炎では，術前の炎症と過大侵襲により高度の炎症反応をきたしている場合が多く，術後全身管理がきわめて重要である．重症例では，SIRS，敗血症性ショックからDIC，多臓器機能障害(multiple organ dysfunction syndrome：MODS)を合併する．人工呼吸管理やカテコールアミン投与を要する血圧管理，血液浄化法が必要となる場合は，ICUでの集中治療を要し，異常の早期発見・早期対応が求められる．

外科手術の場合の術後管理のポイントを以下に挙げる．

- 循環動態，呼吸状態，水分出納バランス，意識状態

肺障害や循環不全による組織低酸素状態を評価

- 血液データ

炎症反応，血液凝固系，腎臓・肝臓障害の指標などから感染徴候や各臓器機能を評価

- ドレーンの排液と創部の状態

出血の有無，浸出液の性状(便や胆汁の浸出はないか)，創周囲の発赤・腫脹・硬結から後出血や縫合不全，感染徴候を評価

- 人工肛門のケア

合併症の観察，合併症の予防や改善をはかる装具・方法の選択，患者への基本手技の指導計画，技術習得・受け入れ状況についての情報共有

患者の状態によっては，人工肛門造設となる．術前に医師がその可能性を説明し患者の同意を得て手術に臨んでいるが，容体の急激な悪化に伴う緊急手術の場合は，本人の了承や理解が十分でない場合もある．排泄ケアは，患者のプライバシーを考慮するとと

もに看護師自身の反応にも注意を払って患者の受容過程を促進していく必要がある．術後は，患者の理解度を確認し，必要時，医師からの説明の場を設けるとともに，安全で確実な技術の提供や患者の心理状況を配慮した声かけ・指導など，患者に寄り添ったセルフケア援助が求められる．

参 考 文 献

1）武藤徹一郎（編）：大腸・肛門外科．朝倉書店，1999．
2）髙和正，赤須孝之：食道・胃・腸　大腸穿孔．外科 74（4）：371-376，2012．
3）橋爪正：主要疾患の救急対応 消化器系 急性汎発性腹膜炎．綜合臨牀 53（増刊）：1117-1120，2004．
4）Dellinger RP，Levy MM，Rhodes A，et al：Surviving sepsis campaign：international guidelines for management of severe sepsis and septic shock：2012．Critical Care Medicine 41（2）：580-637，2013．
5）武藤徹一郎，幕内雅敏（監修）：新臨床外科学（第4版）．医学書院，2006．
6）医療情報科学研究所（編）：病気がみえる vol.1 消化器．メディックメディア，2010．
7）髙橋章子，藤原正恵（監修）：事例で学ぶ急変対応．アンファミエ，2005．
8）中村美鈴（編）：わかる！ できる！ 急変時ケア（第3版）．学研メディカル秀潤社，2012．

（三浦 章博・金光 幸秀・今井 真美子）

9 尿路系
尿路閉塞・出血

STEP 1 症例から理解する

症例

　74歳，男性，進行前立腺がんのため外来で内分泌療法中．原病は悪化の一途をたどり，前立腺がんの膀胱への浸潤により，以前から左水腎症が指摘されていた．

　患者は，ここ数日，1日の排尿回数が少なくなっている①ことに気がついており，排尿量の減少に伴って，体重が5kg増加，下半身の浮腫が出現，また歩行時の息苦しさも感じる②ようになっていた．尿の色は普通であった．

　昨夜，眠前に排尿してから，翌日昼過ぎになっても尿意がなく，食欲がなく，吐き気やだるさが強くなってきた③ため，救急外来を受診した．

　「なんとなく身体がだるくなって，しんどいんです．それと，昨日の夜からおしっこが出ていません．うーん，その前はおしっこ，いつ出たかな？　覚えていません」と話し，受け答えは可能だったが，普段に比べてなんとなくぼんやり④していた．血液生化学検査で，1か月前は正常範囲内であった血清クレアチニンが5.8mg/dLまで上昇，血清カリウムが6.2mEq/L⑤であった．尿の浸透圧は軽度上昇⑥，腹部超音波検査で両側の水腎・水尿管症⑦が確認できた．

1 症例の状況を把握する

①状況の変化は緩徐であるが，全身状態が悪化しており，重症度の高い変化が体内に起きていることが示唆される．

②体重増加や浮腫の増悪，呼吸状態の悪化など水分貯留を示す変化が出現してきている．

③食欲がない，吐き気，だるさなどは高窒素血症の症状を示唆している．

④③と同様に，高窒素血症の症状で意識状態が混濁することがある．

⑤採血上で血清クレアチニンの値が上昇，カリウムの値も上昇していることより，腎機能障害＝腎不全の存在がある．

⑥尿の浸透圧は軽度上昇程度であり，脱水による尿量低下の可能性は少ない．

⑦正常であった右側の尿路も水腎症となっている．

2 症例の状況から考えられること

　以前より左水腎症があったため，日常的には右腎臓のみで尿の精製・排泄が担われていたと考えられる．片腎の機能が正常であれば，通常は日常生活に差し支えはない．

　血清クレアチニンが1か月前まで正常値であったことを考えると，病勢の進行に伴

68　第1章／がんそのものの病態・病変に伴う救急状態

い出現した急性の腎機能障害の可能性が高い．腎機能障害の誘因となる，投薬の変更や造影検査は行われていない．それらのことから，原病である前立腺がんの膀胱三角部浸潤により，以前より左の尿管閉塞を起こしているように，同様の機転で右尿管閉塞も進行し，それに伴って腎後性腎不全が出現したと考えられる．

3 症状から考え，鑑別が必要な疾患

　ここ数日の体調不良に伴って食事もとれていないため，脱水は存在する．しかし，尿浸透圧が正常に近いことより，尿の生成は通常どおり行われている．画像検査で，水腎症の存在と尿閉がないことが確認できれば，腎後性腎不全の診断は容易である．

4 具体的な対応

予測される治療の流れ

- 血液データから，腎不全が起きていることがわかる．よって，その原因探索を行う必要がある
- 外来やベッドサイドで簡便に施行できる超音波検査で腎臓および膀胱を確認する．水腎症の有無と，尿閉による膀胱の過拡張がないことを確認する
- 尿路閉塞の原因を特定するために，可能であれば単純CT検査も行う
- 腎後性腎不全の診断がついたら，経皮的腎瘻造設術もしくは経尿道的尿管ステント留置術などによって，尿を体外に排出する経路を確保する．この症例の場合は，最近，障害をきたした右腎への腎瘻造設を施行する．左腎は以前よりの水腎症があるため，腎機能障害は不可逆的な可能性が高い
- 腎後性腎不全で対応が重要となるのは，処置よりもむしろ水腎症の解除後の尿量モニターと循環管理である．腎瘻造設直後より数日の間，尿の濃縮能のコントロールができないため，一時的に尿量が激増する．排尿量を確実に把握し，必要量の輸液を行わないと血管内脱水を引き起こす
- 腎後性腎不全の場合，排尿路を確保して尿量が十分確保されることで，電解質異常などの諸問題は解決することが多い

看護のポイント

　上記の治療方針を念頭において，検査や処置の準備・介助を行う．同時に処置に伴う患者の不安の緩和に努める．

　腎不全に伴う合併症により，患者が急変に陥る可能性も高いため，**表1-24**に挙げたように早期発見の視点をもち，その予兆を捉えることも重要である．これらの緊急性を評価するために症状の成り行きを理解し，身体所見の情報収集に努める．

尿路閉塞・出血　69

表 1-24 腎不全時，急変の生じる可能性がある合併症と対応

合併症	原因	早期発見の視点	対応
腎性肺水腫	糸球体濾過量の減少による細胞外液の増加	• 呼吸パターンの異常 • 呼吸困難・努力呼吸・チアノーゼの有無(肺水腫ではピンク色の泡沫状血痰が出現)	• 酸素療法の準備 • 重篤な場合は，気管挿管と人工呼吸療法，透析療法
高カリウム血症 (血清カリウム濃度 > 5.0 mEq/L)	尿細管障害による電解質排泄異常，酸塩基平衡異常	• 心電図所見，血清カリウム濃度の観察 →致死的不整脈の有無を確認する • 高カリウム血症の心電図の特徴 初期：テント状 T 波， 高度：P 波消失，QRS 幅延長 　　　QRS 波と T 波の区別 　　　が不明瞭 重篤：心室細動や心停止	• 薬剤投与(心筋興奮を抑制するカルシウム製剤，カリウムの細胞内へのシフトを促進するためのインスリンや重炭酸ナトリウムなど) • 致死性不整脈のときは，透析療法を考慮
著明な代謝性アシドーシス (pH < 7.2)		血液ガス分析所見，血圧低下，不整脈，見当識障害	• 重炭酸ナトリウム投与など輸液療法 • 重篤なときは，透析療法を考慮

STEP 2　疾患・病態から理解する

1　尿路閉塞とは

　尿は，体内に 2 つある腎臓で生成され，尿管を通って膀胱に溜められる(上部尿路)．ある程度以上の尿が膀胱内に溜まると，尿意が生じて膀胱が収縮し，尿道を通って尿が排出される(下部尿路)．この尿の生成から排出の経路のどこかに障害が起きると，臨床的には「尿が出ない」という事態になる．なお，尿量の名称や表現は，1 日尿量が 400 mL 以下は「乏尿」，100 mL 以下の場合は「無尿」と定義されている．「尿閉」とは膀胱内に尿が溜まっているが，体外に排出できない状態をいう．また腎不全とは，腎機能障害により体液の恒常性が保たれなくなった状態を指す．

　排尿に関連するオンコロジックエマージェンシーでは，腎機能障害を伴う急性腎不全か，下部尿路の急激な閉塞による急性尿閉が代表的である．

　腎不全は，原因によって腎前性・腎性・腎後性に区別されるが，のちの対応を考えるうえでこの鑑別が重要である．

　腎前性腎不全は，心機能低下・循環血漿量低下・非ステロイド性消炎鎮痛薬(NSAIDs)などの薬物投与など，主に腎血流量の減少が原因となることで生じる．腎性腎不全の原因としては，各種の糸球体病変・ショックによる虚血・造影剤，抗がん剤，抗菌薬などによる急性尿細管壊死といった腎実質障害が挙げられる．腎後性腎不全は，各種がんの後腹膜浸潤や後腹膜線維症による尿管狭窄・前立腺がんなどによる膀胱三角部浸潤・前立腺肥大症といった尿道閉塞により，尿は生成されているが排出されないことで生じる．

70　第 1 章／がんそのものの病態・病変に伴う救急状態

血清クレアチニンの上昇をみた場合，まず最初に病態を把握するためには，尿が生成されているのかどうかを知ることが必要である．そもそも尿が生成されていない場合は，腎前性もしくは腎性の腎不全を考える．尿が生成されているが排出されない場合，原因が上部尿路，下部尿路のどちらかにより対応は異なる．ただし腎不全の場合，老廃物の排出や電解質のバランスを管理するという本来の機能が低下していても尿量は確保されていることもあるため，鑑別の際には注意を要する．

　血液検査の次に必要な検査は画像検索である．水腎症の有無や尿路閉塞が起きている位置を確認し，腎実質の厚みなどから尿路確保の方針を決定する．

　STEP 1 では，進行前立腺がんが膀胱三角部へと浸潤し，すでに左上部尿路の閉塞をきたしていた状態の患者が，さらなるがんの進行により右尿管通過障害も引き起こしたことで，腎後性腎不全を発症して乏尿〜無尿となった状況を想定した．がんは体内で緩徐に進行していくため，生成された尿を膀胱内に送るための腎盂内圧が尿管閉塞に伴って上昇していくことで腎機能障害も徐々に進行してきたのであろう．本人は突然，自覚症状として「尿が出なくなった」ことに気がつくのだが，それ以前より，浮腫の増加，嘔気などの腎不全に伴う症状は徐々に出現してきている．そうした変化に気がつくために，普段より診察時には患者の状態に注意が必要である．

2 症状

　尿閉の場合は，「排尿できない！」と驚いて外来受診されることが多い．しかし，腎後性腎不全の場合は，尿路閉塞が体内で緩徐に進んでいることが多いため，ほとんど自覚症状がない場合も多く，血液検査後などに改めて指摘されることがある（**表 1-25**）．

3 診断

　診断のフローチャートを**図 1-18** に示した．また，症状を**表 1-25** にまとめた．以上により尿路閉塞を疑った場合，必要となる検査は血液検査と画像診断である．

- 血液生化学検査・尿検査：腎機能障害の有無，電解質異常など対応の方針決定
- 腹部超音波検査，単純 CT 検査など：水腎症の有無，膀胱内の尿貯留の有無，原因疾患の特定

表 1-25 尿路閉塞の自覚・他覚症状，問診のポイント

自覚症状	• 排尿困難，尿閉(強い下腹痛，下腹の張りなどを伴う)，食欲低下，嘔気 • 尿閉の場合，むしろ急性腹症として救急外来を受診されることがある • 鑑別診断のため尿意の有無は大切
他覚症状	• 血清クレアチニンの上昇，それに伴う血清カリウムイオンや尿素窒素の上昇 • 浮腫や体重増加，呼吸苦，意識混濁など • 尿所見：特に浸透圧(濃縮尿の場合，脱水が原因の可能性が高い)
原因鑑別のために 必要な問診内容	• 最近の摂食状況(脱水の有無の確認) • 直近で行われた医療行為・投薬内容(急性腎不全の原因となることがある)

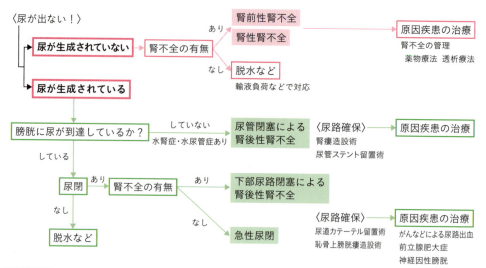

図 1-18 尿路閉塞の診断

4 治療

　腎後性腎不全・尿閉のいずれの場合でも，尿が体外に排出されないことが一番の問題である．そのため，まずは尿路の確保を考え，そのあとに原因への対処を行う．

🔲 尿路の確保

1 経皮的腎瘻造設術

　腎瘻造設術は，直接腎臓（腎盂）にカテーテルを留置することで，尿を体外へと排出させる方法である．局所麻酔下に背部の皮膚より腎臓への穿刺を必要とするため，超音波検査・X線透視下での処置が必要である．腎臓より直接尿を排出するため，尿路の確保という目的においては最も確実性が高い．しかし，時に大出血や，腸管・胸膜などを誤って穿刺するリスクがある．また施術後，背部より直接カテーテルが入って生活する状況になるため，その後の管理・カテーテル交換など生活上の注意が生じる．そうした点を施術前に本人，家族に十分に説明する必要がある．

2 経尿道的尿管ステント（Double J カテーテル）留置術

　尿管ステント留置術は，主に操作用膀胱鏡を用いて，膀胱より逆行性に尿管内に Double J カテーテルを留置する方法である．腎臓を穿刺したうえで順行性にカテーテルを留置することもある．しかし，なんらかの理由で砕石位・膀胱鏡ができない場合や，狭窄が高度である場合などでは尿管内にステントを留置できないことがある．また，ステントの留置がなんとか可能であっても，狭窄の状況により十分な尿量の確保や腎機能障害の改善が得られない場合がある．そのため，腎瘻造設に比べて適応は限られる．カテーテルが体外に出ないので，腎瘻留置に比べて生活面では注意が少ないが，人工物であり定期的な交換が必要であるため，特に男性の場合は膀胱鏡施行に伴う苦痛が生じることがある．

3 尿道カテーテル留置術

　一般的な尿道カテーテル留置術である．尿閉の際など，痛みから本人がかなり力を入れていることが多いため，括約筋の収縮でカテーテルが入らない場合がある．このとき，無理にカテーテルを進めると，尿道損傷を起こしてカテーテル挿入が難しくなることがある．同様に尿道ブジーなども尿道損傷のリスクが高いため，入らない場合には無理をせず，専門医によるカテーテル留置を行うのが望ましい．

4 恥骨上膀胱瘻造設術

　膀胱内に尿は溜まっているが，なんらかの理由で尿道からのカテーテル留置が不可能な場合に適応となる．超音波検査を用いて，膀胱が十分拡張していることを確認したのち，恥骨上縁の2横指頭側より，体幹に対して垂直に穿刺してカテーテル留置を行う．誤って腸管を穿刺するリスクや，カテーテルが真っすぐ入らずに膀胱壁外に留置されてしまうこともある．定期的な交換はやはり必要だが，陰茎に尿道カテーテルを通さない分，カテーテルの管理が容易であることが多い．よって，本項の主旨からは逸れるが長期的に尿道カテーテル留置が必要となる病態の場合，膀胱瘻造設は考慮されるべきである．

5 自己導尿

　エマージェンシーに対して必要になることはまずないが，病態により排尿困難や尿閉をきたしそうな場合は，前もって外来などで指導しておくと，急性尿閉などの発症を回避できることもある．また，急場をしのいだあとの排尿路確保の方法として行われる場合もある．

6 血液浄化療法

　腎不全の程度によって，生命の危機が直ちに起きることが予測できる場合などは適応について考慮する．

腎後性腎不全の尿路確保後の対処

　腎後性腎不全の場合，発見・尿路確保は比較的容易であるが，その後の腎不全の解除に伴う排尿の管理が最も重要なポイントである（**表 1-26**）．

　腎後性腎不全では，尿細管の障害が強く起きるため，水分をうまく再吸収できなくなる．よって腎瘻造設や尿管ステント留置により薄い尿が多量に出る（利尿期）．排尿量の合計が1日数Lに及ぶこともよく経験するので，尿量をモニターしながら，適宜輸液で水分と電解質を補って血管内脱水を回避する必要がある．目安として，時間あたりの尿量（腎瘻尿と自排尿があればそれらの合計量）の70％前後を輸液量として投与する．とにかく血管内の溢水と脱水に注意が必要である．腎機能障害に伴い，血清カリウムが上昇していることが多い．血清カリウムの濃度が7 mEq/L以上になると，不整脈から心停止が起こるリスクが上がるため，補正に用いる輸液には1号液を用いる．これは，液内にカリウムが含まれていないこと，また糖の濃度が薄いため，大量輸液による急激な血糖上昇などを避ける目的がある．通常は尿が排出されることで，血清カリウムは低下するが，腎瘻造設のタイミングにより血清カリウムへの配慮が必要な場合は，GI療法やケイキサレート®投与などを併用する．

表 1-26 腎後性腎不全解除後の尿量・輸液量モニター

観察項目
①排尿量・体重測定
● 腎瘻からの排尿量，自尿がある場合は自排尿量も測定する
● 腎瘻尿と自尿を加算した時間あたりの総尿量から輸液量を決定する
● 循環のバランスを確認するため体重測定を行う
②患者の訴え
● 口渇の有無，輸液量が増えるため呼吸苦などの心不全徴候の有無に注意
③頸静脈の怒張具合
● 一般に観察が容易なのは外頸静脈である
● 座位で鎖骨上に静脈の怒張と拍動を認めるときは，静脈圧が異常に高い(溢水)と考える
④心電図のモニタリング

報告
溢水や脱水などの循環血漿量の異常を示唆する症状の出現があれば報告する

患者が経口摂取可能な状況であれば，飲水を励行してもらう．もし，口渇などの症状がある場合には脱水気味となっていることが多い．

尿の濃縮能が改善されてくると，利尿期は収まってくるので，尿量は減少する．過剰な輸液によりいつまでも多量の排尿を起こすことがあるので，体重や全身状態を鑑みながら輸液量を適宜調節していく必要がある．

5 血尿への対処

出血が上部尿路より起きている場合

腎細胞がんの尿路浸潤や，腎盂尿管がんなどによる出血，特発性腎出血などが考えられる．凝血塊による尿閉の解除ができれば，止血剤の投与などで保存的に経過をみることが多い．しかし，それで止血しない場合は，IVR による選択的動脈塞栓術，患側腎動脈塞栓術や，腎摘出などを考慮する．

出血が膀胱より起きている場合

膀胱がん・前立腺がん，膀胱がんなど術後の出血，各種がんの膀胱浸潤，放射線性膀胱炎，出血性膀胱炎などが考えられる．いずれの場合も，まずは尿道カテーテルを留置して膀胱を空虚にし，止血剤などで保存的に経過観察できるか試みる．しかし，凝血塊でカテーテルが詰まり，膀胱タンポナーデとなる場合には，膀胱洗浄が必要である．その後も出血が持続する場合は膀胱灌流を行う．それでも止血が難しい場合は，経尿道的内視鏡下膀胱止血術もしくは経尿道的膀胱腫瘍切除術などの原因除去を考える．

なお，出血性膀胱炎は抗がん剤(シクロホスファミド，イホスファミドなど)やアデノウイルスの感染などにより起こることが知られている．抗がん剤による発症については，メスナの使用により以前より減ってきている．根本的な治療は存在しないので，膀胱灌流などを行いながら，保存的に経過観察を行う．

放射線性膀胱炎に対しては，内視鏡下止血術を行っても反復することが多い．高圧酸

素療法が止血に効果的なことがある．出血性膀胱炎については，厚生労働省より重篤副作用疾患別対応マニュアルが作成されている[*]．

1 膀胱洗浄

　膀胱タンポナーデを引き起こしている凝血塊を洗い流す目的で行う．通常より太めの導尿用カテーテルを膀胱に挿入して，カテーテルチップで膀胱内容を吸引する．洗浄を行うときは，必ず吸引から行うこと，吸引ができないからといって洗浄液を入れすぎないことが膀胱破裂を起こさないために大切である．凝血塊が生成され，時間があまり経っていない状況であれば，生理食塩液で洗浄を繰り返すと内容を洗い出せるが，慢性の出血などで器質化した凝血塊がある場合には，経尿道的内視鏡下手術による排出が必要になることがある．

　洗浄を繰り返しても出血が止まらない場合，膀胱灌流を行っても尿道カテーテルが凝血塊で頻繁に詰まるような場合は，経尿道的内視鏡下で止血術を必要とする．

2 膀胱灌流

　出血のコントロールが不良で，すぐに凝血塊をつくってしまうような状況では，膀胱の持続灌流が必要となる．膀胱灌流を行うためには，通常の排尿路・固定液の注入路のほかに灌流液の注入路をもつ3 way尿道カテーテルを留置する．3 way尿道カテーテルは，同様の太さの通常のカテーテルに比べて排尿路の内腔が狭くできているため，できるだけ太めのものを選択する．排出路は通常の集尿バッグをつなぎ，洗浄用のルートには生理食塩液をつなぐ．灌流は最初全開より開始し，流れ出てくる尿の色をみながら徐々に点滴(灌流)速度を調節する．膀胱灌流が止まることにより，凝血塊ができてしまうため，灌流のスピードが速いときほど，灌流液を切らさない注意が必要である．患者の尿意の訴えなどから，排液路の詰まりを疑った場合は，まず直ちに灌流を止めてカテーテルの詰まりを確認する(表1-27)．

表 1-27　膀胱漕流の観察と報告のポイント

観察項目
①排液の観察 　●尿量(排液量－注入した洗浄液量)　●血尿の程度　●詰まりの有無 ②患者の訴え 　●腹満・腹痛など(尿道カテーテルの詰まりによる膀胱拡張のおそれがある)
報告
カテーテルの詰まりが解除できないとき，灌流しているにもかかわらず高度の血尿が続き頻繁にカテーテルが閉塞するとき，大幅な尿量低下や無尿となった場合や，患者の尿意が強く改善されない場合などには，医師に報告する．

＊ http://www.pmda.go.jp/files/000145957.pdf

看護のポイント

　腎臓・泌尿器は，体内の恒常性を維持する機能を持ち，これらの障害は，全身にさまざまな症状を呈する．バイタルサインや尿量，電解質・酸塩基バランスをモニタリングしながら原疾患の状態についてアセスメントするとともに，症状に応じた看護介入の立案や異常を早期発見し，重篤化を回避する視点が必要である．

　また，尿の体外への排出経路を適切に管理することが不可欠である．カテーテルが抜けないように，挿入の長さ・固定状況・閉塞の有無・刺入部の異常について継続した観察を行うこと，また尿路感染予防のための清潔操作・保清に努めることが重要である．

参考文献

1）吉田修(編)：ベッドサイド泌尿器科学—診断・治療編(改訂第3版)．南江堂，2000.
2）Wein AJ，Kavoussi LR，Novick AC，et al：Campbell-Walsh Urology(10th ed)．Saunders，2012.
3）医療情報科学研究所(編)：病気がみえる vol.8 —腎・泌尿器(第2版)．メディックメディア，2014.
4）富野康日己，櫻井美鈴(監修)：エクセルナース—実践的看護のための病棟・外来マニュアル7 —腎・泌尿器編．メディカルレビュー社，2001.

（込山 元清・今井 真美子）

代謝系
高カルシウム血症

STEP 1 症例から理解する

症例

48歳，女性，右乳がん転移再発でパクリタキセル，アントラサイクリンの治療後，病勢進行の診断で今後の治療方針について検討予定であった患者．胸骨転移があり，疼痛コントロールのためにNSAIDsとオピオイドを使用していた①．外来受診時に，患者は医師には何も伝えなかったが，診察後に外来看護師に強い胃部不快感と嘔気・嘔吐およびふらつきを訴えた②．これまで消化器症状を訴えたことはなく③，消化器の検査を行ったことはない④．看護師との会話中，やや錯乱した様子であった⑤．
看護師が医師に患者の状況を伝えたところ，緊急で採血の指示を受けた．採血の結果，血清カルシウム値 13.7 mg/dL，補正血清カルシウム値 15 mg/dL（**STEP 2** 参照）と高カルシウム血症を認めた．

1 症例の状況を把握する

①疼痛コントロール目的にNSAIDsおよびオピオイドを使用している．
②胃部不快感，嘔気・嘔吐を訴えている．
③前回外来受診時には，消化器症状の訴えはなかった．
④消化器のスクリーニングは行っていない．
⑤精神症状を伴う．

2 症状から考え，鑑別が必要な疾患

転移性乳がんの化学療法および症状コントロール中に，以前にはなかった消化器症状を訴えていることから，NSAIDsによる胃粘膜障害（出血），オピオイドによる嘔気，骨転移に起因する高カルシウム血症などが想定されうる．悪心・嘔吐から想起すべき疾患や原因を**表 1-28**に示す．
まずは，血算および生化学を確認することで，出血に伴う貧血や，高カルシウム血症などを同定することができる．出血や高カルシウム血症であれば緊急対応が必要であり，オピオイドによる嘔気であれば，制吐薬などの対症療法またはオピオイドスイッチングを考慮する．

| 表 1-28 | 悪心・嘔吐から想起すべき疾患や原因 |

消化器疾患	胃腸炎, ウイルス感染症, 通過障害(腸閉塞・麻痺性イレウス・ヘルニア嵌頓など), 新規の悪性腫瘍, 機能性ディスペプシア, 消化性潰瘍(NSAIDs 潰瘍含む), 虫垂炎, 便秘, 肝炎, 心不全によるうっ血肝, 胆嚢炎, 胆管炎, 膵炎, 腹膜炎(がん性腹膜炎含む), 虚血性腸炎
中枢神経系	頭蓋内圧亢進(脳転移含む), 脳出血・脳梗塞, 水頭症, 片頭痛
前庭神経障害	乗り物酔い, 前庭神経炎
内分泌障害	糖尿病性ケトアシドーシス, 副腎不全, 高カルシウム血症
精神障害	摂食障害, うつ, 不安障害
薬物	化学療法, オピオイド, NSAIDs, 抗菌薬, 鉄剤

特にがん患者の診療中に遭遇する機会が多いものを色文字とした. 個々の患者の所見に応じて適切な鑑別診断を行い, 緊急性の高い疾患を見落とさないことが重要である.

3 具体的な対応

　直ちに緊急入院とし, 高カルシウム血症の治療を開始した. 生理食塩液 3,000 mL/日, カルシトニン 40 IU/日, フロセミド 20 mg/12 時間ごとを継続し, ゾレドロン酸 4 mg を 1 回投与した.

看護のポイント

　指示された薬剤の投与管理を確実に実施する. 初期治療では脱水の改善が必要であり, 大量の補液を実施するため, 水分出納バランスを確認し, 循環・呼吸・尿量の管理, 異常時には医師に報告を行う. 排便状況も確認し, コントロールできるように援助していく. 意識障害など症状の悪化の有無も十分に観察する.

STEP 2 疾患・病態から理解する

1 がん患者は高カルシウム血症を起こしやすい！

高カルシウム血症発症の機序と鑑別すべき疾患

　高カルシウム血症は, 細胞外液(血液や組織液)中のカルシウム値の増加, もしくは腎臓からの排泄の減少によって生じる. 細胞外液中のカルシウム値の増加は, 骨転移などによる骨破壊, がん細胞の産生物による骨破壊の亢進, がん細胞由来の副甲状腺ホルモン関連ペプチド(parathyroid hormone-related peptide：PTHrP)によって生じる. また, がん患者は抗がん剤による腎障害や脱水などに陥りやすく, その結果としてカルシウムの排泄低下が起こり, 高カルシウム血症を呈する.

　多発性内分泌腫瘍(multiple endocrine neoplasia：MEN)1 型では原発性副甲状腺機能亢

78　第 1 章／がんそのものの病態・病変に伴う救急状態

進症を合併し，副甲状腺ホルモン（parathyroid hormone：PTH）の過剰分泌による高カルシウム血症を引き起こす．

2 症状

　血清カルシウム値が 11 mg/dL を超えると，臨床症状が出現する場合が多いが，無症状のまま高カルシウム血症を発症することもあるので，高カルシウム血症のリスクが高い骨転移などの症例については，注意深い観察が必要である．血中濃度の上昇が速いと，症状が出やすい．

　症状としては，口渇や食欲不振，嘔吐，便秘，胃潰瘍などの消化器症状，脱力や疲労，錯乱，抑うつなどの神経症状が挙げられる．重篤な場合は意識障害に陥る．また，多尿を呈する場合がある．高カルシウム状態が慢性化すると腎結石や腎機能低下，軟部組織などの石灰化を呈する場合があるが，悪性腫瘍関連の高カルシウム血症は経過が急であることが多く，頻度は少ない．

3 診断

　病歴の聴取と身体所見，症状および血液検査で診断することが可能である．血清中のカルシウムの 40〜50％は血液中のアルブミンと結合するため，低アルブミン血症となりやすいがん患者では注意する．下記の式で補正した血清カルシウム値を用いる．

　　補正[Ca^{2+}]＝血清[Ca^{2+}]＋（4－血中アルブミン濃度）

　その他に，原発性副甲状腺機能亢進症を疑った場合には intact PTH が鑑別診断に有用である．血清リンの測定が高カルシウム血症の鑑別に役立つ場合がある．

看護のポイント

- 症状の観察を十分に行い，症状の悪化の有無やその他の症状との鑑別を判断していく必要がある．特にがん患者の場合，オピオイド導入による嘔気と高カルシウム血症に伴う症状の鑑別が行えるように随伴症状を観察することは重要である
- 消化器症状（悪心・嘔吐，便秘，腹部膨満）
- 脱水症状（口渇，頻脈，発熱，血圧低下，皮膚粘膜の乾燥）の有無と程度
- 中枢神経症状（意識状態，筋の脱力・緊張の低下，筋反射の消失）の有無と程度
- 検査データ（血清カルシウム値，BUN，血中クレアチニン）
- 水分摂取量と尿量
- バイタルサインの異常の有無

---

4 治療

　高カルシウム血症の治療は，血清カルシウム値を下げる対症療法と，原因となっている病態の治療である．

　対症療法としては，まず生理食塩液の点滴静注を行う．1 時間に 100〜150 mL の尿

高カルシウム血症　79

量が確保できるだけの生理食塩液の点滴を行い，脱水の補正，尿中へのカルシウムの効率的な排泄を促す．骨からのカルシウム放出を阻害するために，ビスホスホネートの投与を行う．悪性腫瘍に伴う高カルシウム血症に対しては，骨転移治療薬であるゾレドロン酸が保険適用となっている．4 mg を 15 分以上かけて点滴静注する．腎機能の確認が必要であり，腎機能低下が認められる場合には減量を要するか，もしくは投与禁忌である．カルシトニンは骨吸収を阻害し，人からのカルシウム排泄を促進する．4〜8 IU/kg を 6〜12 時間ごとに筋肉注射する．フロセミドなどのループ利尿薬は尿量を増加させ，カルシウムの腎排泄を促進する．脱水などの場合は体液量の減少を招き，腎機能を悪化させることがある．

　高カルシウム血症が骨転移や PTHrP 産生腫瘍による場合は，原因であるがんに対する薬物療法を検討する．薬物療法の内容はがん種によって異なる．

看護のポイント

ケア
- 治療が確実に行われるよう適切な投薬管理
- 症状コントロールの実施：悪心・嘔吐などの緩和
- 排便コントロールの実施
- 骨量維持のため，自動運動・他動運動の実施：安静時に骨萎縮が起こり，血中にカルシウムが移行することを防止する

患者指導
- 水分摂取の必要性，排便コントロールや転倒防止について説明し，歩行に注意してもらうのと同時に筋力維持に努めてもらうよう指導する
- カルシウムを多く含む牛乳，ヨーグルト，チーズなどの乳製品や小魚などの骨を含む食品，カルシウムやビタミン D を含むサプリメント，栄養食品の摂取を控えるよう指導する

参考文献

1) 中根実：がんエマージェンシー─化学療法の有害反応と緊急症への対応．pp.245-262，医学書院，2015．
2) 森山千代子：病態の進展に伴う症状　高カルシウム血症．がん看護 14(1)：45-47，2009．

（瀧田 咲枝・下村 昭彦）

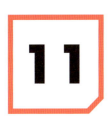

代謝・内分泌系
11 抗利尿ホルモン(ADH)不適合分泌症候群：SIADH

STEP 1 症例から理解する

症例

63歳，男性，切除不能進行小細胞肺がん（多発肝転移，リンパ節転移①）に対し，エトポシド＋シスプラチン(CDDP)療法(EP療法)が予定された．治療導入目的で入院したが，入院数日前より倦怠感が出現し，入院時には食欲不振・嘔気も認めた②．入院後にラウンドした際，身の回りのことや会話は可能であるもののやや傾眠状態であった．バイタルサインは安定しており，身体所見上浮腫や脱水は認めなかった③．採血の結果，血清ナトリウム値 120 mEq/L と低ナトリウム血症を認めた．MRI検査にて頭蓋内病変は認めず，その他の検査所見として腎機能異常，電解質異常，高・低血糖は認めず④，尿中ナトリウム 150 mEq/L，血漿浸透圧 250 mOsm/kg，尿浸透圧 570 mOsm/kg であった．

1 症例の状況を把握する

①入院前の CT 検査では中枢神経病変を認めていない．
②食欲不振・嘔気を認めたが，経口摂取はできていた．
③入院時に明らかな浮腫や脱水所見を認めていない．
④糖尿病や腎疾患の既往なし．

2 症状から考え，鑑別が必要な疾患

切除不能進行小細胞肺がんに対する化学療法中に，意識障害を認めている場面．意識障害の原因として頭蓋内病変の出現，電解質異常，血糖値異常などが考えられる．意識障害から想起すべき病態を**表1-29**に示す．

まずは，バイタルサインなどをチェックし救命対応を有する状況かどうかを確認し，適切な初期対応を行う．血算および生化学検査を確認することで，出血に伴う貧血，電解質異常，血糖値異常などを同定することが可能となる．また，頭蓋内病変の有無をCTやMRI検査で確認する．電解質異常が原因と考えられた場合はその原因について鑑別を行う．

3 具体的な対応

上記の身体所見，検査所見より小細胞肺がんに随伴する抗利尿ホルモン不適合分泌症候群(syndrome of inappropriate secretion of antidiuretic hormone：SIADH)と診断した．

表 1-29 主な意識障害の原因疾患

	原因疾患
持続性意識障害	● 脳腫瘍(原発性, 転移性) ● 脳出血・脳梗塞 ● 硬膜外・硬膜下血腫 ● クモ膜下出血 ● 脊髄腫瘍, 髄膜播種 ● 髄膜炎(癌性, 細菌性など) ● 急性大動脈解離 ● 敗血症 ● 糖尿病性ケトアシドーシス ● 高血糖高浸透圧症候群 ● 急性アルコール中毒 ● 薬物中毒 ● 肝性脳症 ● 電解質異常(高カルシウム血症, 低ナトリウム血症など) ● 尿毒症
一過性意識障害	● 低血糖 ● 低酸素血症 ● 失神(迷走神経反射など) ● てんかん発作 ● ヒステリー発作

　水分摂取を 1,000 mL/日に制限し, 入院時の食事として 10 g/日の食塩量であったが, さらに 3 g/日の食塩内服を追加し, SIADH の治療を開始した.

　SIADH に対する治療開始 3 日後には, 127 mEq/L まで低ナトリウム血症は改善し, 倦怠感, 嘔気などの症状も改善した. 血清コルチゾール(早朝空腹時)12.3 μg/dL であることも確認された. EP 療法も開始し治療の奏効も認め, 血清ナトリウム値は 139 mEq/L まで回復した.

看護のポイント

　低ナトリウム血症による症状は, 化学療法に伴う副作用との判断が難しく, 適切なアセスメントが必要である. 意識障害(傾眠)の症状が出現しているため, 水分制限の順守やナトリウムの経口摂取が確実に実施できるように支援する. 意識障害に伴う転倒・転落などを防止しながら症状の改善に努める. 倦怠感・嘔気の改善は SIADH の改善でもあるため, 症状の観察を行い, 医療者間で情報を共有していくことが必要である.

STEP 2 疾患・病態から理解する

1 腫瘍随伴症候群としての SIADH

SIADH 発症の機序と鑑別すべき疾患

SIADH は抗利尿ホルモン（antidiuretic hormone：ADH）の過剰分泌によって生じる．ADH の過剰分泌は，下垂体後葉からの分泌亢進と腫瘍組織からの分泌亢進に分類される．

下垂体後葉からの分泌亢進は，がん患者では，腫瘍の迷走神経障害による ADH 分泌抑制解除や，腫瘍の下大静脈圧迫による左心房容積受容体を介した ADH 分泌刺激がその原因と考えられている．腫瘍組織からの ADH 産生は肺がんで最もよくみられ（約80%），膵がん，胃がん，大腸がんなどでも報告されている．ADH の過剰分泌により希釈性低ナトリウム血症が起こり，臨床症状を呈する．低ナトリウム血症の鑑別すべき疾患についての詳細は「3 診断」にて後述するが，進行がん患者においては，抗がん剤治療による薬剤性 SIADH や原病の進行，治療の副作用による摂取量減少などが鑑別の上位にあがる．

2 症状

SIADH による低ナトリウム血症で認める臨床症状は，悪心，食欲低下，倦怠感，傾眠，意識障害，けいれんなどである．血清ナトリウム値が 120 mEq/L 以上であれば無症状のことも多いが，「最近なんとなく食欲がない」「最近疲れやすい」などという訴えがある場合は注意深い観察が必要である．血清ナトリウム値の低下速度が速いと症状が出やすい．血清ナトリウム値が 110 mEq/L 以下となった場合，意識障害，けいれん，呼吸停止，不可逆的な脳障害などの重篤な症状を引き起こすこともある．

3 診断

がん患者で低ナトリウム血症を認めた場合，最も頻度の高い原因として SIADH の可能性を考える必要がある（約30%程度）．原因の鑑別を行ううえで，まずは身体所見として浮腫・脱水の有無の確認が重要である．浮腫・脱水を認めない場合は，尿中ナトリウム濃度が鑑別のポイントになる．尿中ナトリウム濃度が 20 mEq/L 未満であれば，腎臓の対応は正常と考えられ，ナトリウム摂取不足や嘔吐・下痢による腎外性の喪失や多飲症や輸液過剰による希釈が考えられる．尿中ナトリウム濃度が 20 mEq/L 以上であれば，腎臓の対応が正常ではないと考えられ，低ナトリウム血症の原因として SIADH の可能性を考える．その他の鑑別診断としては副腎不全，薬剤性（利尿薬の濫用など），浸透圧利尿，甲状腺機能低下症，鉱質コルチコイド反応性低ナトリウム血症などが挙げられる．

鑑別のために，一般採血検査に加えて血漿浸透圧，尿浸透圧，ADH，アルドステロン濃度，レニン活性，副腎皮質刺激ホルモン（adrenocorticotropic hormone：ACTH），コ

ルチゾール，甲状腺機能〔free T3，free T4，甲状腺刺激ホルモン（thyroid stimulating hormone：TSH）〕などの検査が必要である．

低ナトリウム血症の鑑別とSIADHの診断基準を**図 1-19**，**表 1-30**[1]に示す．

看護のポイント

病歴や薬剤の使用状況，自宅での状態の聴取

低ナトリウム血症の原因や病態はさまざまである．また，治療法も異なるため，要因を適切に判断することが正確な治療につながる．病歴や，内服している薬剤，使用している抗がん剤，自宅での様子（脱水症状の有無）を確認していく必要がある．

神経症状の観察

無症状であることが多いが，重度になると，意識障害やけいれん発作など神経症状を呈する場合があるため，適切な観察を要する．また，傾眠など，症状は軽度から重症までさまざまである．普段の状態を家族から聴取するなど，小さな異変も見逃さないように観察する．

---

4 治療

SIADHの治療は，血清ナトリウム値を上げ，維持する対症療法と，原因となっている病態の治療である．

原因となる原疾患は悪性腫瘍であり，病状に合わせて手術，化学療法，放射線治療などが選択される．しかしながら，SIADHを呈する時期には病状がかなり進行している場合が多く，対症療法が中心となることも多い．

対症療法の基本は，水分制限とナトリウムの補充である．水分制限として，水分摂取量を15〜20 mL/kg/日（体重60 kgで1,000 mL/日程度）に抑える．SIADHでは，循環血漿量が増加し，ナトリウム利尿が亢進しているためナトリウム排泄量が増加傾向にあるので，ナトリウムの摂取量を200 mEq/日以上（食塩として11.7 g相当）にする．

一方で，著明な低ナトリウム血症（血清ナトリウム値が120mEq/L以下）を認め，けいれんや意識障害などを伴う場合は，すみやかな補正が必要である．高張食塩液を1.5〜3.0 mL/kg/時の速度で投与し，1時間あたり0.5 mEq/L（24時間で10 mEq/L程度）までの増加に抑えて補正を行う．血清ナトリウム濃度の上昇が24時間で20 mEq/L以上に及ぶような急激な補正は橋中心髄鞘崩壊を引き起こす可能性があるので注意する．以上の治療により効果不十分な場合に限り，デメチルクロルテトラサイクリン（レダマイシン®）やモザバプタン塩酸塩（フィズリン®）による治療が検討される．

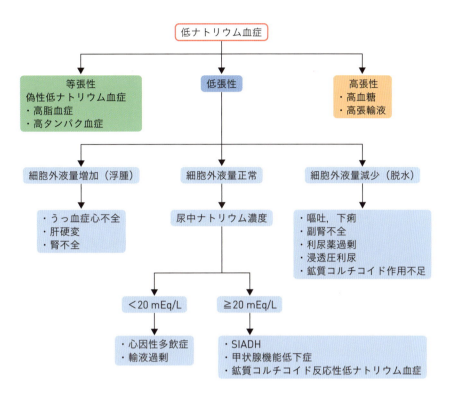

図 1-19 低ナトリウム血症の鑑別

表 1-30 SIADH の診断基準（厚生労働省間脳下垂体機能障害に関する調査研究班）

Ⅰ．主症候
1. 脱水の所見を認めない
2. 倦怠感，食欲低下，意識障害などの低ナトリウム血症の症状を呈することがある

Ⅱ．検査所見
1. 低ナトリウム血症：血清ナトリウム濃度は 135 mEq/L を下回る
2. 血漿バゾプレシン値：血清ナトリウム濃度が 135 mEq/L 未満で，血漿バゾプレシン濃度が測定感度以上である
3. 低浸透圧血症：血漿浸透圧は 280 mOsm/kg を下回る
4. 高張尿：尿浸透圧は 300 mOsm/kg を上回る
5. ナトリウム利尿の持続：尿中ナトリウム濃度は 20 mEq/L 以上である
6. 腎機能正常：血清クレアチニンは 1.2 mg/dL 以下である
7. 副腎皮質機能正常：早朝空腹時の血清コルチゾールは 6 μg/dL 以上である

Ⅲ．参考所見
1. 原疾患の診断が確定していることが診断上の参考となる
2. 血漿レニン活性は 5 ng/mL/時以下であることが多い
3. 血清尿酸値は 5 mg/dL 以下であることが多い
4. 水分摂取を制限すると脱水が進行することなく低ナトリウム血症が改善する

[診断基準]
　確実例：Ⅰの 1 およびⅡの 1〜7 を満たすもの

（厚生労働科学研究費補助金 難治性疾患克服研究事業 間脳下垂体機能障害に関する調査研究班：バゾプレシン分泌過剰症（SIADH）の診断と治療の手引き（平成 22 年度改訂），2011．）

看護のポイント

ケア

- 水分制限，塩分量の調整(内服・輸液)を実施するため，確実に治療が行われるように援助する．意識障害がある患者では，治療継続が困難な場合があるため，看護師の援助が必要である
- 神経症状の観察を行い，記録に残すことにより，医療者間で状態の共有をはかる
- 意識障害に伴う転倒・転落の防止，危険を回避するための援助を行う

患者指導

低ナトリウム血症の多くは，血清ナトリウム値の低下によって気づくことが多く，症状はその後発現することが多い．自宅で症状が出現する場合もあるため，低ナトリウム血症の具体的な症状を患者に説明し，病院に連絡できるように指導する．特に，SIADHを起こす可能性の高い小細胞肺がんや，ビンカアルカロイド系(ビンクリスチンやビンブラスチンなど)，アルキル化剤(シクロホスファミド，イホスファミドなど)を用いた治療を行っている患者の場合には十分に説明する．意識障害出現時には患者自身が判断することは難しいため，家族など患者の周囲にも同様に説明しておく必要がある．

文献

引用文献

1) 厚生労働科学研究費補助金 難治性疾患克服研究事業 間脳下垂体機能障害に関する調査研究班：バゾプレシン分泌過剰症(SIADH)の診断と治療の手引き(平成22年度改訂)．2011.

参考文献

1) 市川智里：病態の進展に伴う症状　低ナトリウム血症．がん看護14(1)：42-44，2009.

(瀧田 咲枝・橋本 淳)

12 凝固系 播種性血管内凝固

STEP 1 症例から理解する

症例

51歳，男性，切除不能膀胱がん後腹膜浸潤，傍大動脈リンパ節転移，両側水腎症に対し，左腎瘻を留置のうえ MVAC 療法，GC 療法を行ったが PD（progressive disease）となり，best supportive care（BSC）を行っていた①．自宅で経過をみていたが，全身倦怠感，39℃の発熱を認め②，救急要請があった．かかりつけである当院への搬送希望があり，救急車で来院した．来院時，体温 36.6℃，血圧 148/90 mmHg，心拍数 89 回/分，SpO$_2$ 96 ％であった．全身倦怠感の訴えが強く，また強い尿臭を認めた．左腎瘻からは 2 日間流出を認めていない③．採血所見は以下のとおりであった．画像検査の結果，左水腎症を認めた．尿のグラム染色，血液培養からはグラム陰性桿菌（大腸菌疑い）を認めた④．

総タンパク 6.2 g/dL，アルブミン 2.6 g/dL，尿素窒素 72 mg/dL，ナトリウム 133 mEq/L，カリウム 5.5 mEq/L，クロール 99 mEq/L，ALP 2,433 IU/L，AST 284 IU/L，ALT 110 IU/L，LDH 4,830 IU/L，γ-GTP 51 IU/L，クレアチニン 2.65 mg/dL，CRP 25.41 mg/dL，WBC 6,500/μL，Hb 8.1 g/dL，Plt 42,000/μL，PT 13.0 秒，PT-INR 1.24，APTT 30.5 秒，FDP 49.6 μg/mL⑤．

1 症例の状況を把握する

①抗がん剤治療は終了し，BSC である．
②発熱と倦怠感を訴えている．
③腎瘻からの流出が停止している．
④菌血症を認めている．
⑤血小板低下をはじめ，血液検査に異常値を認めている．

2 症状から考え，鑑別が必要な疾患

血小板減少はさまざまな病態に伴って起こるが，膀胱がんの BSC 中に発熱と倦怠感で救急搬送され，採血上著しい血小板減少を認めたとの場面から，敗血症に伴う播種性血管内凝固（disseminated intravascular coagulation：DIC），骨髄癌腫症，感染症，大量出血，栄養障害などが想定されうる．血小板減少から想起すべき疾患を**表 1-31** に示す．

まず，緊急に対応すべき病態かを確認する．DIC や感染症であれば，原因となる疾患を治療することで状態が改善する可能性がある．治療開始の判断に用いられることの

播種性血管内凝固　87

表 1-31 血小板減少の鑑別疾患

血小板産生現象	骨髄不全症候群，血液悪性腫瘍，骨髄癌腫症，骨髄線維症，栄養障害（ビタミンB₁₂欠乏，葉酸欠乏），放射線照射，化学療法など外的影響
血小板消費	免疫学的機序（特発性血小板減少性紫斑病，輸血後紫斑病，ヘパリン誘発性血小板減少症），非免疫学的機序（播種性血管内凝固，局所的消費，大量出血など）
感染症	ウイルス感染症，大腸菌感染症など

特にがん患者の診療中に遭遇する機会の多いものを色文字とした．個々の患者の所見に応じて適切な鑑別診断を行い，緊急性の高い疾患を見落とさないことが重要である．

表 1-32 急性期 DIC 診断基準

スコア	SIRS*	血小板数(/μL)	PT-INR	FDP(μg/mL)
0	0〜2 項目	≧ 12 万	＜1.2	＜10
1	3 項目以上	≧ 8 万 or 24 時間以内に 30％以上の減少	≧ 1.2	10〜25 未満
2	―	―	―	―
3	―	＜8 万 or 24 時間以内に 50％以上の減少	―	≧ 25

合計 4 点以上で DIC と診断する

* SIRS(systemic inflammatory response syndrome：全身性炎症反応症候群)診断基準
1. 体温の変動（38℃以上，または 36℃以下）
2. 脈拍数増加（90 回/分以上）
3. 呼吸数増加（20 回/分以上）または PaCO₂ が 32 Torr 以下
4. 白血球数が 12,000/μL 以上または 4,000/μL 以下，未熟顆粒球が 10％以上

〔丸藤哲，池田寿昭，石倉宏恭，ほか：急性期 DIC 診断基準－第二次多施設共同前向き試験結果報告．日本救急医学会雑誌 18(6)：237-272，2007．より〕

多い，日本救急医学会作成の急性期 DIC 診断基準を**表 1-32**[1]に示す．また，それと平行して血小板輸血，補液などの支持療法を行う．

3 具体的な対応

　急性期 DIC スコアは，血小板数(Plt)3 点，PT-INR 1 点，FDP 3 点の 7 点であり，急性期 DIC と診断した．左水腎症，腎盂腎炎に伴う敗血症を契機とした DIC と考えられた．

　直ちに緊急入院とし，原疾患の治療としては腎瘻交換，補液，抗菌薬を，DIC に対しては濃厚血小板 10 単位の輸血とトロンボモデュリンアルファ 380 U/kg/日を開始した．

看護のポイント

　敗血症を契機とした DIC であり，早急な対応が求められる．しかし，患者の治療方針は BSC であり，原病の予後期間や患者と家族の意向などを考慮し，治療方針を検討していく必要がある．一般的には，患者の自覚症状として発熱と倦怠感が出現し

ているため，対症療法を実施する．また，溶血症状として尿量の減少があるため，腎
瘻交換後の尿量・性状の観察が必要であり，意識障害・精神障害，呼吸器症状などの
観察を行う．急性期の場合は出血症状を呈していないことがあるが，皮膚の出血斑
（紫斑・点状出血），タール便・血便の有無，その他出血症状がないかを確認し，補液・
輸血管理を確実に行い，水分出納バランスの観察を行う必要がある．

STEP 2　疾患・病態から理解する

1　がん患者は DIC を起こしやすい！

DIC 発症の機序と鑑別すべき疾患

　DIC は，体内の炎症反応物質（サイトカイン）の影響で凝固が亢進することによって微
小血栓が多発し，過凝固となる病態である．過凝固に引き続いて線溶系の亢進が起こ
る．結果として，凝固因子の消費性欠乏，血小板減少などが生じる．臨床症状として，
血小板減少に伴う点状出血，微小血管血栓と虚血による多臓器不全などが生じる．担が
ん患者は，がんそのものによる炎症反応からもともと凝固が亢進した状態であり，血栓
が作られやすい（下肢静脈血栓症や肺動脈血栓症の頻度は，非がん患者より高い）．特に腫瘍
が大きい状態では診断時から DIC を併発している場合もあり，注意が必要である．

2　症状

　DIC のみで何かの症状を引き起こすわけではないが，DIC の結果として引き起こさ
れる血小板減少による症状が主体となる．足底などの外圧のかかりやすい部位の点状出
血，本人も気づかないうちにできている紫斑などを認めることが多い．微小血管塞栓と
虚血が進行すると，多臓器不全に陥り，肝機能障害，腎機能障害，バイタルサインの変
動などさまざまな症状を呈する．

3　診断

　DIC の診断基準として厚生労働省の基準（1988 年改訂版）が用いられていたが，急性期
の治療開始の指標になりづらいことから，日本救急医学会で提唱された急性期 DIC 診
断基準（表 1-32）が用いられることが多い．海外では国際血栓止血学会が 2001 年に診断
基準を発表しているが，基本的には厚生労働省の DIC 診断基準をベースにしている．
国内では日本血栓止血学会が 2014 年に DIC 診断基準暫定案を発表しており，DIC の
診断を造血障害型，感染症型，基本型に分類していることが特徴的である．今後，多施
設共同での検証試験が計画されている．
　日常臨床上は，丁寧な診察〔特に SIRS（systemic inflammatory response syndrome：全身性
炎症反応症候群）の診断〕と凝固系を含めた採血所見が診断において重要である．

播種性血管内凝固　89

看護のポイント──症状の観察

①虚血症状の有無の観察

凝固系の過剰な活性化により虚血症状が出現し，悪化すると多臓器不全となる可能性があるため，早期発見が必要である．

下記の症状の有無を観察する．

- 神経症状・精神症状の有無
- 尿量の減少，尿の性状
- 消化器症状の有無（腹痛・吐血・下血）
- 肝機能悪化に伴う症状（黄疸・意識障害）
- 呼吸状態の観察（SpO₂の低下，呼吸苦など）

②出血症状の観察

急性期には出血症状が症状として伴わない場合がある．通常では出血を起こさない程度の外力であっても，または外力を受けなくても出血を生じ，止まりにくくなる．主な症状として，皮膚の紫斑（あざ），点状出血，口腔粘膜や歯肉からの出血，末梢静脈針刺入部や中心静脈栄養カテーテルの刺入部からの出血，鼻出血，血尿，不正出血，血便，タール便などがあり，進行したDICの場合には生命にかかわる出血を起こす場合もある（消化管出血，頭蓋内出血，肺出血，喀血）ため，十分な観察が必要である．

4 治療

基礎疾患のないDICは存在しない．したがって，治療の基本は基礎疾患に対する治療である．がん患者で遭遇するDICの基礎疾患としては，がんそのもの，感染症，出血などが考えられる．まずは基礎疾患の診断を行い，適切な治療を行う必要がある．

そのうえで，DICによって引き起こされる症状に対して対症療法を行う．著しい血小板減少を認めた場合は血小板輸血や，過凝固を改善するためのトロンボモデュリン製剤や低分子ヘパリンの投与を考慮する．

看護のポイント

①症状の観察

虚血症状・出血症状を観察し，記録に残すことにより症状を医療者間で情報を共有することが可能となる．消化管出血や頭蓋内出血の場合は急激な症状の悪化を呈するため，日頃から十分な観察が重要となる．

②バイタルサインの変化の有無

SIRS診断基準となるため経時的な観察が必要である．

③出血に対する看護

- 身体を締めつけない衣類を選択する．衣類を身に着けることにより，皮膚の保護にもつながる

- 口腔内出血予防のため，歯ブラシは柔らかいものを使用し，保湿を十分に行う
- 転倒や打撲を避けるため環境整備(床の水滴や整理されていない環境などに配慮を行う．自己で危険を回避できない場合は特に注意が必要であり，介入を要する)
- ハサミなどの鋭利なものや，害となる可能性があるものは身の回りに置かず，危険のない場所に移動させる
- 確実な輸液・輸血管理を行う

④**患者教育**

- 意識レベルに異常がない場合は，患者自身のセルフケアも重要である．患者による排泄時の出血の有無の申告や，性状の観察などについて，医療者に異常を伝えられるように指導する．また，排便時に力むことで肛門出血をきたす可能性があるため，力まないように指導し，必要時に排便コントロールを行う
- 腹痛やその他，異常を感じた場合にはすぐに医療者に申告するように指導する
- 外的刺激から身体を守ることや(衣類の選択，環境の調整)，転倒防止に努めるように指導する

⑤**精神的配慮**

皮膚の出血斑などが現われると，不安をきたす可能性が高いため，長袖の着用を促したり必要以上に不安を与えないような精神的配慮が必要である．

文献

引用文献

1）丸藤哲，池田寿昭，石倉宏恭，ほか：急性期 DIC 診断基準―第二次多施設共同前向き試験結果報告．日本救急医学会雑誌 18(6)：237-272，2007.

参考文献

1）中根実：がんエマージェンシー―化学療法の有害反応と緊急症への対応．pp.224-244，医学書院，2015.

（瀧田 咲枝・下村 昭彦）

13 感染
敗血症

STEP 1 症例から理解する

症例

　75歳，男性．胆管がんに伴う閉塞性黄疸のため，経皮的経肝胆管ドレナージ(percuta-neous transhepatic cholangio drainage：PTCD)ドレーンを挿入中の患者．昨日より<u>右上腹部の疼痛が持続するため NSAIDs を使用</u>[1]していた．

　朝の検温時に，患者から「少し呼吸が苦しい」と訴えがあった．<u>呼吸回数 25 回以上/分</u>[2]，SpO$_2$ 90％，喘鳴は聴取されず．<u>体温 38.4℃</u>，<u>脈拍数 106 回/分</u>[2]．血圧を測定すると<u>脈圧は弱く，90/58 mmHg</u>．<u>手に触れると手掌は温かく</u>[3]，じっとりと汗ばんでいた．朝の血液検査結果を確認すると <u>WBC 3,800/μL，CRP 9.01</u>[4]であった．バイタルサイン測定中に患者は PTCD ドレーンを引っ張り，看護師が制したが，<u>体動が激しくなっていった</u>[5]．

1 症例の状況を把握する

① 持続する右上腹部の疼痛の原因を考える必要がある．閉塞性黄疸はドレナージ不全により容易に胆道感染症を引き起こすため，ドレナージ不全が起きていないか，ドレーンの排液量や排液性状の確認を要する．また，解熱鎮痛薬を使用していたので，疼痛の増強が認知しづらく，また，体温も上昇しづらいため，異常の認知が難しい状態である．

② 25 回以上/分の頻呼吸，38.4℃の発熱，106 回/分の頻脈は SIRS(全身性炎症反応症候群)診断基準(**表 1-33**)[1]の 3 項目に該当し，なんらかの原因で炎症反応が亢進している状態である．原因は多種多様であり，感染性，非感染性(腫瘍性，薬剤性，膠原病，代謝異常など)を考慮して患者の状態把握に努める．

③ 手掌の温かさは，末梢血管拡張に伴う弛張熱であることが考えられる．血圧については正常測定値からの逸脱だけではなく，これまでどのような測定結果であったかを確認し，さらなる血圧の低下やショック状態への移行の可能性を判断する．

④ 白血球数の低下を認めており，SIRS 診断基準に該当する．また，CRP の増加を認め，炎症反応の悪化が考えられる．

⑤ 意識レベルの低下を認める．意識レベルは，低酸素症など全身状態の悪化を反映していることが多い．意識レベルが低下している要因を考え，同時に患者の安全が確保されているか確認する．

表 1-33 SIRS（全身性炎症反応症候群）の定義

- 体温＞ 38℃，または＜ 36℃
- 心拍数＞ 90 回 /分
- 呼吸数＞ 20 回 /分，または $PaCO_2$ ＜ 32 Torr
- 末梢血白血球数＞ 12,000/μL，または＜ 4,000/μL，あるいは幼若白血球＞ 10%

上記 4 項目のうち 2 つ以上を満たすとき，SIRS と診断される
（Bone RC, Balk RA, Cerra FB, et al：Definitions for sepsis and organ failure and guidelines for the use of innovative therapies in sepsis. The ACCP/SCCM Consensus Conference Committee. American College of Chest Physicians/Society of Critical Care Medicine. 1992. Chest 136(5 Suppl)：e28，2009. より）

2 症例の状況から考えられること

患者は朝方の状態から SIRS 診断基準の 4 項目に該当し，炎症反応が亢進している状態にある．持続する右上腹部の疼痛の存在から胆道感染症を合併している可能性が高いと考えられる．これは SSCG（Surviving Sepsis Campaign Guidelines）2012 における「全身症状を伴う感染症あるいはその疑い」の定義に該当し，敗血症に伴う全身状態の悪化の可能性がある．

3 症状から考え，鑑別が必要な疾患

敗血症はさまざまな感染症により引き起こされるため，感染源の鑑別が必要とされる．

呼吸状態の悪化を認めることから，呼吸器感染症の可能性について鑑別を要する．胆管がんは悪心・嘔吐などの消化器症状を認めることもあり，誤嚥を起こした可能性をアセスメントする必要がある．呼吸音の聴取や気道分泌物の増加がないかを観察する．

末梢静脈留置カテーテルを挿入中であるため，カテーテル関連血流感染について鑑別を行う．カテーテル刺入部の発赤・腫脹・疼痛・熱感を観察し，感染の疑いがあれば抜去を行う．

4 具体的な対応

敗血症は十分な初期治療を行っていてもショック状態へ移行する可能性が高い．患者の場合，末梢血管拡張を認め，血圧が低下する可能性が高い．ショック状態への移行を早期に発見できるようにバイタルサインの持続モニタリングをすみやかに開始する．

看護のポイント

- 状態の悪化により場合によっては意識消失・呼吸停止へ至ることもある．受け持ち看護師 1 名で対応できることには限界があり，敗血症治療が遅れてしまうことが予測される．そのため，ほかの看護師へ応援を要請し，複数の看護師で対応できる体制を整える．また，複数の医療者が同時に対応するため，十分な作業環境が必要

とされる．患者の移動が可能であれば，処置室など，十分なスペースや医療器材が整った環境で対応する

STEP 2 疾患・病態から理解する

1 敗血症とは

敗血症は感染によって発症した SIRS と定義されている[1]．SIRS の定義は，**表 1-33** の 4 項目のうち 2 項目以上が該当する場合とされている．したがって，敗血症と診断するために，血液培養で病原微生物が検出される菌血症の病態である必要はない．

感染の存在は，病原性をもつ微生物やその存在を示す証拠が組織・体液・体腔に証明されれば確実である．病原微生物の存在が証明できなくても，膿性痰や混濁尿など感染を示唆する所見が存在し，それに対する全身反応としての敗血症が強く疑われる場合には**表 1-34**[2]に示す補助的指標を参考にして診断を行う．

2 敗血症を疑われたときにまず行うこと

1 培養採取と抗菌薬投与

敗血症が疑われたときにまず行うべきことは，培養の採取と抗菌薬投与である(**表 1-35**)[2]．

重症敗血症患者は菌血症を有している可能性が高く，原因菌診断目的で，抗菌薬投与開始前に血液培養を行う[3]．肺炎を疑う場合は気道分泌物検体による喀痰培養を行い，カテーテル関連血流感染症を疑う場合は，血液培養のうち 1 セットはカテーテルから採取し，さらにカテーテルを抜去してカテーテル先端を培養検査に提出する．これらいずれかの検体採取は，抗菌薬投与の開始前に行うべきであるが，検体採取にこだわって抗菌薬投与が遅れることは望ましくない．

血液培養採取の際は以下の点に留意する．

- 血液培養ボトルは，好気用ボトルを 2 本，嫌気用ボトルを 2 本用意する
- 1 時間以内に最低 2 セットの血液培養〔1 セット 2 ボトル(好気＋嫌気)〕を別々の部位から採取する．カテーテルが挿入されている患者では，1 セットは静脈採血で，1 セットはカテーテル採血で行う(血管内留置カテーテルから採取された血液による血液培養の場合，適切に準備した皮膚の穿刺部位から得られた血液より 2 倍も汚染菌が検出される)．動脈血の血液培養は，静脈血の血液培養より診断上の検出率と関係しないため，静脈採血が勧められる
- 採血量は 1 セットあたり 20〜30 mL とする．量が少ないと検出力が低下する
- 穿刺を行う場所は，70％イソプロピルアルコールによる消毒に引き続き，クロルヘキシジンあるいは 10％ポビドンヨードで十分に消毒する．前者では 30 秒，後者では 2 分間放置して乾燥させる

94　第 1 章／がんそのものの病態・病変に伴う救急状態

表 1-34　敗血症診断のための補助的指標

● 低血圧（SBP ＜ 90 mmHg，MAP ＜ 70 mmHg，SBP 低下 40 mmHg 以上）	重症
● 低酸素血症（PaO_2/FiO_2 ＜ 300）	
肺炎＋ P/F 比＜ 200，肺炎（−）＋ P/F 比＜ 250	重症
● 腎機能〔クレアチニンの増加（＞ 0.5 mg/dL）〕	
クレアチニン＞ 2 mg/dL	重症
● 急性乏尿（適切な輸液にもかかわらず，2 時間の尿量が 0.5 mL/kg/時以下）	重症
● 凝固異常（PT-INR ＞ 1.5 もしくは APTT ＞ 60 秒）	重症
● 血小板減少（血小板数＜ 100,000/μL）	重症
● 高ビリルビン血症（総ビリルビン＞ 2 mg/dL）	重症
● 高乳酸血症（＞ 1 mmol/L）	
高乳酸血症＞ 2 mmol/L	重症
● 組織低灌流（毛細血管の再灌流低下もしくは斑状皮膚を認める）	
● イレウス（腸蠕動音の消失）	
● 全身所見	
発熱（＞ 38.3℃）or 低体温（深部温＜ 36℃）	
心拍数＞ 90 回/分	
頻呼吸	
意識状態の変化	
著しい浮腫または体液過剰（24 時間以内に 20 mL/kg 以上）	
非糖尿病患者での高血糖（血糖値＞ 140 mg/dL）	
● 炎症所見	
白血球上昇（WBC ＞ 12,000/μL）	
白血球減少（WBC ＜ 4,000/μL）	
白血球は正常であるが 10％以上の幼若白血球を認める	
CRP 正常値以上	
プロカルシトニンが正常値以上	

SBP：収縮期血圧，MAP：平均血圧

〔Dellinger RP, Levy MM, Rhodes A, et al：Surviving sepsis campaign: international guidelines for management of severe sepsis and septic shock: 2012. Critical Care Medicine 41（2）：580-637，2013.〕

● 採血手技者はアルコール系の擦式手指消毒で消毒したあと，滅菌手袋を着用して採取する
● ボトルの検体刺入部位（ゴム栓）は，70〜90％アルコールあるいは 10％ポビドンヨードで消毒する

　診断後，早急に必要な検体を採取したあとに，引き続きすみやかに経験的抗菌薬投与を行う．SSCG2012 では，診断後 1 時間以内の抗菌薬投与を推奨している．早めの抗菌薬投与と遅めの抗菌薬投与を比較した無作為化比較試験は倫理的な問題のために存在しないが，大規模な観察研究で，早めに抗菌薬が投与された患者では予後がよいことが報告されている．特に，敗血症の診断後 1 時間以内に経験的な抗菌薬を投与された患者では死亡率が低い．「日本版敗血症診療ガイドライン」（2012 年）においては，経験的な抗

表 1-35 早期に感染を制御するための対応

起炎菌の同定

1. 抗菌薬開始時に重大な遅れ（診断から 45 分以上）がない場合，抗菌薬治療前に適切な培養を採取する（grade 1C）．血液培養（好気および嫌気）は，経皮的に採取したものを少なくとも 1 つと，挿入後 48 時間以上経過している各カテーテルを介して 1 セット採取したものを抗菌薬治療開始前に少なくとも 2 セット採取する（grade 1C）．

2. カンジダ症が感染原因の鑑別診断となる場合，β-D グルカン測定を行う（grade 2B）．

3. 可能性のある感染源を特定するために迅速に画像診断を行う（ungraded）．

菌薬治療

1. 敗血症の認知後 1 時間以内に，効果的な抗菌薬の経静脈的投与を行う．

2a. 予想される起炎菌（細菌・真菌・ウイルス）に対し活性をもち，感染が疑われる組織への十分な移行性をもつ薬剤を，経験的に 1 剤以上投与する（grade 1B）．

2b. 抗菌薬の投与計画は，デエスカレーションを行うために毎日再評価を行うべきである（grade 1B）．

3a. 重症敗血症による好中球減少患者（grade 2B）や，治療困難な多剤耐性細菌感染の患者（grade 2B）に対して，抗菌薬の併用療法を行う．

3b. 呼吸不全や敗血症性ショックを伴う重症感染症の患者に対しては，緑膿菌血症をターゲットに広域スペクトラムの β ラクタムとアミノグリコシドかフルオロキノロンの併用療法を行う（grade 2B）．

3c. 肺炎球菌感染症による敗血症性ショックの患者に対しては β ラクタムとマクロライドの併用療法を行う（grade 2B）．

3d. 経験的な併用療法は 3〜5 日以上継続しない．薬剤感受性が判明次第すぐに最適な単剤療法にデエスカレーションする（grade 2B）．

4. 通常治療継続は 7〜10 日に留めるべきである．しかし，治療の反応性が遅い場合，ドレナージ不能の感染巣のある場合，黄色ブドウ球菌による菌血症・真菌やウイルス感染症の場合，もしくは好中球減少症を含む免疫不全の場合には，それ以上の期間の投与を考慮する（grade 2C）．

5. ウイルスによる重症敗血症や敗血症性ショックの患者では可及的すみやかに抗ウイルス療法を開始する（grade 2C）．

6. 感染症が原因ではないと判断した重症炎症の患者では抗菌薬は使用すべきではない（ungraded）．

感染巣コントロール

1. 緊急の感染巣コントロールが必要であるかどうかはすみやかに判断すべきである．可能であれば診断後 12 時間以内に感染巣への介入を行う（grade 1C）．

2. 感染性膵壊死の場合，組織壊死の範囲が明らかになるまで明確な介入は遅らせるべきである（grade 2B）．

3. 重症敗血症患者において感染巣コントロールが必要な場合，最小の生体侵襲で効果的な介入（例：膿瘍に対する外科的ドレナージより経皮的ドレナージ）を先に考慮する（ungraded）．

4. 血管内カテーテルが重症敗血症または敗血症性ショックの感染源として疑われる場合，他の血管カテーテルを確保したあとすみやかに抜去する（ungraded）．

（Dellinger RP, Levy MM, Rhodes A, et al：Surviving sepsis campaign: international guidelines for management of severe sepsis and septic shock: 2012. Critical Care Medicine 41(2)：580-637，2013. より）

菌薬の選択の推奨が示されており，敗血症診断後早期に使用する薬剤の選択の一助となる[4]．

2 循環動態の安定化を目指す

　培養検体採取と抗菌薬投与を進めると同時に敗血症患者の全身状態，特に循環動態の安定化をはからなければいけない．"敗血症性ショック"の名が示すように，循環動態は，低血圧の状態で発見されることが多い．ショックの定義は急速な輸液に反応せずに，収縮期血圧＜90 mmHg，平均血圧＜60 mmHg，あるいは普段の血圧より40 mmHg以上血圧が低下した状態とされている．しかし近年は，敗血症患者で高乳酸血症（≧2 mmol/L）を呈した場合も循環管理を早急に開始するべきだといわれている．

　循環動態の安定化の基本は，輸液療法と循環作動薬の使用である（**表1-36**）[2]．輸液はリンゲル液のみを使用してもアルブミン液の併用を行っても予後が変わらないことが報告されている．輸血は血中ヘモグロビン値＞7 g/dLを維持するように行う．末梢血管が拡張しているwarm shockでは，血管作動薬としてノルアドレナリンを第1選択に使用する．敗血症性ショックに対するドパミンは心房細動などの不整脈発生率がノルアドレナリンと比較して約2倍に高まることが示唆されており，第1選択薬としては現在のところ評価されていない[5]．

　敗血症治療，特に重症敗血症の治療は集学的であり，集中治療専門医の下で行われるのが望ましい．**表1-37**にSSCG2012の推奨内容の抜粋を提示する[2]．

看護のポイント

• 患者は体動が増加し，ドレーンを引っ張るなどの行動がみられるため，患者の安全確保を行う．ドレーンやカテーテル類の固定・接続を確認し，ベッドからの転落を防ぐためにベッド柵を取り付ける．また，興奮状態が持続することで頻呼吸を呈し，低酸素血症からさらなる意識レベルの低下を招く悪循環に陥ることが多い．その際には，すみやかに酸素投与を開始し，可能な限り患者へ安静を促す

敗血症　97

表 1-36 早期に循環動態を安定化させる方法

輸液療法

1. 重症敗血症および敗血症性ショックの蘇生時の初期輸液
   a) 晶質液を用いる（grade 1B），b) HES 製剤を使用するべきでない（grade 1B），c) 大量の晶質液が必要な場合，アルブミン製剤を用いる（grade 2C）．

2. 循環血液量減少が疑われる場合，初期に少なくとも 30 mL/kg の晶質液投与を試みる（アルブミン製剤を用いてもよい）（grade 1C）．

3. 動的指標（脈圧変化や SVV）や静的指標（動脈圧や心拍数）に基づき血行動態が改善されていると判断される限り，上記手法を用いて輸液投与を継続する．

血管収縮薬

1. 65 mmHg の MAP を目標に血管収縮薬の投与を開始する．

2. ノルエピネフリンは血管収縮薬の第 1 選択薬である（grade 1B）．

3. 十分な血圧の維持に追加薬が必要な場合，ノルエピネフリンへの追加や代用薬としてエピネフリンを用いる（grade 2B）．

4. MAP を上昇させたりノルエピネフリンの使用量を減らす目的でバソプレシン 0.03 U/分をノルエピネフリンに追加する（ungraded）．

5. バソプレシンを初期から単独使用しない．

6. ドパミンは，頻脈性不整脈のリスクが低く徐脈があるなど十分に選択された患者に対してのみ，ノルエピネフリンの代用として用いるべきである（grade 2C）．

7. フェニレフリンは，ノルエピネフリンにより重大な不整脈が起きている場合，高心拍出量であるが低血圧が持続する場合，強心薬と血管収縮薬の併用や低用量バソプレシンで目標のMAP が得られない場合を除き，推奨されない（grade 1C）．

8. 低用量ドパミンは腎保護目的で使用すべきではない（grade 1A）．

9. 血管収縮薬が必要な患者には可能な限りすみやかに動脈カテーテルを挿入する（ungraded）．

強心薬

1. ドブタミンは，心充満圧の上昇や低心拍出量が認められる心機能低下がある場合や，十分な血管内ボリュームや MAP を認めるが低灌流所見が持続する場合，血管収縮薬に追加する（grade 1C）．

2. 正常以上に心係数を増加させるべきではない（grade 1B）．

ステロイド

1. 十分な輸液や血管収縮薬で血行動態を安定化できれば，ヒドロコルチゾンの静脈内投与を行うべきではない．

2. 血行動態が安定化できない場合には，200 mg/日のヒドロコルチゾン投与を考慮する（grade 2C）．

3. 敗血症性ショック患者に対するヒドロコルチゾンを投与の是非を判断する為に，ACTH 刺激試験を用いるべきではない（grade 2B）．

4. 治療により血管収縮薬が不要になった場合，ヒドロコルチゾンの減量を考慮する（grade 2D）．

SVV：1 回拍出量変化，MAP：平均血圧
〔Dellinger RP, Levy MM, Rhodes A, et al：Surviving sepsis campaign: international guidelines for management of severe sepsis and septic shock: 2012. Critical Care Medicine 41（2）：580-637，2013．より〕

表 1-37 敗血症患者の標準治療

敗血症由来の急性呼吸促迫症候群（ARDS）に対する人工呼吸管理

1. 敗血症由来の ARDS 患者では 1 回換気量は予測体重で 6 mL/kg を目標とする（grade 1A）.

2. ARDS 患者ではプラトー圧を測定し, 陽圧換気中のプラトー圧の上限目標は 30 cmH$_2$O 以下とする（grade 1B）

3. 呼気終末時の肺胞障害（虚脱性外傷）を避けるために PEEP を用いるべきである（grade 1B）.

4. 敗血症由来の中〜高度 ARDS 患者では高めの PEEP を用いる（grade 2C）.

5. 重症難治性低酸素血症の敗血症患者では肺リクルートメント手技を行う（grade 2C）.

6. P/F 比が 100 mmHg 以下の ARDS 患者では, 経験のある施設においては腹臥位療法を用いる（grade 2B）.

7. 人工呼吸中の敗血症患者では, 誤嚥や人工呼吸器関連肺炎（VAP）を予防する為に 30〜45 度の頭位挙上を行う（grade 1B）.

8. 非侵襲的マスク換気（NIV）は, 行う十分なメリットがあり, リスクを上回る ARDS 患者にのみ用いる（grade 2B）.

9. 人工呼吸中の重症敗血症患者では呼吸器離脱の可能性を評価するために, 覚醒することができる・血管収縮薬なしで血行動態が安定している・新たに重症化する可能性がない・低い換気圧かつ低い PEEP の呼吸器設定を満たす・フェイスマスクか鼻カヌラで安全に低濃度酸素を供給しうる, という条件を満たす場合, 呼吸器離脱プロトコールを適用し自発呼吸トライアル（SBT）を行う. SBT が成功した場合抜管を考慮する（grade 1A）.

10. 敗血症誘発性 ARDS 患者に対して肺動脈カテーテルをルーチンに使用すべきではない（grade 1A）.

11. 明らかな組織低灌流のない ARDS 患者に対する輸液は慎重に行う（過剰にしない）（grade 1C）

12. 敗血症誘発性 ARDS に対する β_2 刺激薬は, 気管支れん縮のような適応疾患が認められない場合, 治療薬として使用すべきではない（grade 1B）.

敗血症における鎮静薬・鎮痛薬・筋弛緩薬

1. 人工呼吸中の敗血症患者では, 設定した鎮静のエンドポイントを目標に, 鎮静薬の投与量が最小限になるように使用する（grade 1B）.

2. 筋弛緩薬は中止後にも効果が遷延する危険性を考慮し, ARDS のない敗血症の患者では可能な限り使用を避けるべきである. 筋弛緩状態を維持する必要がある場合, TOF モニターを用いて効果の深さをモニタリングし, 必要量のボーラス投与か持続静注を行うべきである（grade 1C）.

3. 初期の敗血症誘発性 ARDS や P/F 比が 150 mmHg 未満の患者では, 48 時間以内の短期間なら筋弛緩薬の使用を考慮してもよい（grade 2C）.

血液製剤の投与

1. 組織低灌流が改善し心筋虚血・重篤な低酸素血症・急性出血・虚血性心疾患などがなければ, ヘモグロビン濃度< 7.0 g/dL 未満の場合 7.0〜9.0 g/dL を目標に赤血球輸血を行うことが推奨される（grade 1B）.

2. FFP は, 出血や侵襲的処置を行う場合を除き凝固異常を補正するために使用するべきではない（grade 2D）.

3. 重症敗血症患者では明らかな出血がない場合でも 1 万/μL 以下であれば予防的に血小板製剤を投与する. 出血リスクが重大である場合, 2 万/μL 以下であれば予防的に血小板製剤を投与する. 活動性出血・手術・侵襲的処置に対しては 5 万/μL 以上の血小板数が推奨される（grade 2D）.

（つづく）

表 1-37 つづき

感染予防

1a. 選択的口腔内除菌や選択的消化管除菌は VAP の発生率を減少の有効性が確立された医療現場や地域において考慮する(grade 2B).

1b. クロルヘキシジングルコン酸塩は，ICU での重症敗血症患者の VAP のリスクを減らすために，口腔咽頭除菌の方法として用いることができる(grade 2B).

血糖コントロール

1. ICU の重症敗血症患者では，2 回連続で血糖値が 180 mg/dL を超える場合，血糖コントロールのためにインスリンを開始する．この血糖管理のプロトコールでは，血糖上限値の目標を 110 mg/dL ではなく 180 mg/dL 以下とする(180 mg/dL 以上の高血糖と低血糖を避ける)(grade 1A).

2. 血糖値は，血糖値とインスリンの投与速度が安定するまでは 1〜2 時間ごとに評価し，安定したあとは 4 時間ごとに評価する(grade 1C).

3. 末梢毛細血管の血液による血糖測定は，動脈血や血漿のグルコース値を正確に反映しないことがあるため，慎重に解釈すべき(ungraded)

腎代替療法

1. 重症敗血症で急性腎不全の患者では，持続的腎代替療法と間欠的血液透析の効果に差はない(grade 2B).

2. 血行動態の不安定な敗血症患者では，体液バランス管理には持続的腎代替療法が推奨される(grade 2D).

深部静脈血栓症予防

1. 重症敗血症患者では，静脈血栓塞栓症(VTE)に対する薬物的予防を毎日行う(grade 1B).
- 低分子量ヘパリン(LMWH)の皮下投与を毎日行うことを目標にする(grade 1B).
- CCr < 30 mL/ 分の場合，ダルテパリン(grade 1A)か腎代謝の少ない別の構造の LMWH (grade 2C)か未分画ヘパリン(UFH)(grade 1A)を用いる.

2. 重症敗血症患者では，可能な限り薬物療法と間欠的空気圧迫装置を組み合わせて治療する(grade 2C)

3. ヘパリン禁忌の敗血症患者(例えば血小板減少，重症凝固障害，活動性出血，最近の脳出血の既往)では，薬物的予防を行うべきではない(grade 1B).
- この際，禁忌でない限り弾性ストッキングや間欠的空気圧迫装置で予防処置を行う(grade 2C).
- リスクが減少すれば薬物的予防を開始する(grade 2C).

ストレス潰瘍の予防

1. 出血リスクファクターのある重症敗血症/敗血症性ショックの患者では，ストレス潰瘍予防に H_2 ブロッカーやプロトンポンプ阻害薬(PPI)を投与する(grade 1B).

2. ストレス潰瘍の予防には，H_2 ブロッカーより PPI を投与すべき(grade 2D).

3. リスクファクターのない患者では，潰瘍予防を行うべきではない(grade 2B).

(つづく)

表 1-37 つづき

栄養

1. 重症敗血症/敗血症性ショックの診断後 48 時間以内は，絶食もしくは静脈内グルコース投与よりも，経口もしくは経腸栄養の投与を行う（grade 2C）.

2. 最初の 1 週間はフルカロリー投与を避け，低用量の栄養（例えば 500 カロリー/日以内）を投与したり，許容できる場合にのみ投与量を上げる（grade 2B）.

3. 重症敗血症/敗血症性ショックの診断後最初の 7 日間は，完全静脈栄養（TPN）を行なわず，静脈内グルコース投与や経腸栄養を投与する（grade 2B）.

4. 重症敗血症患者では，免疫増強栄養療法を行うべきではない（grade 2C）.

推奨されない治療法

1. 重症敗血症や敗血症性ショックの成人患者には免疫グロブリン製剤の静脈内投与を行うべきではない（grade 2B）.

2. 重症敗血症治療にセレニウムの静脈内投与を行うべきではない（grade 2C）.

3. 組織低灌流による乳酸アシドーシスの患者では，pH ≧ 7.15 の場合，血行動態を改善させたり血管収縮薬の必要量を減らしたりする目的で炭酸水素ナトリウムを使用するべきではない（grade 2B）.

4. 重症敗血症に関連する貧血の治療にエリスロポエチンを使用すべきではない（grade 1B）.

5. 重症敗血症や敗血症性ショックの治療に抗トロンビン製剤を使用するべきではない（grade 1B）.

治療目標の設定

1. 治療の目標や予後について患者や家族と議論する（grade 1B）.

2. 適切な時期に緩和ケアの原則を用いて，治療や終末期ケア計画に目標を設定する（grade 1B）.

3. 遅くとも ICU 入室 72 時間以内に，可能な限り早期に治療目標を設定する（grade 2C）.

〔Dellinger RP, Levy MM, Rhodes A, et al：Surviving sepsis campaign: international guidelines for management of severe sepsis and septic shock: 2012. Critical Care Medicine 41（2）：580-637，2013. より〕

引用文献

1）Bone RC, Balk RA, Cerra FB, et al：Definitions for sepsis and organ failure and guidelines for the use of innovative therapies in sepsis. The ACCP/SCCM Consensus Conference Committee. American College of Chest Physicians/Society of Critical Care Medicine. 1992. Chest 136（5 Suppl）：e28，2009.

2）Dellinger RP, Levy MM, Rhodes A, et al：Surviving sepsis campaign: international guidelines for management of severe sepsis and septic shock: 2012. Critical Care Medicine 41（2）：580-637，2013.

3）Vincent JL, Rello J, Marshall J, et al：International study of the prevalence and outcomes of infection in intensive care units. JAMA 302（21）：2323-2329，2009.

4）Oda S, Aibiki M, Ikeda T, et al：The Japanese guidelines for the management of sepsis. Journal of Intensive Care 2（1）：55，2014.

5）De Backer D, Biston P, Devriendt J, et al：Comparison of dopamine and norepinephrine in the treatment of shock. The New England Journal of Medicine 362（9）：779-789，2010.

（江木 盛時・栁井 利仁・佐藤 哲文）

敗血症　101

第 **2** 章

入院中および救急外来で診るオンコロジックエマージェンシー

がん治療に伴う
救急状態

1 手術後合併症 縫合不全，感染

STEP 1 症例から理解する

症例

　70歳代，男性，食道胃接合部がんにて胃全摘，D2および下縦隔郭清術後1日目．既往に糖尿病あり．胃管チューブ，膵上縁，膵前面，左右吻合部ドレーン挿入中．体温38.5℃，マスク5LにてSpO$_2$ 95％，脈拍79回/分，血圧112/62 mmHg，呼吸回数18回/分．左吻合部ドレーンから淡血性の排液[①]があり，術直後からの排液量は20 mLである．ドレーン生化学検査，血液検査結果[②]は**表2-1**を参照．ドレーン生化学検査にて，アミラーゼ値が高値である[①]．創部は発赤，腫脹，浸出液なし．「動くと痛い」と訴えがあり，鎮痛薬を使用し，創痛を軽減した．その後，初回離床実施．脈拍100回/分，血圧76/48 mmHgまで低下し，眩暈がみられたため，立位のみ行い終了した．立位時には冷や汗が出ていたが，ベッドへ戻り，臥床後，脈拍80回/分，血圧は110/70 mmHgと上昇がみられた．

　術後2日目，体温37.9℃，マスク5LにてSpO$_2$ 95％，脈拍82回/分，血圧100/58 mmHg，呼吸回数22回/分，ドレーン生化学検査，血液検査結果[②]は**表2-1**を参照．血液検査にてCRP値が1日目より上昇している[②]．

　創痛の増強があり，鎮痛薬を使用するが効果はみられず，本人に痛みの状況を詳しく問うと「お腹の中が痛い」と訴え，冷や汗をかいている．触診すると圧痛がある．

表2-1 患者の検査データ

	項目	術後1日目	術後2日目
血液検査	Hb	9.2 g/dL	9.1 g/dL
	CRP	12.4 mg/dL	32.17 mg/dL
ドレーン生化学検査 アミラーゼ値	左吻合部	7,229 IU/L	10,716 IU/L
	右吻合部	測定できず	7,629 IU/L
	膵前面	1,054 IU/L	934 IU/L
	膵上縁	425 IU/L	398 IU/L

1 症例の状況を把握する

①術後1日目，ドレーン生化学検査ではアミラーゼ値が増加した．通常であれば，膵液漏による場合が多いが，縦隔内の吻合部付近に留置したドレーンのため，膵液漏の影響はやや考えにくい．ただし，唾液にもアミラーゼが含まれていることから，食道空腸吻合部の縫合不全も考慮が必要である．術後2日目には，ドレーン生化学検査アミラーゼ値がさらに増加している．

②術後1日目のCRPが12.4 mg/dLから術後2日目には32.17 mg/dLに上昇しており，炎症の波及が考えられる．

2 症例の状況から考えられること

術後1日目より発熱，吻合部ドレーンのアミラーゼ値が高値であったが，一般的な術後の経過と考えられていた．術後2日目になり，CRP値の上昇，持続する発熱，吻合部ドレーンの生化アミラーゼ値の増加から吻合部縫合不全が疑われる．この症例では，この時点で緊急にX線透視検査を行い縫合不全を確認し，緊急手術を施行した（**図2-1**）．

3 症状から考え，鑑別が必要な疾患

血圧低下，ドレーン排液，炎症所見，疼痛から，術後出血，脱水，膵液漏，感染症（肺炎や手術部位の腹腔内感染など）との鑑別が必要である．

初回離床時の血圧低下から，出血が疑われるが，ドレーンの性状は鮮血ではなく，排液量も少量であり，臥床にて血圧が離床前と同じ値に戻っていることから出血の可能性

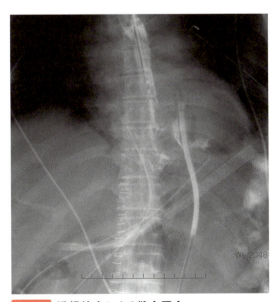

図2-1 透視検査による縫合不全
食道空腸吻合部の左側から造影剤の漏出がみられ，近傍に留置されているドレーンに流れ込んでいる．

は少ないと考えられる．ただし，出血により過凝固によるコアグラ形成があった場合は，ドレーンの閉塞によりドレーン排液が消失することもあり，バイタルサインの変化（血圧低下，脈拍），ドレーン周囲や創部の腫脹，疼痛，血液検査値（Hb，RBC 値など）の観察が必要である．

血圧低下の原因として，術後1日目で手術侵襲により血管透過性が亢進した結果，血管内の水分がサードスペースへ移行したため，循環血液量が減少したこと，また発熱も加わり，脱水となったことが考えられる．臥床後，血圧，脈拍は離床前の値に戻っており，起立性低血圧も考えられる．発熱が持続し，利尿期までは手術侵襲から24～72時間と時間を要するため，さらに脱水となる可能性が考えられる．よって，バイタルサイン，尿量を観察していく必要がある．

膵液漏は，膵上縁，膵下縁ドレーンからは生化アミラーゼ値の増加はみられず，ドレーン性状も淡々血性であることから否定的であるが，膵液漏が生じた場合，周辺臓器や血管を消化し大出血につながる恐れがあるため，引き続きドレーン性状の変化，ドレーン生化アミラーゼ値の経過をみていく必要がある（**図 2-2**）．

発熱，血液検査値の炎症所見（WBC，CRP）から感染も疑われる．ドレーン排液が混濁，灰白色～膿様排液となっていないこと，創部の状態は問題ないこと，また呼吸状態から肺炎などの感染症は否定的であるが，糖尿病の既往，長時間手術，悪性疾患は感染防御力低下の要因となるため，注意が必要である（**表 2-2**）．

術後感染症には，手術部位感染と遠隔感染〔手術を加えていない部位に発生する感染であり，呼吸器感染症，IVH（中心静脈栄養法），尿道カテーテルなどの手術部位以外に留置したカテーテル感染など〕があり，手術野，手術対象臓器に発生する感染症は手術の汚染度と関連する（**表 2-3**）．

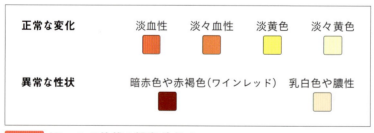

図 2-2　ドレーンの性状の観察ポイント
ドレーンを観察するときは，何のためにどういう目的で挿入しているかを理解する．確認する際は，ドレーン内とバッグ内を観察し，排液の色を見て，術後の日数経過による変化と前回観察した状態を比べ，どのように変化しているかに注目する．

表 2-2　感染防御力低下の要因

- 免疫力低下　・高齢　・低栄養状態　・脱水　・肥満　・貧血
- 炎症　・悪性疾患　・糖尿病　・肝障害　・腎障害　・長時間手術
- 大量出血　・ステロイド使用など

表2-3 細菌の汚染程度による手術の分類

手術の分類	代表的手術	創感染率	起炎菌
無菌手術	甲状腺切除術 乳房切除術 開頭術 骨頭置換術	2%	患者の皮膚常在菌や術中創部への落下細菌(表皮ブドウ球菌や黄色ブドウ球菌などグラム陽性球菌が多い)
準無菌手術	胃切除 肺切除 子宮摘出術 結腸切除	10〜20%	腸管内や気管内の内因性細菌が多い
汚染手術	腹腔内膿瘍の手術 消化管穿孔の手術 膿胸の手術	40%	消化管穿孔による腹膜炎など,すでに大量の腸内細菌に汚染されている

4 具体的な対応

　縫合不全が疑われた場合,吻合部からの漏れを最小限にとどめるため,安静が必要となる.直ちに離床は中止し,安静にする.

　吻合部からの漏れを確認するため,消化管造影を行う.早急に検査へ出棟できるよう準備を行う.安静が必要であるため,バイタルサインや本人の疼痛状況に合わせ,車椅子もしくは,ストレッチャーでの移送を行う.

　局所の圧痛に対しては疼痛コントロールを行い,疼痛軽減に努める.

　この症例の縫合不全は,自己消化性のある膵液が腹腔内に流れ出し,周囲臓器や血管を消化する可能性があるため,ドレナージを行う必要があり,場合によっては緊急手術となる.緊急手術となった場合は,手術出棟準備を行う.

　再手術となった場合は,手術や離床に対して疑問視し,医療不信となることや,再手術後の意欲減退へとつながることが考えられるため,精神面のフォローが重要となる.

看護のポイント

- 縫合不全の場合は体表面からの観察は困難であり,炎症が波及し,バイタルサインの変化から気づくこともある.炎症の全身への波及から,ショック状態となる可能性もあるため,バイタルサインの変化(血圧低下,頻脈),意識レベルの低下,末梢冷感,冷汗などに注意する.薬剤や輸液の準備,末梢ラインの確保,酸素投与,状況によりアンビューバッグやジャクソンリース,気管挿管,人工呼吸器などの準備を行う
- 度重なる検査や緊急手術,頻回なドレーンの観察やバイタルサインの測定により,患者に精神的不安が生じることがあるため,処置や準備に追われるのではなく,患者の言動に注意し,言葉かけを行うようにする.また,家族も同様に大きな不安を抱えているため,家族の精神状態の安定にも心掛ける

縫合不全,感染　107

STEP 2 疾患・病態から理解する

1 縫合不全とは

　縫合不全とは，縫合部の創傷治癒が不十分で生理的癒合に至らず，一部または全部が離開することである．

縫合不全のリスク因子

　縫合不全の原因は局所的なものと全身的なものに分類される．

　局所的原因は，手術手技によるもの，縫合部の血流障害，過度の緊張によるものなどが多い．

　全身的原因には，術前からの貧血，低タンパク血症や水分・電解質異常，術前補助療法(化学療法，放射線療法)による影響などがある．

　がん患者の診療科にもよるが，術前補助療法の有無が縫合不全のリスク因子に関係してくるため，術前補助療法を行っている場合は，より注意深い観察が必要である．

　多数例の統計的解析によると，胃全摘における側道空腸吻合の縫合不全に対するリスク因子は，標準より手術侵襲が大きい場合・術前より呼吸不全が認められた場合であると報告されている[1]．

2 症状

　発熱，局所の圧痛，血液検査の炎症所見の上昇(WBC，CRP)，ドレーンの排液の汚染などを認める．

　吻合部が腹腔内に存在する場合は，縫合不全が生じると腹膜炎を生じるため，腹部に圧痛を伴うことが多い．ただし，肥満症例・高齢者などでは，必ずしも腹痛が顕著ではない場合もあり，注意を要する．

3 診断

　X線透視による造影剤の管腔外への漏出を確認することが診断の根拠となる．十二指腸断端の縫合不全はX線透視では確認できないので，ドレーンからの胆汁の流出で確認する(胆汁かどうかが判断できない場合は，ドレーン排液のビリルビン値を測定する)．

4 治療

　縫合不全の程度によるが，すでに消化管内容が広範囲に漏出し，感染が広がって腹膜炎を生じている場合は，致死的な状況に陥るので，緊急手術を要する．緊急手術の内容は，腹腔内の洗浄と，縫合不全部にドレーンを最適な位置で再挿入することである．縫合不全部の再縫合は試行してもよいが，うまくいかないことのほうが多いため，ドレナージを良好に保ちつつ縫合不全部の自然治癒を待つことが多い．

　縫合不全の程度が軽く，かつ発症後短時間で発見できた場合は，消化管内容の漏出が少なく，感染が広範囲に及ばず限局している．ドレーンがよい位置に挿入されていると

ドレナージが良好で，汎発性腹膜炎に発展しない可能性がある．この場合は保存的に経過観察が可能である．ただし，注意深く観察し，炎症所見（発熱・血液検査）の増悪がみられた場合は CT などで膿瘍の範囲を確認し，緊急手術の必要性を勘案する．

　縫合不全は消化管手術における代表的な術後合併症の1つであり，頻度はそれほど多くないものの，再手術を要したり重症化したりする可能性もある．術前に患者・家族に起こりうる合併症として十分な説明を行う必要がある．

看護のポイント

　縫合不全が生じた場合は，その状況と対処法について明確な説明を行うことが，患者の精神的なサポートになる．

引用文献

1) Deguchi Y, Fukagawa T, Morita S, et al：Identification of risk factors for esophagojejunal anastomotic leakage after gastric surgery. World Journal of Surgery 36(7)：1617-1622, 2012.

（深川 剛生・植木 愛美）

2 手術後合併症
術後出血

STEP 1 症例から理解する

症例

　78歳，女性，胃がん術後7日目，膵前面ドレーンからワインレッドの排液が持続．膵液瘻と診断され，絶飲食中．

　夕方より「ごはんを作らなきゃ」とつじつまの合わない会話があり，その後，看護師がほかの患者の対応中に，患者がCVカテーテルを自己抜去した①②．

　医師へ状況を報告し，ハロペリドール(セレネース®)5 mg筋注投与の指示があり，投与後しばらく付き添っていると，30分後ウトウトと入眠し始めた．

　さらに15分後に訪室すると，閉眼し，入眠していた．血圧測定をするために上肢を触ると，手は冷たく，じっとりと汗をかいている③．顔面蒼白で，声かけにかろうじて「はい」と答え，自分で体位を変える行動はあるが，閉眼したままである．瞳孔不同なし，対光反射あり．血圧は測定不可，橈骨動脈は触知不可，大腿動脈がかろうじて触れる程度④．SpO_2 90%⑤，脈拍130回/分，呼吸回数35回/分⑥，浅い呼吸である．腹部を観察すると，膨満あり，膵前面ドレーンから血性の排液がみられ，250 mLの排液バッグが血液で充満している⑦．

1 症例の状況を把握する

①つじつまの合わない会話，落ち着かない行動，CVカテーテルの自己抜去から認知機能の障害，注意力の障害が生じている．

②CVカテーテルが自己抜去されたことで輸液，薬剤投与ルートがない状況である．

③ハロペリドール(セレネース)の効果で入眠しているように見えるが，15分後閉眼し，末梢が冷たく，じっとりと汗をかいていることから，末梢循環不全が生じていることがわかる．意識レベルはJCS II-30〜III-100である．

④橈骨動脈が触知不可能であり，大腿動脈がかろうじて触れることから，血圧は70 mmHgくらいであることが予想される．

⑤SpO_2 90%，PaO_2は60 mmHgくらいであり，低酸素状態であると考えられる．

⑥脈拍は130回/分で頻脈であり，呼吸は35回/分であることから頻呼吸である．

⑦腹部膨満があり，ドレーン性状が血性であることから，腹腔内に何かしらのイベントが生じている．

110　第2章／がん治療に伴う救急状態

2 症例の状況から考えられること

つじつまの合わない言動，CV カテーテルの自己抜去からせん妄が生じていると考えられる．

その後，血圧測定が不可能であり，大腿動脈がかろうじて触れること，頻脈，顔面蒼白，冷や汗，低酸素状況からショック状態であると判断できる．ショック状態の原因として，膵前面のドレーン性状が血性であり，腹部膨満があることから，術後の膵液漏による出血が強く疑われる．

3 症状から考え，鑑別が必要な疾患

ドレーンより大量の出血が認められることより，腹腔内出血に伴うショック状態であることがまず考えられるが，肺血栓塞栓症，心筋梗塞，狭心症との鑑別が必要である（p.36，5「肺血栓塞栓症」参照）．

意識障害があることから脳疾患が疑われるが，自己にて体位を変えており，麻痺はなく，瞳孔不同がないこと，対光反射もあり，神経徴候に異常がないことから，優先度は低い．

4 具体的な対応

ショック状態であるため，まずは患者の安全確保に努め，その場を離れない．緊急ナースコールボタンを押し，応援要請をする．

看護のポイント

報告のポイント

報告する際は，「ドレーンから出血があり，大腿動脈が触れる程度で，ショック状態です．すぐに来てください」などと緊急度を伝えることがポイントである．

準備・対応のポイント

- 心電図モニター，パルスオキシメータを装着し，モニタリングする
- 出血による循環血液量の低下からさらなる血圧低下が予測され，輸液，輸血が必要となるため，末梢ラインを確保し，薬剤を準備する
- 低酸素状態であるため，酸素投与を行い，ショック状態の進行により意識レベルの低下，呼吸不全となることを考慮し，アンビューバッグやジャクソンリースによる換気の準備を行う．状況に応じ，気管挿管の準備，人工呼吸器，DC や AED の準備を行う
- 緊急手術となる場合は，手術出棟準備を行う．手術や CT，IVR などの検査となる場合は，移動中に状態が悪化し，急変する恐れもあるため，急変対応の準備を行い，向かう必要がある
- 患者本人が一番不安を抱えているため，処置に追われるのではなく，状況を伝え，

術後出血　111

処置などその都度声かけを行い，不安の軽減に努める(p.107)

患者，家族への対応

- 術後出血が生じることで，術後の回復は遅延し，出血に対する治療が必要となるため，入院期間は延長される可能性が高い．意を決して手術を受け，ようやく術後の創部痛などが減少してきた時期に順調な回復が歩めず，身体的苦痛のみならず，精神的苦痛も大きい
- また家族は，順調に回復していたところで，急な状態変化を知らされ動揺することも少なくない．救命のための処置が優先されるが，待っている家族に寄り添い，処置が長びく場合には，一度主治医から説明を受けるよう配慮することも必要である

STEP 2 疾患・病態から理解する

1 術後出血とは

　　術後出血は術直後〜術後24時間以内に生じることが多い．病室への移動，ベッド移動や体動，循環動態の回復に伴い，術中に出血・止血した部位が再び破綻し，出血することがある．

　　術後出血には，手術部位からの出血，手術部位以外からの出血がある．手術部位からの出血は，体表の手術創からの出血であれば早期発見が可能である．また，体内の手術部位からの出血であれば，留置ドレーンからの出血で早期発見が可能であるが，留置ドレーンに閉塞があったり，ドレーン留置がされていない場合は，早期発見が困難であり，胸腔内や腹腔内に貯留するため，腹部や手術創周囲の観察が必要である．

　　胃がんなどの術後に膵液漏を生じると，脾動脈・総肝動脈・胃十二指腸動脈などが破綻し，出血が生じることがある．

術後出血のリスク因子

　　術後出血のリスク因子は，術前からの低栄養状態，低酸素状態，止血機構の障害を伴う疾患(肝硬変，血友病，血小板機能異常症，糖尿病などを合併，抗凝固療法を行っている場合も同様)，血管結紮糸の脱落，ドレーン・チューブ類の物理的刺激である．がん患者は血栓ができやすく，術前より抗凝固療法を行っている場合があるため，注意を要する．

　　また，膵液漏が生じている患者は，常に動脈出血のリスクがあると認識しておかなければならない．

2 症状

　　血圧低下，頻脈，呼吸数の増加，欠伸，意識レベルの低下，せん妄，顔面蒼白，四肢の冷汗，尿量減少が挙げられる．一番注意しなければいけないのは，出血性ショックである．出血性ショックとは，血管内からの大量の血液(循環血液量25%以上)が失われる

ことにより静脈還流量の減少を起こし，心拍出量が減少した状態である．出血性ショックは，循環血液量の 15％までの喪失ではカテコールアミンが放出されるため，末梢血管抵抗を上げ，血圧を保つ，心拍数を上げて心拍出量を維持しようとするなどの代償性機能が働くといわれている．

ショックに陥った患者は，きわめて危険な状態であり，ショックが長く続くと，多くの組織が不可逆性のダメージを受け，MOF（多臓器不全）や DIC（播種性血管内凝固症候群）を合併する恐れがある．

ショック 5 徴候の観察が重要となる．

重症度は出血量に伴い分類される（**表 2-4**）．

3 診断

手術直後の出血は，ドレーンから血液が流出することで判断される．ただしドレーンが入っていない場合は血圧低下などのバイタルサインで判断する必要があるし，入っていてもドレナージが十分でなければドレーン排液に血液は流出しない（ドレーン刺入部の脇から出血が漏れ出てくる場合がある）．また，腹部膨満が生じ，出血が疑われたら，血液検査で貧血の程度を確認すること，エコーあるいは CT で腹腔内の評価を行うことが重要である．

膵液漏による出血の場合，術後 1 週間以上経過してから生じるので，状況的にそれ以外の鑑別は少なく，あとはどの血管から出血が生じているかを確認する必要がある．緊急で IVR 検査を行い確定診断をつける．

4 治療

手術直後の出血は，その程度により緊急手術を行うかどうかを判断する．経時的に観察を行い，出血が収まらないようであれば，患者の状況が悪化しないうちに止血術を行うほうがよい．

膵液漏による出血の場合は，前述したように IVR 検査を行い，出血箇所が判明したら塞栓術（コイルあるいはヒストアクリル）を行う．膵液漏自体が軽快するまでは再出血の可能性があるため，その後も厳重な観察が必要である（**図 2-3**）．

表 2-4 **出血による重症度**

クラス I	● 全血液量の 15％までの出血．軽度の頻脈，起立性低血圧が認められる程度でほとんど変化はない
クラス II	● 15〜30％の出血．脈拍 100 回/分以上，呼吸回数 20〜30 回/分 ● 拡張期血圧が上昇し，脈圧が低下する ● 不安が出現し，尿量の軽度低下がみられる
クラス III	● 30〜40％の出血．脈拍 120 回/分以上，呼吸回数 30〜40 回/分 ● 拡張期血圧が低下．尿量減少，不安，錯乱状態となる
クラス IV	● 40％以上の出血．脈拍 140 回/分以上，呼吸回数 35 回/分以上 ● 血圧が著しく低下，意識レベルが低下し，無尿となる

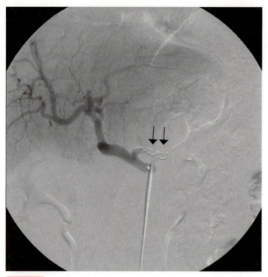

図 2-3 膵液漏による出血に対する塞栓術
脾動脈にコイルによる塞栓術が行われた．

> **看護のポイント**
>
> 　術後出血も術後合併症の1つとして，術直後に生じる場合と，膵周囲の感染に続発する場合とをそれぞれ術前に説明しておく必要がある．
> 　生じた場合もその状況と対応策について，明確な説明を行うことが望ましい．

参考文献

1) 炭山嘉伸（監修）：最新術後合併症ケア・マニュアル―消化器外科手術後にみられる合併症の基礎知識とケアのポイント．医学芸術社，2002．
2) 竹内登美子（編著）：開腹術/腹腔鏡下手術を受ける患者の看護 第2版．医歯薬出版，2013．
3) 林田由美子：せん妄を重症化させないアプローチ―治療編 せん妄への正しい対処と薬物治療のアセスメント・ケア．がん患者ケア 5(3)：67-72，2012．
4) 大矢綾：がん急変対応のプラクティス．がん看護 16(4)：507-511，2011．

（深川 剛生・植木 愛美）

3 腫瘍崩壊症候群

STEP 1 症例から理解する

症例

　20歳，女性，急性腹症と全身の骨痛のため前医に入院し，CTで回盲部腫瘍と多発するリンパ節腫大を指摘された．悪性リンパ腫が疑われ，精査目的で当院へ転院した．転院同日に回盲部腫瘍からの経皮的針生検と骨髄検査が行われた．骨髄中には中型の異型リンパ球が増生しており，細胞形態とフローサイトメトリーの結果からバーキットリンパ腫①の骨髄浸潤が疑われた．転院時の血液生化学検査ではLDH 670 U/L，尿酸 11.4 mg/dL，カルシウム 12.2 mg/dL，と高値であり，カリウム 4.3 mEq/L，リン 3.5 mg/dL，クレアチニン 0.51 mg/dL は正常範囲内であった②．組織学的にもバーキットリンパ腫と診断され，治療導入が検討された．しかし，腫瘍量が多く，回盲部病変の穿孔リスクなども考慮し，50％に減量したCHOP療法で初回治療を開始する方針となった．

　CHOP療法開始前は，身長 160 cm，体重 55 kg．day 1の朝から細胞外液 2,000 mL/日の点滴静注③が継続されておりCHOP療法を開始する4時間以上前にラスブリカーゼの投与④が行われている．CHOP療法 day 1の投与終了4時間後に採取した血液生化学検査⑤では尿酸 0.1 mg/dL⑥，カリウム 4.0 mEq/L，リン 4.3 mg/dL，カルシウム 9.0 mg/dL，クレアチニン 0.46 mg/dL⑦である．指示簿によると，尿量測定と1日2回の体重測定⑤が担当医より指示されている．day 1朝から day 1夕方までの尿量は6時間で 823 mL（2.4 mL/kg/時）⑧，夕方の体重は 55.8 kg で，CHOP療法開始前と比較して 800 g 増加していた⑨．day 1夕方のバイタルサインは体温 36.9℃，血圧 113/74 mmHg，脈拍 93/分，SpO₂ 98％（室内気）．

1 症例の状況を把握する

① バーキットリンパ腫は高悪性度リンパ腫の1つで，細胞増殖がきわめて速く，化学療法への感受性が高い．腫瘍崩壊症候群（tumor lysis syndrome：TLS）発症の高リスク疾患である．

② TLSでは腫瘍の急速な崩壊により血中の尿酸，リン，カリウムの値が増加する．治療開始前の採血結果で尿酸は異常高値を示しているが，TLSの診断基準であるCairo-Bishop分類ではTLSの定義を満たしていない（**表2-5**）[1]．

③ TLSの予防策として大量補液は必須である．欧米のガイドラインでは2,500〜3,000 mL/m²/日の補液を推奨している．本患者での補液量は，欧米のガイドラインの推奨よりやや少なめであるが，日本人の体格などを考慮すれば妥当と考えられる．

④ TLS高リスクの患者では，尿酸分解酵素薬であるラスブリカーゼの使用が推奨され

腫瘍崩壊症候群　115

表 2-5 TLS の診断基準（Cairo-Bishop 分類）

	Laboratory TLS		
検査項目	測定値		ベースラインからの変化
尿酸	≧ 8.0 mg/dL	or	25％ 増加
カリウム	≧ 6.0 mEq/L	or	25％ 増加
リン	≧ 6.5 mg/dL（小児） ≧ 4.5 mg/dL（成人）	or	25％ 増加
カルシウム	≦ 7.0 mg/dL	or	25％ 減少

化学療法開始 3 日前〜7 日後までに上記のうち 2 つ以上を満たす.

	Clinical TLS	
事象	基準	
クレアチニン上昇	正常上限の 1.5 倍以上の上昇	
不整脈/突然死	致死的不整脈	
けいれん	―	

Laboratory TLS に加えて，上記のうちいずれか 1 つ以上を満たす.
〔Cairo MS, Bishop M：Tumor lysis syndrome：new therapeutic strategies and classification. British Journal of Haematology 127(1)：3-11, 2004. より引用改変〕

ており，本患者でも CHOP 療法開始前に投与されている.

⑤TLS 高リスクの患者では頻回のモニタリングが必要である．化学療法の投与終了から 24 時間は 4〜6 時間ごとに採血，尿量，心電図モニターの評価が必要とされている．本患者もこれに準じて適切なタイミングで血液検査や尿量測定が行われている.

⑥CHOP 療法 day 1 の投与終了 4 時間後の尿酸値が異常に低値なのは，ラスブリカーゼにより血中の尿酸が分解されたからである.

⑦リン値はベースラインから 25％以上増加しており，カルシウム値は 25％以上低下している．Cairo-Bishop 分類の Laboratory TLS の診断基準を満たす．Clinical TLS を示唆する症候はないようである.

⑧欧米のガイドラインでは少なくとも 2 mL/kg/時以上の利尿を維持することが勧められており，目標とする利尿は得られているようである.

⑨体重増加は軽微であり，臨床的に溢水所見もないようである.

2 症例の状況から考えられること

TLS 発症の高リスク疾患であるバーキットリンパ腫の患者に対して，適切な TLS 予防策が行われていたが，投与終了 4 時間後に行われた血液生化学検査では Laboratory TLS を呈している．Clinical TLS に進展する可能性があるため，引き続き TLS 予防と注意深いモニタリングが必要である.

3 症状から考え，鑑別が必要な疾患

本患者において TLS の発症は十分に想定しうるものであり，血液生化学検査で認め

られた代謝異常は TLS によるものとして説明可能である．ただし，化学療法や支持療法による有害事象，および腫瘍の進行により引き起こされる関連症状の可能性がないかどうか，鑑別疾患として念頭におく必要がある．

4 具体的な対応

　担当医と，患者の臨床症状および検査所見に関して情報共有し，Laboratory TLS の状態であることを確認した．担当医の指示により補液量は 3,000 mL/日に増量された．また，投与終了 8 時間後の血液生化学検査で血中リン値やカリウム値がさらに増加した場合は腎代替療法の導入を検討する方針となり，担当医から集中治療医に情報提供が行われた．

看護のポイント

　TLS を早期に発見するために，定期的な水分出納バランスの観察や心電図モニタリング，血液生化学検査による代謝異常のモニタリングが行われる．心電図上での波形だけでなく，テタニーやけいれんなどの患者の自覚・他覚症状を注意深く観察し，症状の変化を発見した際には医師へすみやかに報告する．また Clinical TLS へ進展する場合も想定し，あらかじめ医師から患者・家族に説明する場を設けること，緊急治療が必要となった場合の家族の連絡先を確認しておくことが重要である．本患者のように，TLS 発症のリスクがある患者は入院から治療に至るまでの経過が短く，患者や家族の理解が追い付いていないことが多い．医師の説明を理解できているか否かを確認するとともに，精神面への配慮も求められる．

5 その後の経過

　投与終了 8 時間後の採血では血中リン値とカリウム値は不変であり，腎機能障害も認められなかった．引き続きモニタリングと補液が継続された．翌朝の採血では血中リン値もカリウム値も低下傾向に転じていた．その後も引き続き電解質異常および腎障害の増悪は認められず，Clinical TLS への進展は回避された．

STEP 2　疾患・病態から理解する

1 TLS とは

　TLS とは，抗腫瘍療法により大量の腫瘍細胞が急速に破壊されることで引き起こされる代謝異常の総称である[2,3]．また，増殖がきわめて速い腫瘍(バーキットリンパ腫や急性白血病など)では，治療開始前であっても TLS を呈していることがある．

　図 2-4 に TLS の病態生理を示す[4]．腫瘍細胞の崩壊により，細胞内に存在する核酸，リン，カリウムなどの代謝産物が血中へ大量に放出される．血液中に増加した代謝産物

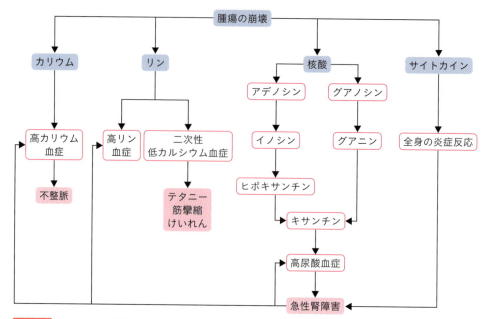

図 2-4 TLS の病態生理

(Howard SC, Jones DP, Pui CH：The tumor lysis syndrome. The New England Journal of Medicine 364(19)：1844-1854, 2011. より引用改変)

は，本来，腎臓の生理的機能により尿中に排泄されるため，血液中に蓄積することはない．しかし，腫瘍細胞が急速に，かつ大量に破壊された場合は，尿への排泄能を超えた大量の代謝産物が放出される．これにより，放出された代謝産物が異常に血中に蓄積し，高尿酸血症，高カリウム血症，高リン血症とそれに伴う低カルシウム血症をきたす．各代謝異常の病態は下記のとおりである．

1 高尿酸血症

　腫瘍細胞内にはデオキシリボ核酸(DNA)やリボ核酸(RNA)が含まれている．腫瘍細胞の崩壊とともに血中へ放出された DNA や RNA はリボース部分が切り離されたあと，さまざまな中間代謝産物を経て尿酸に代謝される．尿酸は腎臓から尿中に排泄されるが，多量の尿酸が産生されることで，尿中の尿酸が増え，尿の pH が下がる．尿の酸性化が進むと，尿酸の溶解度が下がり，尿酸結晶が析出しやすくなる．析出した結晶が尿細管に沈着すると，尿細管閉塞により，急性腎障害をきたす．また，結晶沈着は炎症性サイトカインの産生を誘導し，局所的な炎症を惹起して腎障害を助長する．急性腎障害により，尿酸や電解質の排泄能がさらに低下し，代謝異常を助長するという悪循環が起こる．

2 高カリウム血症

　生理的にすべての細胞内には，細胞外に比べてカリウムが約 30 倍多く含まれている．この濃度勾配は細胞の膜電位の維持に重要な役割を果たしている．腫瘍の崩壊により大量のカリウムが血中に放出されると，高カリウム血症をきたす．高尿酸血症などに

より生じた急性腎障害を合併している場合は，さらに高カリウム血症が助長される．また，高カリウム血症により膜電位の異常をきたすため，心室性頻拍などの致死的不整脈が誘発される．

3 高リン血症と二次性低カルシウム血症

生理的に細胞内のリンの濃度は高く，腫瘍細胞では正常細胞の約4倍のリンが含まれている．腫瘍の崩壊により腎の排泄能を超えるリンが大量に血中に放出されると，高リン血症をきたす．リンの濃度が上昇するとリンがカルシウムと結合し，リン酸カルシウム〔$Ca_3(PO_4)_2$〕となる．$Ca_3(PO_4)_2$ 結晶が尿細管で析出すると，急性腎障害をきたす．高リン血症自体でも悪心・嘔吐，下痢，けいれんなどの症状を起こすが，カルシウムと結合して $Ca_3(PO_4)_2$ となることで，二次性に低カルシウム血症を起こす．低カルシウム血症により，テタニー，感覚異常，筋攣縮などの神経筋症状や不整脈，けいれん発作が引き起こされる．

4 その他

腫瘍細胞の崩壊に伴い，細胞内にある炎症性サイトカインが大量放出された場合は，全身性炎症反応症候群(systemic inflammatory response syndrome：SIRS)や播種性血管内凝固症候群(disseminated intravascular coagulation：DIC)をきたし，多臓器不全を起こすこともある[5]．

上記に挙げた代謝異常の程度が軽微であれば，臨床症状をきたすには至らないが，重度であれば，腎不全，けいれん発作，不整脈などの症状をきたす．TLS によって引き起こされるこれらの臨床症状はいずれも致死的であるため，治療開始前に TLS のリスクを把握し，適切な予防策を講ずるとともに，Clinical TLS を発症した際には迅速かつ適切な対応を行う必要がある．

2 診断基準

2004年に発表された Cairo-Bishop 分類(**表 2-5**)が最もよく知られている[1]．この分類では，血液生化学検査の異常値のみで臨床症状を呈さない "Laboratory TLS" と，臨床症状を伴う "Clinical TLS" に分けて定義される．その後，この基準に小変更を加えた分類がいくつか発表されている．2010年の "expert TLS panel consensus" では Cairo-Bishop 分類から低カルシウム血症の項目が削除されている[6]．これは低カルシウム血症が高リン血症に付随して起こるものであり，独立して評価する必要がないと考えられたためである．2011年に Howard らが発表した診断基準では Clinical TLS の診断基準に臨床的乏尿や低カルシウム血症に伴う症状が加えられている[4]．

3 リスク評価

治療を導入する前に，患者における TLS 発症リスクを適切に評価することが重要である．現在では2010年に発表された "expert TLS panel consensus" に基づいて評価するのが一般的である[6]．TLS のリスク評価は① Laboratory TLS の有無，②原疾患の種類，

③腎機能障害，腎浸潤の有無の 3 段階で構成されている．

1 TLS の有無

　バーキットリンパ腫に代表される細胞増殖の速い腫瘍では，治療開始前から，増殖した腫瘍の一部が死滅し TLS をきたしていることがある．Cairo-Bishop 分類により TLS に該当する所見がないかどうかを確認し，該当する場合は後述する予防または治療を行う．

2 原疾患の種類

　TLS の発症リスクは原疾患ごとに大きく異なる．そこで，これまでの報告をもとに疾患の種類および病勢に応じて低リスク疾患(low risk disease：LRD)，中間リスク疾患(intermediate risk disease：IRD)，高リスク疾患(high risk disease：HRD)に分類されるようになった．各疾患のリスク分類を**図 2-5**[6])に示す．

3 腎機能障害，腎浸潤の有無

　腎機能障害や腎臓への直接浸潤を伴っている場合は，急性腎障害へ進展する可能性が高く，一層慎重な TLS 予防策が求められる．そこで，疾患ごとのリスクを評価したあと，腎機能障害の有無，および腎浸潤の有無を確認し，最終的な TLS 発症リスクを決定する(**図 2-6**)[6])．

　上記 1〜3 のプロセスを経て，低リスク(TLS の発症率 1% 未満)，中間リスク(TLS の発症率 1〜5%)，高リスク(TLS の発症率 5% 以上)に分類される．リスク評価を行ったあとで，各リスクに応じた予防策を講じる．なお，このリスク評価では骨髄腫と固形腫瘍は腎機能障害や腎浸潤の有無にかかわらず，低リスクに分類されている．その理由は，"expert TLS panel consensus" が発表される以前は，これらの疾患に対してすみやかに高い奏効を示す化学療法剤がなく，ほとんどの患者では TLS が経験されなかったからである．しかし，近年の分子標的治療薬をはじめとする新規薬剤の登場により，治療効果が向上し，骨髄腫や低腫瘍量の固形腫瘍でも TLS が報告されるようになった．今後の臨床情報の蓄積が待たれるが，新規薬剤で治療される骨髄腫や固形腫瘍の TLS 発症リスクは，より高く見積もる必要があるかもしれない．

4 予　防

　TLS に対する予防策は，①採血・尿量などのモニタリング，②十分な補液と利尿の維持，③高尿酸血症に対する予防投与，の 3 つが主体となる[7])．各リスクにおいて行うべき予防策を下記に示す．

1 低リスクの予防策　モニタリング＋/−通常量の補液

　化学療法終了 24 時間後まで 1 日 1 回程度のモニタリング(血液生化学検査，水分出納バランスチェック)を行う．補液は通常量で問題なく，高尿酸血症に対する予防投与は不要

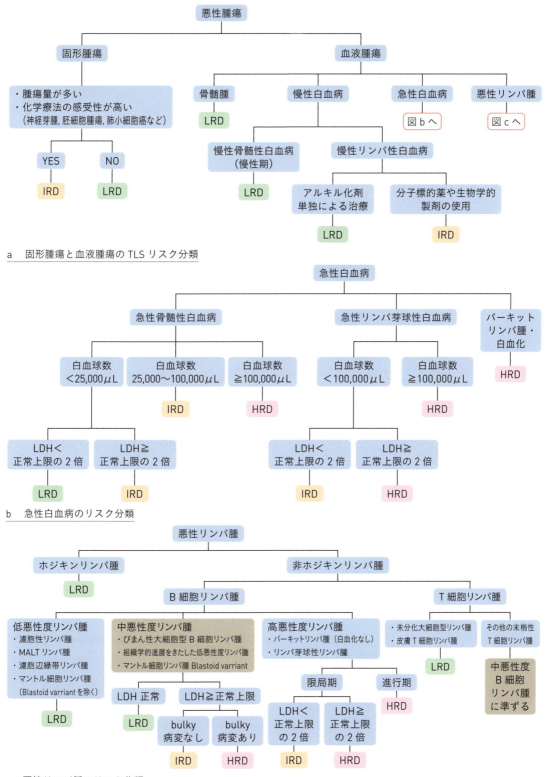

a 固形腫瘍と血液腫瘍のTLSリスク分類
b 急性白血病のリスク分類
c 悪性リンパ腫のリスク分類

図2-5 疾患によるTLSのリスク分類

〔Cairo MS, Coiffier B, Reiter A, et al：Recommendations for the evaluation of risk and prophylaxis of tumour lysis syndrome(TLS) in adults and children with malignant diseases：an expert TLS panel consensus. British Journal of Haematology 149(4)：578-586, 2010. より引用〕

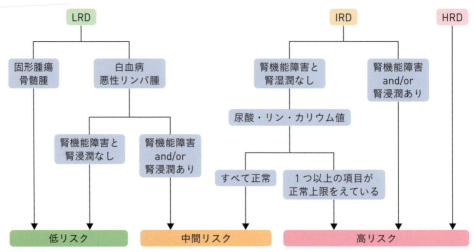

図 2-6 腎機能障害，腎浸潤の有無による TLS リスクの決定

(Cairo MS, Coiffier B, Reiter A, et al：Recommendations for the evaluation of risk and prophylaxis of tumour lysis syndrome(TLS) in adults and children with malignant diseases：an expert TLS panel consensus. British Journal of Haematology 149(4)：578-586, 2010. より引用)

である．

2 中間リスクの予防策　モニタリング＋大量補液＋アロプリノール or フェブキソスタット

治療開始時から化学療法終了 24 時間後まで，8～12 時間ごとにモニタリングを行う．補液に関しては 2,500～3,000 mL/m²/日の大量補液が推奨されている．推奨される補液量は欧米からの報告に基づくものであり，実際には 2,000～3,000 mL/日程度の補液で対応することが多い．高齢者や心機能が低下している患者ではさらに補液量を減ずることもある．補液には細胞外液を使用し，カリウムやリンを含まないものを用いる．尿量は少なくとも 2 mL/kg/時以上を維持することを目指し[4]，十分な利尿が得られない場合や，ベースラインに比して 1.5 kg を超えるような体重増加が認められた場合は，ループ利尿薬により利尿を促進する．

高尿酸血症に対する予防投与として，尿酸生成阻害薬であるアロプリノールあるいはフェブキソスタットを使用する（表 2-6）．両薬剤ともキサンチンから尿酸が生成される過程を触媒するキサンチンオキシダーゼ(XO)を阻害することで尿酸生成を抑制する（図 2-7）．TLS の予防に一定程度有効ではあるが，キサンチンやヒポキサンチンの濃度を上昇させるため，キサンチンの析出による腎症を発症する可能性がある．またアロプリノールは腎代謝のため，腎機能障害を有する患者では用量調節が必要である．フェブキソスタットは腎で代謝されることが少ないため，軽度～中等度の腎機能障害時でも用量調節は不要で，アロプリノールより安全に使用できる[8]．両薬剤とも，新たな尿酸生成を抑制する作用を有するが，すでに産生された尿酸を低下させる作用はない．したがって，治療開始の 24～48 時間前までに投与を開始して，治療開始時の尿酸濃度を低下させておく必要がある．これらの薬剤を予防的に投与したにもかかわらず，尿酸値が持続的に上昇する場合は，尿酸分解酵素薬であるラスブリカーゼの投与を検討する．

表 2-6 高尿酸血症の治療薬

	アロプリノール	フェブキソスタット	ラスブリカーゼ
作用機序	XO 阻害による尿酸産生抑制	XO 阻害による尿酸産生抑制	尿酸を水溶性のアラントインに分解
効果発現までの時間	24〜48 時間	24〜48 時間	4 時間以内
腎障害時の減量	必要	基本的に不要	不要
注意点	【併用注意薬】メルカプトプリン アザチオプリン ビダラビン キサンチン系薬剤	【併用禁忌薬】メルカプトプリン アザチオプリン	【投与禁忌】G6PD 欠損症患者 【投与注意】再投与の安全性は不明

XO：キサンチンオキシダーゼ，G6PD：グルコース-6-リン酸脱水素酵素

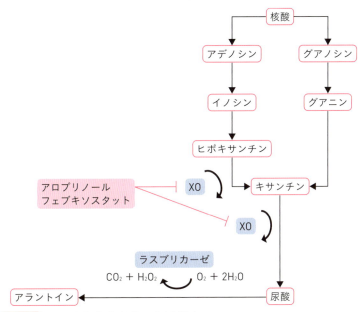

図 2-7 高尿酸血症治療薬の作用機序
XO：キサンチンオキシダーゼ

3 高リスク　モニタリング＋大量補液＋ラスブリカーゼ

　高リスク患者の場合，ICU もしくはそれに準じた環境で治療することが望ましい．治療開始時から化学療法終了 24 時間後までは頻回(4〜6 時間ごと)のモニタリングが必要である．特に，血中リン値のモニターは重要である．153 例の TLS 高リスク症例に対する前方視的検討では血中リン値の上昇が最も強力なリスク因子であり，1 mmol/L (3 mg/dL)上昇すると Clinical TLS の発症リスクが 5 倍になることが示されている[9]．大量補液は必須であり，高尿酸血症に対する予防投与としてラスブリカーゼを使用する (表 2-6).

　ラスブリカーゼは遺伝子組換え型尿酸オキシダーゼで，尿酸を溶解度の高いアラントインに代謝する作用をもつ(図 2-7)．この代謝はすみやかで，血中尿酸濃度を急速に低

下させることができる．ラスブリカーゼの国内第II相試験では，初回投与の4時間以内に尿酸値が85〜90％低下することが確認されている[10]．投与に際して注意すべき点として，初回投与から日数が経過すると抗ラスブリカーゼ抗体が産生される場合があり，再投与時にアナフィラキシーショックをきたしたという報告がある．国内第II相試験ではday 8の時点で抗体が検出された患者はいなかったものの，day 29には10％の患者で抗体が陽性化していた．したがって，再投与に関しては十分な安全性が確認されておらず，原則行わない．また，尿酸がアラントインに分解される際に過酸化水素が発生するが，G6PD欠損症の患者では，多量の過酸化水素による赤血球内のタンパクの酸化を抑えきれず，溶血性貧血を起こすことがあるため投与禁忌である．

看護のポイント

①TLS中間リスク以上の患者では，大量の補液(2,000 mL/日以上)が投与される．8時間ごとまたは12時間ごとに水分出納バランスを確認し，利尿が得られているか，体重増加がないかなどのモニタリングが必要である．利尿薬を使用する場合は，排尿回数が頻回になることで転倒のリスクが高くなるため，環境整備や点滴ラインの整理，患者への注意喚起も行う．

②代謝異常のモニタリングのために，血液生化学検査が行われる．Laboratory TLSが出現していないか，尿酸，血清カリウム，血清カルシウムの推移をモニタリングする．ラスブリカーゼ投与後に，採血された検体を室温に放置した場合，尿酸の分解が進行し，見かけ上の尿酸値が低くなるため，採血後すみやかに検査部へ提出し，迅速な検査を依頼するか，すぐに検査ができない場合は検体を氷冷しておく．

③高カリウム血症や低カルシウム血症は，時に致死的な不整脈，神経筋の過敏症をきたす．心電図モニタリングを行うとともに，テタニーやけいれんなどの自覚・他覚症状の有無を観察する．

④高尿酸血症の予防としてアロプリノールやフェブキソスタットを投与しても尿酸値が持続的に上昇する患者や，TLS高リスク患者に対しては，ラスブリカーゼが投与される．ラスブリカーゼは異種タンパクであるため，アナフィラキシーショックを含む重篤な過敏症を起こす恐れがある[11]．投与中だけでなく投与終了後も十分な観察が必要である．またラスブリカーゼは配合変化のデータがないことから単独投与とし，既存の点滴ラインを使用する場合はラスブリカーゼ投与前後で生理食塩液をフラッシュしルート洗浄を行う必要がある．一般的にタンパク質はブドウ糖と反応し変色や変性を起こすこと(メイラード反応)が知られていることから[11]，ラスブリカーゼは生理食塩液に溶解し投与することとされている．

⑤尿のアルカリ化により腎尿細管での尿酸結晶の析出をある程度防ぐことができるため，以前はTLS予防の一環として尿のアルカリ化(重炭酸ナトリウムの投与)が行われていた．しかし，尿のアルカリ化によりリン酸カルシウム結晶の析出が亢進し，腎障害を起こすことがあるため，現在ではTLS予防を目的とした尿のアルカリ化は推奨されない．ただし，メソトレキセート大量投与時のメソトレキセート結晶化を

予防する目的，あるいはシクロホスファミドやイホスファミド投与時の出血性膀胱炎を予防するために行う尿のアルカリ化はこの限りではない．

⑥ TLS 予防のための大量補液や利尿薬の投与，頻回の採血などは，患者にとって身体的・精神的苦痛となる．また，治療に対する不安や抗がん剤治療による副作用症状の出現によって，精神的苦痛がさらに増強する可能性も高い．投薬や検査などの必要性について，患者に十分説明し，理解を得ることが求められる．また，頻回の排尿に加え，抗がん剤治療後の悪心症状などが出現している場合は，歩行時の転倒リスクが高くなる．患者の状態に応じて，尿器やポータブルトイレの使用，移動時の車椅子移送などの支援が必要である．

5 治療

　TLS は発症予防が重要だが，治療開始前にすでに TLS をきたしている例や，予防策を講じても TLS が発症する場合がある．こうした場合は前述の予防策に加えて，問題となっている各代謝異常に対してすみやかに対応しなければならない．具体的な対処法を下記に示す．

1 高カリウム血症の治療

　高カリウム血症は中等度で無症候性であれば，心電図モニターとポリスチレンの内服で経過観察可能である．しかし，7 mEq/L を超えるような高度の高カリウム血症や不整脈を伴っている場合にはグルコース・インスリン療法などの処置が必要になる．また場合によっては腎代替療法の導入も検討しなければならない[7]．

2 高リン血症と二次性低カルシウム血症の治療

　高リン血症は尿細管への $Ca_3(PO_4)_2$ の沈着をきたし，急性腎障害の原因となる．ラスブリカーゼにより高尿酸血症が十分にコントロール可能となった現在では，腎機能障害のもっとも大きな要因と考えられている．血中のリンを低下させる方法は限られているため，高リン血症が高度な場合は積極的に腎代替療法を検討する必要がある．二次性低カルシウム血症については時に致死的な不整脈の原因となるため，適宜モニターする必要がある．しかし，無症候の場合には，特別な是正は必要ない．カルシウムを過剰に補充すると，リンと結合して結晶化してしまうリスクがあるためである．テタニーやけいれんなどの症候を伴う場合のみ，最小限量のカルシウム（グルコン酸カルシウム 50～100 mg/kg 程度）を投与する[7]．

3 腎代替療法

　腎代替療法の早期導入は TLS に伴うプリン代謝産物の除去，高リン血症，高カリウム血症，低カルシウム血症の改善目的で推奨されている．酸塩基不均衡の是正や，大量補液に耐えられない TLS 患者の容量負荷を軽減する目的でも腎代替療法が行われる．

腫瘍崩壊症候群　125

導入のタイミングに関して明確なコンセンサスはないが，TLS では腫瘍細胞の崩壊により急速に電解質異常が進行するため，通常の腎不全より低い基準で導入されることが多い．TLS の高リスク患者では，緊急で腎代替療法が必要となる場合に備え，腎代替療法を担当する腎臓内科医や集中治療医と事前に患者に関する情報を共有しておくべきである．

文献

引用文献

1) Cairo MS, Bishop M：Tumor lysis syndrome：new therapeutic strategies and classification. British Journal of Haematology 127(1)：3-11，2004.

2) Frei E, Bentzel CJ, Rieselbach R, et al：Renal complications of neoplastic disease. Journal of Chronic Diseases 16：757-776，1963.

3) Arseneau JC, Cenellos GP, Banks PM, et al：American Burkitt's lymphoma：A clinico-pathologic study of 30 cases. I. Clinical factors relating to prolonged survival. The American Journal of Medicine 58(3)：314-321，1975.

4) Howard SC, Jones DP, Pui CH：The tumor lysis syndrome. The New England Journal of Medicine 364(19)：1844-1854，2011.

5) Hijiya N, Metzger ML, Pounds S, et al：Severe cardiopulmonary complications consistent with systemic inflammatory response syndrome caused by leukemia cell lysis in childhood acute myelomonocytic or monocytic leukemia. Pediatric Blood & Cancer 44(1)：63-69，2005.

6) Cairo MS, Coiffier B, Reiter A, et al：Recommendations for the evaluation of risk and prophylaxis of tumour lysis syndrome(TLS) in adults and children with malignant diseases：an expert TLS panel consensus. British Journal of Haematology 149(4)：578-586，2010.

7) Coiffier B, Altman A, Pui CH, et al：Guidelines for the management of pediatric and adult tumor lysis syndrome:an evidence-based review. Journal of Clinical Oncology 26(16)：2767-2778，2008.

8) Mayer MD, Khosravan R, Vernillet L, et al：Pharmacokinetics and pharmacodynamics of febuxostat, a new non-purine selective inhibitor of xanthine oxidase in subjects with renal impairment. American Journal of Therapeutics 12(1)：22-34，2005.

9) Darmon M, Vincent F, Camous L, et al：Tumour lysis syndrome and acute kidney injury in high-risk haematology patients in the rasburicase era. A prospective multicentre study from the Groupe de Recherche en Réanimation Respiratoire et Onco-Hématologique. British Journal of Haematology 162(4)：489-497，2013.

10) Ishizawa K, Ogura M, Hamaguchi M, et al：Safety and efficacy of rasburicase（SR29142）in a Japanese phase Ⅱ study. Cancer Science 100(2)：357-362，2009.

11) 医薬品インタビューフォーム：ラスリテック®点滴静注用 1.5 mg　ラスリテック®点滴静注用 7.5 mg. サノフィ株式会社，2015.

参考文献

1) 日本臨床腫瘍学会(編)：腫瘍崩壊症候群診療(TLS)ガイダンス．金原出版，2013.

2) 佐藤禮子(監訳)：がん化学療法・バイオセラピー看護実践ガイドライン．医学書院，2009.

（蒔田 真一・丸山 大・三浦 仁美）

4 薬物療法に伴う有害事象

1 薬剤投与中に生じる有害事象

1 過敏症反応・アナフィラキシー

1 症状の定義

過敏症

異物に対する生体防御システムが過剰に，あるいは不適当に反応して出現するさまざまな症状の総称である．免疫学的機序による過敏症をアレルギーといい，抗原が侵入してから数分間で症状が発現する即時型反応と，症状の発現が1〜2日後に最大になる遅延型反応に分けられ，I〜IV型に分類化されている（表2-7）[1]．アレルギーは，生体の肥満細胞や好塩基球などの細胞の表面に抗原と抗体の結合物が付着し，そこに炎症が起こるというメカニズムで発生し，I〜IV型が単独ではなく複合的に生じるといわれている．

アナフィラキシー

過敏症のなかには，重篤な場合は急激な血圧低下を伴う危険な状態（アナフィラキ

表 2-7 アレルギー分類（Gell & Coombs の分類）

型	主症状	作用機序	反応例
I 型　即時型 アナフィラキシー型	アナフィラキシー様症状，じん麻疹，血管浮腫，発疹，紅斑，気管れん縮，低血圧，急速な腹痛など	肥満細胞よりヒスタミン様物質放出	化学療法時のアナフィラキシー，虫刺症，食物アレルギー
II 型 細胞障害型	溶血性貧血，循環器系の虚脱	抗体が抗原と活性補体と結合した赤血球と反応	不適合輸血に伴う重篤な溶血
III型 免疫複合体型	免疫複合体の組織への沈着による組織障害	免疫複合体の組織沈着による炎症	SLE（全身性エリテマトーデス），関節リウマチ，血清病
IV型　遅発型 細胞免疫型	接触性皮膚炎，肉芽腫形成，肺臓炎，同種移植反応	感作されたTリンパ球が抗原に反応しリンホカイン放出	結核，うるしかぶれ，菌状息肉症に対するメクロレタミン塩酸塩の反応

〔内海昭美，森文子：急性期の副作用対策と対応．国立がんセンター中央病院看護部（編）：がん化学療法スキルアップテスト，p.74，南江堂，2009．より一部改変〕

シー)に陥るものもある．アナフィラキシーとは，過敏症の最も重篤な状態で，原因物質の投与から早ければ数十秒後，多くは5〜10分以内に出現する比較的急性の全身反応のことをいい，発現が早いほど重篤である．多くの場合，Ⅰ型(即時型)反応のなかの，IgE抗体の関与によって起こる激しい即時型の全身反応を狭義のアナフィラキシーといい，アナフィラキシーのなかでも末梢循環不全によって生じる危険な状態をアナフィラキシーショックという．IgEが肥満細胞に結合し，大量のヒスタミンが放出されることでこの反応は始まる．ヒスタミンは，局所の細い血管を拡張し，浸透性を亢進させて，アレルギーの代表的な症状をもたらす．

2 メカニズム

過敏症には薬剤投与開始後早期に発現する「急性」のものだけでなく，24時間〜数日後に発現する「遅発性」のものもある．

アナフィラキシーショックが起こる基本的な機序は局所のアレルギー反応と同じであるが，全身の反応として起こると致命的な場合がある．気道の狭窄のために呼吸困難に陥り，血管拡張や浸透性の亢進に伴う血管内脱水が生じた結果，血圧が低下し，循環器系が破綻して数分以内に死亡することもある．ヒスタミンによるこれらの反応を即時に止めるためには，エピネフリンによる治療が必要である．

3 観察項目

過敏症は原因物質の静脈内投与後5〜30分間以内に，内服では2時間以内に症状が出現することが多いが，薬剤代謝速度によって遅れる可能性もある．また，発現が早いほど重篤であるため，十分に観察することが重要である．「何か変な感じがする」と抽象的に訴え始めることが多いため，患者の言動に注意する必要がある．

過敏症の前駆症状は，くしゃみ，咳，熱感，じん麻疹，瘙痒感，顔面紅潮，眼瞼周囲または顔面の浮腫，口腔内・咽頭不快感，息切れ，呼吸困難感，胸部閉塞感，動悸，頻脈，気管支けいれん，悪寒，冷汗，悪心，眩暈，ふらつき・立ちくらみ，口唇や末梢のしびれ，脱力感，低血圧，便意，尿意，腹痛などがある．

有害事象共通用語規準などで症状の程度も把握しておく(**表 2-8**)[2]．

4 アセスメント

1 過敏症を生じうる薬剤の投与前のアセスメント

がん薬物療法を開始する前に次のことについて確認しておく．

- 過敏症の既往歴と過去の使用抗悪性腫瘍薬の種類と使用回数
- これから使用する薬剤の過敏症出現頻度と主な症状と特徴(**表 2-9**)．また，パクリタキセル，ドセタキセルの溶解液にはアルコールが含まれているため，アルコールに弱い体質の患者は症状の程度によって，アルコール不耐反応かアレルギー反応かの判別が必要となる
- ステロイドなどの前投薬の投与の有無
- 過敏症を発現しやすい患者の危険因子：喘息の既往，アトピー，リンパ球数が

表 2-8 アレルギー反応 / アナフィラキシーの有害事象共通用語規準（CTCAE）v4.0

CTCAE v4.0 Term 日本語	Grade 1	Grade 2	Grade 3	Grade 4	Grade 5
アレルギー反応	一過性の潮紅または皮疹；＜38℃（100.4°F）の薬剤熱；治療を要さない	治療または点滴の中断が必要．ただし症状に対する治療（例：抗ヒスタミン薬，NSAIDs，麻薬性薬剤）にはすみやかに反応する；≦24時間の予防的投薬を要する	遷延（例：症状に対する治療および/または短時間の点滴中止に対してすみやかに反応しない）；一度改善しても再発する；続発症（例：腎障害，肺浸潤）により入院を要する	生命を脅かす；緊急処置を要する	死亡
アナフィラキシー	―	―	じん麻疹の有無によらず症状のある気管支けいれん；非経口的治療を要する；アレルギーによる浮腫/血管性浮腫；血圧低下	生命を脅かす；緊急処置を要する	死亡

（JCOG（日本臨床腫瘍研究グループ）：有害事象共通用語規準 v4.0 日本語訳 JCOG 版．p.18, JCOG, 2009. より引用）

表 2-9 過敏症・アレルギー反応に注意を要する主な抗がん剤

一般名	主な症状	特徴	対処
パクリタキセル	じん麻疹，顔面紅潮，血管性浮腫，胸痛，頻脈，呼吸困難，気道れん縮，血圧低下など	ほとんどが投与開始後10分以内に出現．初回投与時の発現が多い．パクリタキセル300 mg 中にはビール500 mL に相当する無水エタノールが含まれるので，アルコール過敏にも注意が必要	投与ごとに前投薬が必要．通常は過敏症発現後の再投与は可能
ドセタキセル水和物	呼吸困難，気管支けいれん，血圧低下，胸部圧迫感，発疹など	初回および2回目の投与時に注意を要する．投与開始から数分以内に起こることがある	重篤な過敏症状が発現した症例には，再投与しない
L-アスパラギナーゼ	じん麻疹，呼吸困難，血圧低下，顔面浮腫，咽頭けいれん，腹痛，意識混濁など	静脈内投与に比較して筋肉内投与時に過敏反応発現が低下する．筋肉内投与で30分後，静脈内投与で開始数分後発現する．初回投与時でなく，再投与時以降に起き，また投与量が増えると発現頻度も高くなる	多くは副腎皮質ステロイドや降圧薬により改善するが，死亡例もあり要注意
ブレオマイシン塩酸塩	発熱，悪寒，発疹，瘙痒感，呼吸困難など	初回投与時から約半数の症例に発熱が認められる．投与後約4〜10時間後に悪寒とともに発熱することが多い．重篤な過敏症には悪性リンパ腫に多く認められる	多くは対症療法で回復する
シスプラチン	ほてり感，灼熱感，ひりひり感，瘙痒感，紅斑，じん麻疹，眼瞼浮腫，咳嗽，気道れん縮，呼吸困難，発汗，血管性浮腫，不穏，血圧低下など	ほとんどが投与開始直後より数分で発現する．制吐目的の副腎皮質ステロイド併用が過敏反応の発現予防に寄与している可能性がある．カルボプラチンと交叉性あり	投与を中止し，対症療法を行う．再投与，代替投与ともに避ける．

（つづく）

薬物療法に伴う有害事象　129

表 2-9 つづき

一般名	主な症状	特徴	対処
カルボプラチン	シスプラチンとほぼ同様	投与回数を重ねると，ショック，アナフィラキシー症状の発現頻度が高くなる傾向がみられ，特に白金製剤の投与回数が 8 回を超えると，その傾向は顕著になるとの報告がある．投与開始後数分以内に発現することが多い	原則的には再投与および他の白金製剤代替投与は避ける
オキサリプラチン	発疹，瘙痒感，じん麻疹，気管支れん縮，呼吸困難，血圧低下などのショックおよびアナフィラキシー症状	重篤な過敏症が投与後数時間で発現する場合と，複数回投与後(中央値 7 サイクル)に発現する場合がある．投与開始後 30 分以内に発現するリスクが高い．気管支けいれんや呼吸困難などの症状が起こることがあり，末梢神経障害として生じる咽頭・喉頭の絞扼感との区別が必要	投与を中止し，対症療法を行う．重篤な過敏症が発現した症例には，再投与しない
メトトレキサート	呼吸困難，血圧低下などのショック，およびアナフィラキシー症状	通常量でも過敏症状がみられるが，特に大量投与において頻度が高い	まれに肺障害を認めるが，ステロイド治療が有効
シタラビン	投与後数時間後に発現する発熱，倦怠感，関節痛，骨痛，発疹，結膜充血など	長時間使用していた患者に発現する	軽症な場合が多く，副腎皮質ステロイドの併用で予防が可能であり，継続使用も可能
ドキソルビシン塩酸塩	ほてり，潮紅，呼吸困難・胸部不快感，胸痛，悪寒，発熱，熱感，悪心，息切れ，喘息，チアノーゼ，無呼吸，胸部および咽頭の絞扼感，気管支けいれん，低血圧，血圧上昇，頻脈，動悸，発疹，瘙痒感，背部痛，腹痛，鼻漏，顔面腫脹，頭痛，失神など	投与開始から 30 分以内に現れることが多い．発現の危険性を最小限にするため投与速度は 1 mg/分を超えないこと．食物アレルギーやほかの薬剤でのアレルギー症状を経験したことのある患者は特に注意が必要	多くの場合，投与の中断や投与速度を遅くすることで症状は回復する．投与を再開する場合は，速度を再開前の 2/3 (0.7 mg/分)以下となるように調整する
エトポシド	呼吸困難，血圧低下，じん麻疹，紅斑，血管性浮腫，顔面紅潮など	ほぼ数分以内に発現する．一過性のことが多い	多くは一過性であり，対症療法にて回復する

(各薬剤の添付文書を参考に筆者作成)

25,000 μL 以上，β アドレナリン受容体拮抗薬を使用，免疫疾患の併発，女性，標準より多い投与量，花粉・魚介類アレルギー，高齢，診断されてからまだ治療を受けていない場合，マントル細胞リンパ腫や慢性リンパ球性白血病のような造血器疾患，薬物アレルギーの既往・治療歴，心臓・呼吸器機能障害，薬物曝露の経験

❷ 投与中のアセスメント

投与直後からの前駆症状，症状出現時の程度の観察を行う．

❸ 投与後のアセスメント

過敏症が生じた場合，症状発現までの時間，症状の程度，対応法，回復までの時間を振り返り，次回投与時の対策を整える．外来化学療法の場合は，自宅でも症状が出現す

る可能性があるので，患者に自宅での状況を確認する．

5 予防策・対応策

■予防薬の確実な投与

　過敏症のリスクが特に高い抗がん剤においては，予防薬として副腎皮質ステロイドや抗ヒスタミン薬を投与する．リスクの高いパクリタキセルは，必ず予防薬を前投与する．予防薬の前投与が指示されない薬剤の投与であっても，初回治療時に過敏症状を発現した場合は，次回から前投薬を用いて症状をコントロールすることもある．ただし，前投薬を行っても，すべての過敏症を予防できるわけではないことは念頭におくべきである．過敏症の前投薬を**表 2-10**[3]に示す．

■過敏症の早期発見

　投与開始直後よりバイタルサインを測定し，過敏症の前駆症状の徴候について観察する．過敏症が起こりやすい抗がん剤投与時は急速に症状が進行する場合もあるため，5〜10 分間は患者に付き添い，また，少なくとも 1 時間が経過するまでは観察を頻繁に行う．患者は「何かおかしい」「変な感じ」と抽象的表現で訴えてくることもあり，患者の自覚症状にも注意を払う．これらの症状は，迷走神経反射や過呼吸症候群などとの鑑別も必要である．

■症状出現時の対応方法

○軽微な過敏症への対応の手順

①抗がん剤の投与を中断し，バイタルサインと発現している症状を把握する（輸液ラインは保持）．

表 2-10　過敏症の前投薬

薬剤	投与量	投与経路	投与する時間
〈副腎皮質ステロイド〉 デキサメタゾンリン酸エステルナトリウム（デカドロン®）	20 mg	静脈内投与	抗がん剤投与 30 分前
〈ヒスタミン H₁ 受容体拮抗薬〉 ジフェンヒドラミン塩酸塩（レスミン®，ベナ®，レスタミン®）	50 mg	静脈内投与・経口	抗がん剤投与 30 分前
〈ヒスタミン H₂ 受容体拮抗薬〉 シメチジン（タガメット®） ファモチジン（ガスター®） ラニチジン塩酸塩（ザンタック®）	300 mg	静脈内投与	抗がん剤投与 30 分前
〈場合により〉 エフェドリン塩酸塩（エフェドリン）	25 mg	経口	抗がん剤投与 1 時間前

〈場合により，可能ならば〉
　βブロッカーが投与されているときは，ゆっくりと漸減する

以上のレジメンで過敏症が出現した場合には，デキサメタゾン 20 mg/ 回を経口で，抗がん剤投与 12 時間前，6 時間前，30 分前に投与することもある．
〔Labovich TM：Acute hypersensitivity reactions to chemotherapy. Seminars in Oncology Nursing15(3)：222-231,1999. より一部改変〕

薬物療法に伴う有害事象　131

②医師に報告し，指示により対症療法を行う．

③症状消失後，抗がん剤の投与の再開・継続，中止の指示を受ける．再開・継続する場合は，速度の変更の指示などを確認し，最初は滴下速度を遅くして様子を観察する．投与再開後も過敏症の前駆症状やバイタルサインの観察を注意深く続ける．

○ **重度の場合（アナフィラキシーが疑われる場合）**

①ただちに抗がん剤の投与を中止する．

②発見者は患者のそばを離れない．

③応援を依頼し，医師に報告する．

④バイタルサインの測定と症状の観察を行い，必要時には心電図モニターを開始し，酸素投与を行う．

⑤医師の指示に従って薬剤投与や処置を行う．

⑥アナフィラキシーショックの場合は，救急蘇生法を行う（気道確保・酸素吸入，輸液ラインの確保，対症療法）．

原因薬剤が体内に入らないように，輸液ルートをすべて交換し，新しいルートから対症療法の薬剤を投与する．また針内の薬液も吸引するか，新たな静脈ラインを確保する．

医師の指示に沿って対症療法を行うが，アナフィラキシーショックの場合は，救急蘇生法に則った対処が必要になることもあるため，症状に対応できる薬剤と物品を準備しておく（**表 2-11**）[4]．

■ **心理的サポート**

過敏症やアナフィラキシーの出現により，患者は今後の治療に対しても不安を感じてしまうため，身体的・心理的苦痛に配慮した誠実な対応が必要である．過敏症により治療を継続できなくなった患者は，治療の効果がなくなったわけではないにもかかわらず，過敏症のために治療法の1つを失うことになるため，心理状態を注意深く観察し，援助に結びつけることも重要となる．

表 2-11 アナフィラキシーショックに対応できる薬剤と物品の準備

薬剤	物品
• エピネフリン	• 挿管セット
• 副腎皮質ステロイド	• 気管切開セット
• ジフェンヒドラミン塩酸塩	• バイトブロック
• シメチジン	• アンビューバッグ
• アミノフィリン	• 吸引物品
• ドパミン塩酸塩	• 酸素吸入物品
• アトロピン硫酸塩	• 心電図モニター
• グルカゴン	• 点滴セット
• リドカイン塩酸塩	• 除細動器
• 炭酸水素ナトリウム	
• 神経弛緩薬	
• 電解質輸液	

〔森文子，飯野京子：アレルギー反応 / 過敏症．飯野京子，森文子（編）：安全・確実・安楽ながん化学療法ナーシングマニュアル．p.143, 医学書院，2009. より一部改変〕

6 患者教育

　過敏症が起こりやすい抗がん剤を投与する場合は，その危険性や前駆症状，予測される変化，対処法について患者に事前に説明し，早期発見の重要性を意識づけておき，協力してもらう．患者が十分に理解していないと，症状が出現しても医療者への連絡が遅れ，重篤化する危険性がある．

　また，過敏症が起きても対処方法があることを伝え，不安の軽減に努める．説明のポイントは以下のとおりである．

- 過敏症/アナフィラキシーは，薬剤によって初回投与時または数回投与後に発現することがある
- ステロイドや抗ヒスタミン薬の使用により，症状コントロールが可能な場合もある
- 症状の程度により，薬剤の変更が必要なこともある

　外来化学療法を受ける患者の場合，自宅で症状が出現する可能性もあるため，そのことを説明し，症状出現時の病院への連絡方法を明確にしておく．また，パクリタキセルによるアルコールの影響が疑われる場合は，治療終了後もしばらく休息してから帰宅するように促したり，当日の車の運転を避けるように伝えておく．初回投与時のみでなく，複数回投与後に発現する場合もあるため，発現頻度が高まるタイミングで再教育することも重要である．

文献

引用文献

1) 内海昭美，森文子：急性期の副作用対策と対応．国立がんセンター中央病院看護部（編）：がん化学療法看護スキルアップテキスト．p.74，南江堂，2009.
2) JCOG（日本臨床腫瘍研究グループ）：有害事象共通用語規準 v4.0 日本語訳 JCOG 版．p.18，JCOG，2009.
3) Labovich TM：Acute hypersensitivity reactions to chemotherapy. Seminars in Oncology Nursing15(3):222-231,1999.
4) 森文子，飯野京子：アレルギー反応 / 過敏症．飯野京子，森文子（編）：安全・確実・安楽ながん化学療法ナーシングマニュアル．p.143，医学書院，2009.

参考文献

1) オンコロジックエマージェンシー．がん看護 14(1)：5-68，2009.
2) 岡元るみ子，佐々木常雄（編）：がん化学療法副作用対策ハンドブック．羊土社，2010.
3) 濱口恵子，本山清美（編）：がん化学療法ケアガイド（改訂版）．中山書店，2012.
4) 国立がんセンター中央病院看護部（編）：がん化学療法看護スキルアップテキスト．南江堂，2009.
5) 佐々木常雄：癌化学療法—副作用対策のベスト・プラクティス．照林社，2005.
6) 飯野京子，森文子（編）：安全・確実・安楽ながん化学療法ナーシングマニュアル．医学書院，2009.

（髙平 奈緒美）

2 インフュージョンリアクション

1 症状の定義

分子標的治療薬（主としてモノクローナル抗体）の投与後に起こる，注射に伴う症状で，投与中または投与後24時間以内に現れる有害反応である．

薬剤投与に伴う一般の過敏症やアナフィラキシーショックと類似した症状もあるが，それらとは異なる特有の症状がみられるため，過敏症やアナフィラキシーショックとは区別して捉えられている．

2 メカニズム

発生機序も過敏症とは異なると考えられているが，現在のところ明らかな原因はわかっておらず，細胞が障害される過程で生じるサイトカインの産生や放出が関与していると考えられている．

発現頻度は，モノクローナル抗体のなかでも，キメラ抗体やヒト化抗体で多いとされ，ヒト抗体では少なく軽症である（**図2-8**）[1]．

3 観察項目

主な症状として，嘔気・嘔吐，疼痛，頭痛，咳嗽，眩暈，耳鳴，無気力症，発疹，血圧低下，頻脈，呼吸困難，喘息，顔面浮腫，血管浮腫，喉頭浮腫，気管支けいれん，低酸素症，呼吸不全，肺炎（間質性・アレルギー性），非心原性肺浮腫，胸水，急性呼吸不全症候群などがある．

薬剤点滴中またはその直後に発症し，点滴終了から24時間以内に回復する．投与中はバイタルサイン，自覚的・他覚的変化に注意する必要がある．2回目以降，投与回数の増加に伴い，発現頻度とGradeが低くなる．

毒性判定基準は有害事象共通用語規準「注入に伴う反応」で評価される（**表2-12**）[1]．

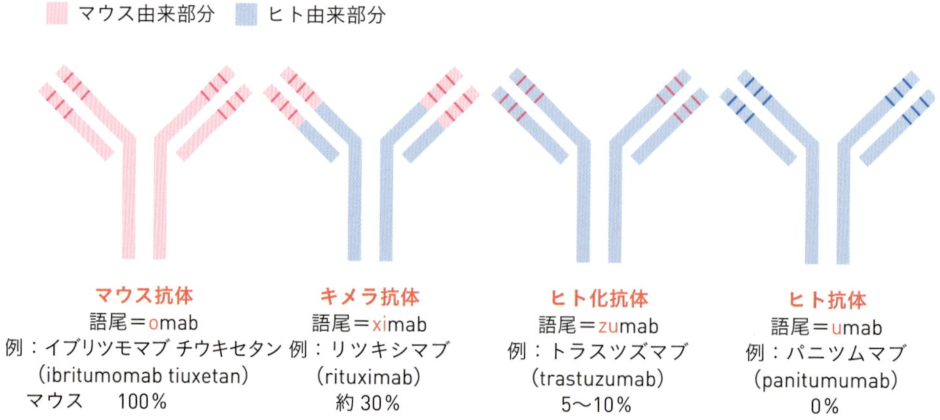

■ マウス由来部分　■ ヒト由来部分

マウス抗体
語尾＝omab
例：イブリツモマブ チウキセタン
（ibritumomab tiuxetan）
マウス　100%

キメラ抗体
語尾＝ximab
例：リツキシマブ
（rituximab）
約30%

ヒト化抗体
語尾＝zumab
例：トラスツズマブ
（trastuzumab）
5〜10%

ヒト抗体
語尾＝umab
例：パニツムマブ
（panitumumab）
0%

図2-8 モノクローナル抗体の種類

表 2-12 注入に伴う反応の有害事象共通用語規準（CTCAE）v4.0

Term	Term 日本語	Grade 1	Grade 2	Grade 3	Grade 4	Grade 5
Infusion related reaction	注入に伴う反応	軽度で一過性の反応；点滴の中断を要さない；治療を要さない	治療または点滴の中断が必要．ただし症状に対する治療（例：抗ヒスタミン薬，NSAIDs，麻薬性薬剤，静脈内輸液）にはすみやかに反応する；≦ 24 時間の予防的投薬を要する	遷延（例：症状に対する治療および/または短時間の点滴中止に対してすみやかに反応しない）；一度改善しても再発する；続発症により入院を要する	生命を脅かす；緊急処置を要する	死亡

（JCOG（日本臨床腫瘍研究グループ）：有害事象共通用語規準 v4.0 日本語訳 JCOG 版．p.16, JCOG, 2009. より引用）

4 アセスメント

　治療前にインフュージョンリアクションを起こしやすい薬剤を把握し，その薬剤の特性を十分に理解することが重要である（**表 2-13**）．また，治療前に対象となる患者のインフュージョンリアクションの発現にかかわるリスク因子についてアセスメントし，患者教育や投与管理に活かすことが重要となる．

5 予防策・対応策

○前投薬の確実な投与

　インフュージョンリアクションの予防薬がある場合は，必ず抗悪性腫瘍薬の投与前の決められた時間に確実に投与する．

○指示された適切な投与速度での投与

　投与速度規定のある薬剤では，推奨投与速度を遵守した投与管理を確実に行う．

○症状に対応できる薬剤と物品の準備

　抗ヒスタミン薬，副腎皮質ステロイド，気管支拡張薬，昇圧薬，輸液などの救急薬品や，心電図モニター，酸素吸入，挿管セットなどの医療物品・機器が必要となることがあるため，投与前にあらかじめ準備し，いつでも使用できるようにしておく．

■症状出現時の対応方法

○軽度～中等度の場合

　投与している薬剤を一時中止し，バイタルサインの測定や症状の種類，程度の観察を行う．医師に報告し，注入速度を下げる，または投与を中止する．指示により解熱鎮痛薬や抗ヒスタミン薬などの投与など対症療法を行う．症状が消失した場合，注入速度を遅くして投与を再開する場合もあるため，投与再開後も注意深い観察を行う必要がある．

○重度の場合

　アナフィラキシー症状や気管支けいれんなど重篤な症状が出現したときは，発見者は

薬物療法に伴う有害事象　135

表 2-13 インフュージョンリアクションを起こしやすい分子標的治療薬

一般名/商品名	頻度	注意すべき出現時期	リスク患者	前投与や注意事項	特徴	禁忌・その他
リツキシマブ/リツキサン®	<10% 重篤なインフュージョンリアクションの約80%が初回投与時と報告あり	初回投与開始30〜120分.注入速度を上げた直後から30分以内	初回投与時.腫瘍量の多い患者.脾腫を伴う患者.心機能・肺機能障害を有する患者	投与30分前に解熱鎮痛薬と抗ヒスタミン薬の前投薬を行う.推奨される注入速度を守る	じん麻疹,低血圧,血管浮腫,低酸素,急性呼吸窮迫症候群,心筋梗塞,不整脈,心原性ショック	マウスタンパク過敏症歴では禁忌.症状出現時は速度を緩めるまたは中止し,対症療法を行う
セツキシマブ/アービタックス®	5〜23% 重度は0.5〜10%未満	多くは初回投与中または投与終了後1時間以内.投与数時間後または2回目以降も投与でも発現あり	初回投与時	投与前に抗ヒスタミン薬の前投薬を行う.さらに,投与前に副腎皮質ステロイドの投与をすると軽減されることがある.初回投与は2時間かけて投与し,2回目以降は1時間かけて投与	軽度〜中等度:悪寒,発熱,浮動性めまいなど 重度:呼吸困難,気管支けいれん,じん麻疹,低血圧,アナフィラキシー様症状	投与1時間は観察が必要 軽度〜中等度は投与速度を減速し再投与可 重度では投与中止し再投与不可
ブレンツキシマブ ベドチン/アドセトリス®	11%	初回投与時と2回目.しかし,2回目以降でも初めて重篤なインフュージョンリアクションが発現することもあり	初回投与時と2回目	前投薬なし.急速投与は行わず,30分以上かけて投与	悪寒,悪心,呼吸困難,瘙痒感,外装,低酸素血症,アナフィラキシー	症状出現時は投与を中断し,対症療法を行う.症状回復後に投与再開する場合は,必要に応じて投与速度を減じて慎重に投与
トラスツズマブ/ハーセプチン®	初回投与時に約40%	初回投与.投与中〜投与開始後24時間以内に多い.2回目以降での出現は低い	初回投与時.肺転移・循環器疾患などで安静時呼吸困難がある患者	前投薬なし.初回投与時に症状出現しなかった場合,2回目以降の投与時間は30分間まで短縮できる	軽度〜中等度:発熱,悪寒,悪心,嘔吐,疼痛,頭痛,咳嗽,めまい,発疹,無力症など 重度:アナフィラキシー様症状,間質性肺炎,肺線維症,肺炎など	軽度症状では前投与併用にて再投与可.重度では投与中止
ベバシズマブ/アバスチン®	<3% 重度:1.9%	初回,2回目投与中	初回投与時	前投薬なし.初回投与時に症状出現しなかった場合,2回目以降の投与速度を速めてもよい	軽度〜中等度:発疹,咽頭不快 重度:じん麻疹,呼吸困難,口唇浮腫,咽頭浮腫など	喀血既往のある患者は禁忌.症状出現時は投与中止し,対症療法を行う
ゲムツズマブ オゾガマイシン/マイロターグ®	47.9%	投与開始後24時間以内	投与開始後24時間以内	投与1時間前に抗ヒスタミン薬および解熱鎮痛薬の前投与を行い,その後も必要に応じ解熱鎮痛薬の追加投与を考慮する.投与前に副腎皮質ステロイドを投与するとインフュージョンリアクションが軽減されることがある	悪寒,発熱,悪心,嘔吐,頭痛,低血圧,高血圧,低酸素症,呼吸困難,高血糖および重症肺障害など	投与中及び投与終了後4時間はバイタルサインをモニターする

(つづく)

表 2-13 つづき

一般名 / 商品名	頻度	注意すべき 出現時期	リスク患者	前投与や 注意事項	特徴	禁忌・その他
モガムリズマブ / ポテリジオ®	臨床試験において単独投与で 58.8%（重症 3.8%），化学療法併用投与で 44.8%（重症 6.9%）	初回投与時の投与後 8 時間以内に多い．しかし，それ以降や 2 回目以降の投与時にも出現の可能性あり	初回投与時	投与 30 分前に抗ヒスタミン薬，解熱鎮痛薬，副腎皮質ステロイドなどの前投薬を行う	発熱，悪寒，頻脈，血圧上昇，悪心，低酸素血症，嘔吐など	症状出現時は投与の中断や投与速度の減速を考慮する．投与再開時には必要に応じて投与速度を減じて慎重に投与する．投与再開後に再び症状出現し中止した場合には，再投与しない
アレムツズマブ / マブキャンパス®	96.9%	初回，2 日目投与中．多くは投与開始から 1 週間以内に発現する	初回，2 日目投与中	投与前に抗ヒスタミン薬および解熱鎮痛薬を投与する．さらに投与前に副腎皮質ステロイドを投与すると軽減されることがある．	低血圧，悪寒，発熱，呼吸困難，発疹，気管支けいれんなど	初回投与は 1 日 1 回 3 mg（連日投与）から開始し，Grade 3 以上のインフュージョンリアクションが認められない場合に，1 日 1 回 10 mg（連日投与）に増量し，1 日 1 回 30 mg（週 3 回隔日）まで増量する
パニツムマブ / ベクティビックス®	3.3% 重度は 1% 未満	多くは初回投与時．2 回目以降の投与でも発現の可能性あり	初回投与時	臨床試験で標準化されず．インフュージョンリアクションの既往などがある場合に前投薬の実施を考慮する	アナフィラキシー様症状，血管浮腫，気管支けいれん，発熱，悪寒，呼吸困難，低血圧など	投与中および投与終了後少なくとも 1 時間は観察期間を設ける 軽〜中等度：点滴速度を減じて慎重に投与 重度：投与中止し対症療法を行う．再投与は不可
オファツムマブ / アーゼラ®	49.8%	約半数の患者で複数回報告されており，2 回目以降の投与時に初めて発現したとの報告がある．投与回数にかかわらず投与開始後 3 時間以内に多く認められるが，それ以降でも発現の可能性あり	—	投与の 30 分から 2 時間前に，抗ヒスタミン薬，解熱鎮痛薬および副腎皮質ステロイドの前投与を行う．推奨される注入速度を守る	アナフィラキシー，発熱，悪寒，発疹，疼痛，咳嗽，呼吸困難，気管支けいれん，血圧下降，徐脈，心筋梗塞，肺水腫など	軽度または中等度の場合は中断時の半分の投与速度で投与を再開可能． 重度の場合は 12 mL/時の速度で投与を再開し投与可能
ラムシルマブ / サイラムザ®	0.4〜5.8%	初回のみでなく 2 回目以降の投与時にも出現の可能性あり	—	軽減目的で，投与前に抗ヒスタミン薬の前投与を考慮すること 軽度インフュージョンリアクションが出現した場合には，次回投与から必ず抗ヒスタミン薬を前投与する．その後も軽度出現する場合には，加え解熱鎮痛薬と副腎皮質ステロイドを加えて前投与する	悪寒，紅潮，低血圧，呼吸困難，気管支けいれんなど	軽度〜中等度は投与速度を 50% 減速し，その後のすべての投与においても減速した投与速度で投与する 重度の場合は投与を直ちに中止し，適切な処置を行うとともに，以降，本剤を再投与しない

（各薬剤の添付文書を参考に筆者作成）

薬物療法に伴う有害事象　137

患者のそばを離れず，他のスタッフの応援を呼び，医師への連絡を依頼し，バイタルサインのモニタリングと全身状態を観察し，対症療法を行う．対症療法の薬剤を投与する際は，インフュージョンリアクションの原因と疑われる薬剤が体内に入らないように輸液ルートをすべて交換し，可能であれば針内の薬液も吸引して新しい輸液ルートを接続するか，新たな静脈ラインを確保する．

■ 心理的サポート

インフュージョンリアクションは，初回投与時の出現率が高いため，患者に過剰な不安を与えないよう配慮し，わかりやすく説明する．症状出現時には先述した対応をとりながら患者に声をかけ，不安を軽減できるように心理的支援を行うことが大切である．

6 患者教育

治療を開始する際に，患者のセルフケア能力や理解度に応じたインフュージョンリアクションに関する患者教育を行うことが重要となる．いつごろ，どのような症状が出現するのかなどを具体的に説明する．早期発見するために看護師は患者のそばで十分な観察を行うが，徴候を体験する患者が第一発見者であることを伝え，いつもと違い「何かが変」という程度の感覚であっても，遠慮なく医療者へ報告するように説明する．初回投与の場合には点滴やがん化学療法自体が初体験の場合もあるため，わかりやすく丁寧な説明を心がける．その際，症状に対する不安や恐怖心を増強させないよう十分配慮し，症状出現時の対処方法や，迅速に対応できるよう準備が整っていることも説明することが重要である．一度に多くを理解してもらうことは困難であるため，数回に分けたり，その都度説明して繰り返しかかわりながら，患者の理解と協力を得るようにする．

また，外来化学療法の場合，自宅に帰ってから症状が出現する可能性があるため，症状出現時の連絡方法などに関する患者教育も大切である．

インフュージョンリアクション予防のための前投薬は注射薬だけではなく，内服薬もある．内服薬を用いる場合には，確実に内服する重要性を説明し，内服した時間も医療従事者や医師に教えてもらえるように指導する必要がある．

文 献

引 用 文 献

1) JCOG（日本臨床腫瘍研究グループ）：有害事象共通用語規準 v4.0 日本語訳 JCOG 版．p.16，JCOG，2009.

参 考 文 献

1) オンコロジックエマージェンシー．がん看護 14(1)：5-68，2009.
2) 岡元るみ子，佐々木常雄（編）：がん化学療法副作用対策ハンドブック．羊土社，2010.
3) 濱口恵子，本山清美（編）：がん化学療法ケアガイド（改訂版）．中山書店，2012.
4) 国立がんセンター中央病院看護部（編）：がん化学療法看護スキルアップテキスト．南江堂，2009.
5) 佐々木常雄：癌化学療法―副作用対策のベスト・プラクティス．照林社，2005.
6) 飯野京子，森文子（編）：安全・確実・安楽ながん化学療法ナーシングマニュアル．医学書院，2009.

（髙平 奈緒美）

3 抗がん剤の血管外漏出・血管炎

1 症状の定義

　抗がん剤の血管外漏出とは，抗がん剤が血管外・皮下組織へ漏出・浸潤することをいう．薬剤の種類や漏出の量によっては，組織の脱落や壊死など不可逆的な影響を及ぼすことがあり，患者のQOLに大きくかかわる．
　一方，赤い色素沈着・線条痕が静脈に沿って出現し，抗がん剤による局所のアレルギー反応をフレア反応という（図2-9）．「疼痛や腫脹を伴わないことから血管外漏出とは区別され，血液逆流は正常」である（表2-14）[1,2]．

2 メカニズム

　血管外漏出とは，「投与中の抗悪性腫瘍薬が血管外へ浸潤，あるいは血管外へ漏出し，静脈内へ投与された薬液が血管から周囲の軟部組織へ拡散する」[3]ことであり，「これにより周囲の軟部組織に障害をきたし，自覚的，および他覚的な一連の症状が引き起こされることを『漏出性皮膚障害』」[3]という．

3 観察項目

　血管外漏出を予防し，重症化を避けるためには，適切な観察と早期に発見・対処することが重要となる．抗がん剤投与中の観察項目を以下に挙げる．
①静脈穿刺部周囲の発赤・腫脹・浮腫
②静脈穿刺部周囲の疼痛・違和感・灼熱感・圧迫感
③静脈の開通性（血液逆流の有無）
④自然滴下の有無

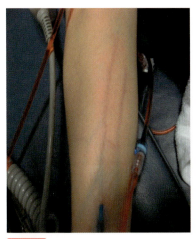

図2-9　フレア反応

表 2-14 血管外漏出とその他の症状の鑑別

症状・徴候	血管外漏出		静脈炎	フレア反応
	急性の症状	遅発性の症状		
疼痛	激痛または灼熱感が刺入部周囲に起こる. 痛みを伴わないこともある	時間が経ってから痛みが出現する	薬液を投与している静脈に沿って痛みが出現する	痛みを伴わない
発赤	通常, 刺入部周囲に発赤が出現するが, 生じないこともある	時間の経過とともに発赤が増強する	薬液を投与している静脈に沿って発赤や色素沈着を生じる	薬液を投与している静脈に沿った線条痕を生じる
潰瘍	症状出現時には皮膚の変化はみられない	血管外漏出に対する治療が行われない場合, 水疱形成・びらんを経て潰瘍形成に至る	起こらない	起こらない
腫脹	通常直ちに腫脹が出現する	時間の経過とともに腫脹が増強する	起こらない	起こらない
血液の逆流	血液の逆流はみられない	起こらない	血液の逆流は正常である	血液の逆流は正常である

〔佐藤禮子(監訳):がん化学療法・バイオセラピー看護実践ガイドライン, p.109, 医学書院, 2009. より一部改変〕

4 アセスメント

■抗がん剤投与前

○組織障害の程度による分類

抗がん剤は, 血管外漏出時の組織障害の程度によって3種類に分類される(**表 2-15**).

[起壊死性抗がん剤(vesicant drug)]

少量の漏出でも発赤・紅斑・腫脹・水疱・壊死や難治性皮膚潰瘍を形成し, きわめて強い疼痛を伴う. 2〜3か月後に潰瘍形成が顕著になることがあり, 慎重な経過観察が必要である.

[起炎症性抗がん剤(irritant drug)]

局所で発赤や腫脹, 疼痛などの炎症性変化を生じる. 通常, 潰瘍形成には至らないが, 大量に漏出した場合は強い疼痛や炎症を生じることがある.

[非壊死性抗がん剤(non-vesicant drug)]

血管外漏出が出現しても, 炎症や壊死を起こしにくい抗がん剤であり, 多くは筋肉内投与や皮下投与が可能である.

○血管アセスメント

末梢静脈から抗がん剤投与を行う場合, 使用する抗がん剤の組織障害の程度や, 患者の血管の状態, 抗がん剤投与時間などを総合的にアセスメントし, 血管部位を選択する必要がある. 血管外漏出の危険因子について**表 2-16** に示す[4].

表 2-15 組織障害の程度による抗がん剤の分類

起壊死性抗がん剤	起炎症性抗がん剤	非壊死性抗がん剤
• ドキソルビシン	• シクロホスファミド	• L-アスパラギナーゼ
• エピルビシン	• イホスファミド	• エノシタビン
• イダルビシン	• フルオロウラシル	• アザシチジン
• ダウノルビシン	• メルファラン	• ペプロマイシン
• アムルビシン	• メトトレキサート*2	
• マイトマイシンC	• ダカルバジン	
• アクチノマイシンD	• ブレオマイシン*2	
• ビンクリスチン	• ゲムシタビン	
• ビンブラスチン	• シタラビン	
• ビノレルビン	• シスプラチン	
• ビンデシン	• カルボプラチン	
• パクリタキセル*1	• オキサリプラチン	
• ナブパクリタキセル*1	• ネダプラチン	
• ドセタキセル*1	• エトポシド	
• リポソーマルドキソルビシン*1	• イリノテカン	
• ベンダムスチン*1	• ブレンツキシマブ　ベドチン	
• ミトキサントロン*1	• クロファラビン	
	• トラスツズマブ　エムタンシン	
	• テモゾロミド	
	• ノギテカン	
	• ブスルファン	
	• フルダラビン	
	• クラドリビン*2	

＊1 「起炎症性抗がん剤」とする報告もある
＊2 「非壊死性抗がん剤」とする報告もある
(国立がん研究センター中央病院医療安全ポケットマニュアル. p.81, 2015. より引用)

○**患者の現病歴・既往歴**

過去にパクリタキセルによる血管外漏出を起こしたことがある患者が，別の静脈からパクリタキセルを投与した際に，以前に血管外漏出を起こした部位の皮膚障害を生じたという報告がある[5]．この現象をリコールリアクションという．また，放射線療法後に抗がん剤治療を行った場合，放射線照射部位に皮膚炎(放射線リコール現象)がみられることがある．血管外漏出の危険因子を把握するために，患者の現病歴やこれまで行ってきた治療歴を確認しておくことも重要である．

■**抗がん剤投与中**

抗がん剤投与中は定期的に観察を行い，血管外漏出の早期発見に努める．観察のポイントは，静脈穿刺部周囲の発赤・腫脹や疼痛の有無，血液の逆流や自然滴下の有無である．患者によっては穿刺部周囲の疼痛や腫脹に気がつかない場合があることから，適切なタイミングで観察を行うことが重要となる．

■**抗がん剤投与終了後**

投与中に血管外漏出が起こらなかった場合でも，留置針抜針後に抜針部位の発赤・腫脹・疼痛などの皮膚障害が遅発性に出現することがある．抜針部位は，慎重に経過観察を行う必要がある．

薬物療法に伴う有害事象　141

表 2-16	血管外漏出の危険因子

〈静脈構造〉
- 細くて脆い血管
- 弾力性や血流量が低下した静脈(高齢者)
- 循環障害のある四肢の血管(上大静脈症候群や腋窩リンパ節郭清後など，病変や手術の影響で浮腫・静脈内圧の上昇を伴う患肢側の血管)
- 輸液などですでに使用されている静脈ルート
- 抗がん剤が反復投与されている静脈
- 腫瘍浸潤部位の静脈

〈穿刺部位〉
- 最近施行した皮内反応部位より遠位側(皮内反応部位で漏出が起こる)
- 同一血管に対する穿刺のやり直し
- 24時間以内に注射した部位より遠位側
- 創傷瘢痕がある部位の血管
- 関節運動の影響を受けやすい部位

〈全身状態〉
- 栄養不良患者
- 糖尿病や皮膚結合織疾患などに罹患している患者
- 糖尿病患者(血管を見つけにくい)

〈その他〉
- 化学療法を繰り返している患者
- 多剤併用化学療法中の患者
- 放射線療法を受けた部位の静脈
- 過去に血管外漏出を起こしたことがあるか否か(リコールリアクション)

〔国立がん研究センター内科レジデント(編)：がん診療レジデントマニュアル(第6版)．pp. 409-410，医学書院，2013．より一部改変〕

5 予防策・対応策

■血管外漏出の予防

○適切な血管部位の選択と確実な穿刺

　血管穿刺部位は，より末梢から太く弾力のある血管を，また留置針の固定が容易に行える部位を選択するとよい(**図2-10**)[6]．また，同日に採血で使用した血管，蛇行している血管，神経や動脈付近の血管，手関節や肘関節などの関節付近，一度穿刺した部位より末梢部，利き腕，腋窩リンパ節郭清や放射線照射を行っている患側上肢への穿刺は避けるべきである．

　たとえ短時間の抗がん剤投与であっても翼状針は使用せず，静脈留置針を使用する．穿刺は，多くの患者にとって苦痛を伴う処置の1つである．血管確保が困難な患者には，あらかじめ腕を温めてもらったり，上肢を下げて手の掌握を繰り返してもらうなど，血管を浮き上がらせるための工夫を行い，できるだけ1回の穿刺で血管確保を行えるようにする．

　留置針挿入後24時間以上経過した末梢血管では，血管の脆弱性が増し，炎症や浸潤が起こりやすくなることがあるという指摘があり[7]，血管外漏出のリスクが高まると考えられる．このことから，24時間以上経過した末梢静脈ラインの使用は推奨されない．

○確実な固定

　留置針の固定には，刺入部を容易に観察できるように透明フィルムドレッシング材を

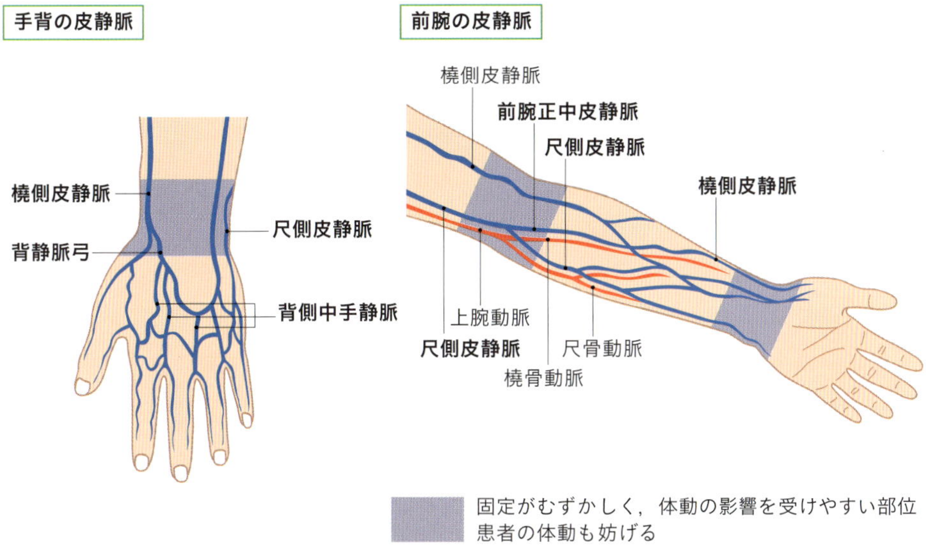

| 手背の皮静脈 | 前腕の皮静脈 |

図 2-10 血管の走行

〔森文子：静脈投与ラインの確保．飯野京子・森文子（編）：安全・確実・安楽ながん化学療法ナーシングマニュアル．p.115, 医学書院，2009．より〕

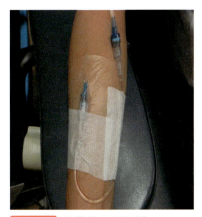

図 2-11 留置針の固定例

使用するとよい（**図 2-11**）．また，体動や，点滴ラインが引っ張られて留置針が抜けることのないよう，ループを作って固定する．患者の体動を妨げることがないように固定にも工夫が必要である．

○ **抗がん剤投与前・中の血管の開通性の確認**

抗がん剤投与前には，留置針が血管内に確実に挿入されているか，血液の逆流や自然滴下の有無を確認することが重要である．ワンショットで抗がん剤を静脈注入する場合は 2～5 mL 入るごとに，持続点滴の場合は 1 時間ごとに血液の逆流を確認する[8]．また，点滴更新時にも血液の逆流・自然滴下の有無を確認する必要がある．

抗がん剤の投与管理を厳密に行うために輸液ポンプを使用する場合があるが，輸液ポンプ使用時に血管外漏出が起こると，薬液が過重な圧で押し込まれ，漏出量や範囲が拡大する恐れがある．起壊死性抗がん剤投与時や，細い静脈に留置針が挿入されている場

合などでは，輸液ポンプを使用しないことが望ましい．

◯投与終了後のライン内フラッシュと確実な止血

　抗がん剤投与終了時，抜針の際に針に残った抗がん剤が血管外に漏出することで，皮膚障害を起こす恐れがある．終了時には生理食塩液などでルート内をフラッシュし，抜針後は5分程度圧迫を行い，確実な止血を確認する．

■中心静脈からの抗がん剤投与

　末梢静脈の血管確保が困難な場合や，長時間持続投与が必要な場合，血管外漏出が起こりやすい場合には，中心静脈留置カテーテルや皮下埋め込みポートが使用される．中心静脈から抗がん剤を投与する場合，末梢血管のように留置針挿入部位の安静を保持する必要がなく，アクセスが簡便であり，頻回に穿刺されることによる患者の苦痛を軽減できるといったメリットがある．しかし，中心静脈留置カテーテルや皮下埋め込みポートで血管外漏出を起こした場合，疼痛・灼熱感・違和感・腫脹といった自覚症状に気づきにくいことから，症状が重症化する恐れがある．そのため，末梢静脈から投与する際と同じように，投与前の開通性の確認，投与中の留置針挿入部位の観察や血液逆流・自然滴下の有無を観察し，血管外漏出の早期発見に努めるべきである．皮下埋め込みポートの場合は，カテーテル・ピンチオフ（カテーテルが鎖骨と第1肋骨に挟まれて断裂すること）やカテーテルのキンク（折れ曲がり）から，血管外漏出を起こすことがある．開通性の確認の際に異常を発見した場合は，ポート造影を行う必要がある．

■血管外漏出時の対応

　血管外漏出を発見した場合は，症状の重症化を避けるためにもすみやかな対応が求められる[9]．血管外漏出の症状の評価を**表 2-17**[9]に，血管外漏出発見時のフローチャート，処置例を**図 2-12**，**図 2-13** に示す．

表 2-17 血管外漏出の有害事象共通用語規準（CTCAE）v4.0

【注入部位血管外漏出】

Grade1	Grade2	Grade3	Grade4	Grade5
―	症状を伴う紅斑（例：浮腫，疼痛，硬結，静脈炎）	潰瘍または壊死；高度の組織損傷；外科的処置を要する	生命を脅かす；緊急処置を要する	死亡

用語の定義：薬物または生物製剤の注射部位から周囲組織への漏出．注射部位の硬結，紅斑，腫脹，熱感，著しい不快感などを伴う

【注射部位反応】

Grade1	Grade2	Grade3	Grade4	Grade5
症状を伴う/伴わない圧痛（例：熱感，紅斑，瘙痒）	疼痛；脂肪変性；浮腫；静脈炎	潰瘍または壊死；高度の組織損傷；外科的処置を要する	生命を脅かす；緊急処置を要する	死亡

用語の定義：注射部位に生じる（通常は免疫学的な）強い有害反応

〔JCOG（日本臨床腫瘍研究グループ）：有害事象共通用語規準 v4.0 日本語訳 JCOG 版．p.16, JCOG, 2009. より引用〕

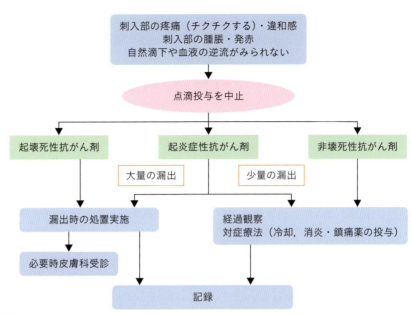

図 2-12 血管外漏出時の対応（フローチャート）

漏出時の処置方法

①抗がん剤注入を止める．留置針を抜く前に残存する抗がん剤を排除する目的で 3〜5 mL の血液を吸引除去する．
②可能であれば，漏出部の組織液を 26 G 程度の針を刺入して吸引除去する．
③局所の処置後，すみやかに以下の処置を行う（局所皮下注射）．

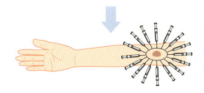

処方例
ソル・コーテフ®100〜200 mg
1% リドカイン（キシロカイン®）1 mL
上記 2 剤を生理食塩液で溶解して総量 5 mL に調整する

漏出部位よりやや大きめの範囲に，周囲に堤防をつくるように外側から内漏側に向けて万遍なく皮下注射を行う．その後は冷湿布を行う．＊漏出薬剤の種類，濃度，量，経過時間に応じて，ステロイドの濃度，総量，注射範囲を適宜拡大する．
③′アントラサイクリン系抗がん剤漏出時は，サビーン®注静脈内投与も検討する．
④局所外用処置
翌日からはステロイド軟膏を塗布し，その上から冷湿布を行う．原則として 1 週間継続する．

注）ビンカアルカロイド，エトポシドの場合は，温罨法をしてもよい．

処方例
クロベタゾール軟膏（デルモベート®軟膏）など
上記を 1 日 2 回塗布

図 2-13 血管外漏出時の処置方法例
（国立がん研究センター中央病院医療安全ポケットマニュアル．p.80, 2015. より抜粋）

薬物療法に伴う有害事象　145

○ 理学的な対処・ケア

冷罨法は，局所の血管収縮を引き起こすことで薬剤の拡散防止と消炎効果を目的に行う．また温罨法は，血管拡張による薬剤の吸収を促すことを目的に行う．アントラサイクリン系薬剤やタキサン系薬剤の血管外漏出では冷罨法が，ビンカアルカロイド系抗がん剤やエトポシドは温罨法を推奨する報告があるが[7]，どちらも有効性を示す研究結果は得られていない．オキサリプラチンの血管外漏出を起こした場合，冷罨法は冷感刺激による神経障害を助長させるため，禁忌である．

血管外漏出が生じた際には，副腎皮質ステロイドの抗炎症作用を期待して皮下・皮内投与が行われることが多いが，使用を推奨するほどの有効性は示されていない．

2014年1月に，日本初のアントラサイクリン系抗がん剤の血管外漏出治療薬としてデクスラゾキサン（サビーン®）が発売された．血管外漏出後6時間以内にすみやかに投与を開始し，1日1回，投与1日目および2日目は1,000 mg/m^2，3日目は500 mg/m^{2}を1〜2時間かけて3日間連続静脈内投与する．また，投与2日目および3日目以降は1日目と同時刻に投与を開始する．血管外漏出部位に十分な血流を確保するため，冷罨法を行っている場合はデクスラゾキサン投与15分以上前に漏出部位から氷嚢などを取り外す必要がある[10]．

○ 外科的治療

漏出後に処置を行っても症状が改善しない場合や，皮膚障害の程度（潰瘍や壊死）によっては，デブリードマンや皮膚移植などの外科的治療が必要になる．起壊死性抗がん剤が漏出した場合は，すみやかに処置を行うとともに皮膚科医や形成外科医へコンサルトすることが望ましい．

○ 心理的支援

血管外漏出により，疼痛などの身体的苦痛だけでなく，壊死・硬結による外観の変化や運動・神経障害による心理的苦痛も生じる．また，血管確保技術の未熟さや，血管外漏出を引き起こされたという気持ちから，患者は医療者への不満や不信感を抱くこともある．患者の訴えを傾聴し，真摯に対応することが求められる．

6 患者教育

血管外漏出を早期に発見するためには，患者の協力も必要不可欠である．患者教育の主な内容を以下に挙げる．

①使用薬剤と血管外漏出のリスクについて

②血管外漏出の徴候・自覚症状（留置針刺入部周囲の発赤・腫脹・疼痛・灼熱感・違和感・圧迫感など）

③医療者への報告の必要性（痛みを伴わない場合でも，少しでも異常を感じたら医療者へ報告する）

④留置針刺入部をできるだけ安静にする

⑤点滴ラインが引っ張られることがないよう，ラインの整理を行う

⑥抗がん剤投与前に採血を行った場合は，採血部位と異なる側の上肢で血管確保してもらうよう医療者へ伝える

⑦可能な限り，毎回異なる血管に留置針を挿入してもらう

⑧留置針を抜針後に痛みや発赤，腫脹といった症状が遅発的に出現することがあるため，そのような場合は医療者へ報告する

文 献

引 用 文 献

1) Polovich M, White JM, Kelleher LO：Chemotherapy and Biotherapy Guidelines and Recommendations for Practice(2nd ed). Oncology Nursing Society, 2005/ 佐藤禮子(監訳)：がん化学療法・バイオセラピー看護実践ガイドライン. p.111, 医学書院, 2009.
2) 前掲1), p.109
3) 国立がん研究センター内科レジデント(編)：がん診療レジデントマニュアル(第6版). p.408, 医学書院, 2013.
4) 前掲3), pp.409-410
5) 日本がん看護学会(編)：外来がん化学療法看護ガイドライン2014年版—1 抗がん剤の血管外漏出およびデバイス合併症の予防・早期発見・対処. p.43, 金原出版, 2014.
6) 森文子：静脈投与ラインの確保. 飯野京子・森文子(編)：安全・確実・安楽ながん化学療法ナーシングマニュアル. p.115, 医学書院, 2009.
7) 前掲5), p.38
8) 前掲5), p.44
9) JCOG(日本臨床腫瘍研究グループ)：有害事象共通用語基準v4.0 日本語訳JCOG版. p.16, JCOG, 2009.
10) キッセイ薬品工業株式会社：医薬品インタビューフォーム—サビーン点滴静注用500 mg. キッセイ薬品工業株式会社, 2015.

参 考 文 献

1) Polovich M, White JM, Kelleher LO：Chemotherapy and Biotherapy Guidelines and Recommendations for Practice(2nd ed). Oncology Nursing Society, 2005/ 佐藤禮子(監訳)：がん化学療法・バイオセラピー看護実践ガイドライン. pp.106-107.
2) 飯野京子，森文子(編)：安全・確実・安楽ながん化学療法ナーシングマニュアル. 医学書院, 2009.
3) 国立がんセンター中央病院看護部(編)：がん化学療法看護スキルアップテキスト—アセスメントと患者支援の総合力アップをめざして. 南江堂, 2009.
4) 濱口恵子，本山清美(編)：がん化学療法ケアガイド(改訂版)—治療開始前からはじめるアセスメントとセルフケア支援. 中山書店, 2012.

(三浦 仁美)

4 急性の悪心・嘔吐

1 症状の定義

　悪心・嘔吐は患者が苦痛に感じる症状の1つである．がん化学療法を受ける患者のうち，約50%の患者に急性あるいは遅発性の悪心・嘔吐が発生することが報告されており，QOLに影響を与える(**表2-18**)[1].

2 観察項目

　急性悪心・嘔吐の発生機序には，セロトニン(5HT₃)が強く影響している．急性型は化

薬物療法に伴う有害事象　147

表 2-18 注射抗がん薬の催吐性リスク分類

分類	薬剤，レジメン
高度(催吐性)リスク high emetic risk (催吐頻度 > 90%)	AC療法：ドキソルビシン＋シクロホスファミド，EC療法：エピルビシン＋シクロホスファミド，シクロホスファミド(≧ 1,500 mg/m²)，シスプラチン，ストレプトゾシン，ダカルバジン，carmustine(> 250 mg/m²)，mechlorethamine
中等度(催吐性)リスク moderate emetic risk (催吐頻度 30〜90%)	アクチノマイシン D，アザシチジン，アムルビシン※，イダルビシン，イホスファミド，イリノテカン，インターフェロン-α(≧ 1,000万 IU/m²)，インターロイキン-2(> 1,200万〜1,500万 IU/m²)，エノシタビン※，エピルビシン，オキサリプラチン，カルボプラチン，クロファラビン，三酸化ヒ素，シクロホスファミド(< 1,500 mg/m²)，シタラビン(> 200 mg/m²)，ダウノルビシン，テモゾロミド，ドキソルビシン，ネダプラチン※，ピラルビシン※，ブスルファン，ベンダムスチン，ミリプラチン，メトトレキサート(≧ 250mg/m²)，メルファラン(≧ 50 mg/m²)，amifostine(> 300 mg/m²)，carmustine(≦ 250 mg/m²)
軽度(催吐性)リスク low emetic risk (催吐頻度 10〜30%)	インターフェロン-α(5〜10million IU/m²)，インターロイキン-2(≦ 12million IU/m²)，エトポシド，エリブリン，カバジタキセル，ゲムシタビン，シタラビン(100〜200mg/m²)，トラスツズマブ エムタンシン，ドキソルビシン リポソーム，ドセタキセル，ニムスチン※，ノギテカン，パクリタキセル，パクリタキセル アルブミン懸濁型，フルオロウラシル，ブレンツキシマブ，ペメトレキセド，ペントスタチン，マイトマイシン C，ミトキサントロン，メトトレキサート(50〜250 mg/m²)，ラニムスチン※，amifostine(≦ 300 mg)，carfilzomib，floxuridine，ixabepilone，omacetaxine，pralatrexate，romidepsin，ziv-aflibercept
最小度(催吐性)リスク minimal emetic risk (催吐頻度 < 10%)	L-アスパラギナーゼ，アレムツズマブ，イピリムマブ，インターフェロン-α(≦ 5 million IU/m²)，オファツムマブ，クラドリビン，ゲムツズマブオゾガマイシン，シタラビン(< 100 mg/m²)，セツキシマブ，テムシロリムス，トラスツズマブ，ニボルマブ，ネララビン，パニツムマブ，ビノレルビン，ビンクリスチン，ビンデシン※，ビンブラスチン，フルダラビン，ブレオマイシン，ベバシズマブ，ペグインターフェロン，ペプロマイシン※，ペルツズマブ，ボルテゾミブ，メトトレキサート(≦ 50 mg/m²)，ラムシルマブ，リツキシマブ，decitabine，denileukin diftitox，obinutuzumab，pegaspargase，pembrolizumab，siltuximab，valrubicin，vincristine(liposomal)

注 1)英語表記は本邦未承認
注 2)「※」は海外のガイドラインには記載がないが，わが国では使用可能な薬剤
注 3)下線付きの薬剤は 25 年以上前に開発された薬剤(ネダプラチンとアムルビシンを除く)
〔日本癌治療学会(編)：制吐薬適正使用ガイドライン 2015 年 10 月【第 2 版】，pp.28-29，金原出版，2015.より〕

学療法投与後 24 時間以内に出現するのが特徴である．

　悪心・嘔吐による身体への生理的な影響を十分に理解することが重要である(**表2-19**)．特に栄養摂取不足，脱水，電解質異常によって起こる身体的変化の観察が重要である．また，予測性嘔吐には患者の不安も影響しているため，治療に臨む患者の精神状態，治療の受け入れ具合，緊張状態，不安の内容なども把握する．

3 アセスメント

1 悪心・嘔吐の原因を明らかにする

　悪心・嘔吐のリスクファクターとして，**表 2-20** の要因が挙げられる．また，発現時期(抗がん剤投与との関連性)，症状の程度，状態，吐物の性状，他の随伴症状，患者の

表 2-19 悪心・嘔吐による影響に関する観察項目

投与時間との関係	・使用薬剤と悪心・嘔吐の出現時間 ・状態と程度
栄養摂取の状態と栄養の評価	・栄養摂取量と内容 ・水分摂取の状況 ・体重 ・BMI ・血中アルブミン値 ・総タンパク
電解質のバランス	・バイタルサイン ・意識レベル ・電解質データ ・腎機能・肝機能 ・皮膚の状態 ・口唇・口腔内の乾燥状態 ・口渇の有無 ・尿量・尿比重 ・四肢冷感 ・倦怠感の有無
誤嚥性肺炎*	・呼吸数の増加の有無 ・発熱・咳嗽・痰の増加 ・肺雑音
随伴症状	・腹部の状態(膨満感, 腸蠕動など) ・排便状況 ・意識レベル ・疼痛の有無
精神状態	・不安の訴え ・治療への理解度

＊嘔吐時に嘔吐物が誤って気管に入ることで生じる. 特に高齢者で注意が必要である.

表 2-20 悪心・嘔吐のリスクファクター

出現時期	化学療法投与後数時間以内から 24 時間以内に出現
リスクファクター	・女性＞男性 ・50 歳以下の患者(若年者) ・進行がん ・治療前の不安 ・痛みや倦怠感が強い ・PS(パフォーマンスステータス)が低い ・前治療にて嘔気の経験をもつ ・妊娠悪阻が強い ・乗り物酔い
その他の要因	部分的・完全なイレウス, 脳転移, 電解質異常(高カルシウム血症, 高血糖, 低ナトリウム血症), 疼痛緩和目的のオピオイドの使用, 消化管不全麻痺のある抗がん剤の使用

薬物療法に伴う有害事象　149

病状などの観察を十分に行う必要がある．がん化学療法を受けている患者の悪心・嘔吐が生じた場合，化学療法が原因であると断定するのではなく，他の原因はないかと丁寧に観察し，アセスメントすることが重要である．特に，脳転移の徴候や電解質異常，イレウスなどさまざまな原因から悪心・嘔吐が生じうることを念頭においてアセスメントし，観察した内容から悪心・嘔吐の原因を明らかにする．

2 悪心・嘔吐の評価

○ リスクアセスメント

- 患者の多面的な情報から悪心・嘔吐のリスクを査定する
- 患者が使用する抗がん剤を把握する

  世界の主要がんセンターのNPO団体であるNational Comprehensive Cancer Network（NCCN）は4つに分類している．同じ薬剤でもシクロホスファミド，シタラビンなどは用量（dose）によって催吐リスクが異なり，対応にも相違がある．
- 患者の状況やこれまでの体験を把握する

  これまでの化学療法の体験が患者にとってどのような意味をもつのかなど，個人の体験を理解することが適切なケアへとつながる．

○ 悪心・嘔吐の評価

医師・薬剤師・看護師・患者や家族が，同じ評価基準，評価項目で症状を客観的に評価し，共通用語で検討することが重要である．一般的に有害事象共通用語規準（CTCAE）v4.0が用いられる（**表 2-21**）[2]．CTCAE v4.0を使用することで継続的な観察と患者の状態の変化を把握しやすいという利点がある．

○ 悪心・嘔吐に関連した症状

悪心・嘔吐の出現に伴い随伴症状を併発する可能性が高く，治療への意欲の低下を招くこともある．また，身体的・心理的な予備力の低下をきたし，治療の中断や中止せざるを得ない状況になったり，休職や退職など社会的役割に影響を及ぼす場合もある．そういった観点も含め，丁寧に観察し，多様な情報を統合し分析していくことにより，原

表 2-21 悪心・嘔吐の有害事象共通用語規準（CTCAE）v4.0

有害事象	Grade1	Grade2	Grade3	Grade4	Grade5	注釈
悪心	摂食習慣に影響のない食欲低下	顕著な体重減少，脱水または栄養失調を伴わない経口摂取量の減少	カロリーや水分の経口摂取が不十分；経管栄養/TPN/入院を要する	—	—	ムカムカ感や嘔吐の衝動
嘔吐	24時間に1〜2エピソードの嘔吐*	24時間に3〜5エピソードの嘔吐*	24時間に6エピソード以上の嘔吐；TPNまたは入院を要する*	生命を脅かす；緊急処置を要す	死亡	胃の内容物が口から逆流性に排出されること

＊5分以上間隔が開いたものをそれぞれ1エピソードとする

〔JCOG（日本臨床腫瘍研究グループ）：有害事象共通用語規準v4.0日本語訳JCOG版．p.13，15，JCOG，2009．より引用〕

因が明確になり，効果的な管理へとつながっていく．

4 予防策・対応

　がん化学療法に伴う悪心・嘔吐は，治療を受ける患者にとってつらい症状の上位にあることを念頭におき，十分な対処をとる．また，制吐薬の投与など，医療者から積極的な使用を提案することが必要である．

　近年，支持療法の進歩により，悪心・嘔吐はコントロールできる症状の1つになってきている．症状の発生機序をふまえた適切な制吐薬を使用することで患者の苦痛を軽減することができる（**表2-22**）．

■1 薬剤の催吐リスクに基づく制吐薬の予防投与

　初回化学療法時の急性悪心・嘔吐のコントロールが不良となると，遅発性悪心・嘔吐，予測性悪心・嘔吐の原因となり，治療に大きく影響してくることをしっかりと理解し，催吐リスクに基づき初回から十分な予防を行っていく（**表2-23**）[3]．

　適切な支持療法が行われているか確認し，また，内服薬は抗がん剤投与前に内服して

表 2-22 制吐薬

区分	作用	薬剤名	注意
NK_1(ニューロキニン)受容体拮抗薬	CTZや嘔吐中枢に存在するNK_1受容体に拮抗し，サブスタンスP(遅発性悪心・嘔吐に関与する物質)を介する刺激を阻害することで，急性・遅発性の悪心・嘔吐を予防する	〈内服薬〉アプレピタント(イメンド®)1日目：投与1時間〜1時間30分前に125 mg内服2〜3日目：午前中に80 mg内服〈注射〉ホスアプレピタント(プロイメンド®)抗がん剤投与1日目に150 mgを投与	● 薬物代謝酵素のシトクロムP450(CYP)に作用するため，薬物相互作用に注意● 制吐目的のデキサメタゾンの血中濃度が上昇するため，デキサメタゾンの減量を行う
$5HT_3$(セロトニン)受容体拮抗薬	消化管やCTZに存在する$5HT_3$受容体に拮抗し急性悪心・嘔吐を予防する	パロノセトロン(アロキシ®)グラニセトロン(カイトリル®)ラモセトロン(ナゼア®)オンダンセトロン(ゾフラン®)トロピセトロン(ナボバン®)アザセトロン(セロトーン®)インジセトロン(シンセロン®)	● パロノセトロンは遅発性嘔吐にも優れているといわれている● $5HT_3$受容体拮抗薬の副作用は頭痛，一過性肝機能障害，便秘などがあるといわれているため注意が必要
副腎皮質ステロイド	抗がん剤による悪心・嘔吐に効果があるとされているが作用機序は明らかになっていない急性と遅発性の悪心・嘔吐を予防	デキサメタゾン(デカドロン®，オルガドロン®)	
ドパミン受容体拮抗薬	消化管やCTZに存在するドパミンD_2受容体を拮抗する	プロクロルペラジン(ノバミン®)メトクロプラミド(プリンペラン®)ドンペリドン(ナウゼリン®)	
ベンゾジアゼピン系	予測性悪心・嘔吐に対してマイナートランキライザーが有効な場合がある	ロラゼパム(ワイパックス®)アルプラゾラム(ソラナックス®)	保険適用外

薬物療法に伴う有害事象　151

表 2-23 抗がん薬の催吐リスク別の制吐療法

高度催吐性リスクの注射抗がん薬に対する制吐療法

	急性	遅発性			
	1 日目(抗がん薬投与前)	2 日目	3 日目	4 日目	5 日目
アプレピタント	125 mg	80 mg	80 mg		
5HT$_3$ 受容体拮抗薬	○				
デキサメタゾン	点滴投与 9.9 mg	内服 8 mg	内服 8 mg	内服 8 mg	内服* (8 mg)

中等度催吐性リスクの注射抗がん薬に対する制吐療法

	急性	遅発性			
	1 日目(抗がん薬投与前)	2 日目	3 日目	4 日目	5 日目
5HT$_3$ 受容体拮抗薬	○				
デキサメタゾン	点滴投与 9.9 mg	内服 8 mg	内服 8 mg	内服* (8 mg)	

※カルボプラチン, イホスファミド, イリノテカン, メトトレキサートなど使用時

		急性	遅発性			
		1 日目(抗がん薬投与前)	2 日目	3 日目	4 日目	5 日目
オプション	アプレピタント	125 mg	80 mg	80 mg		
	5HT$_3$ 受容体拮抗薬	○				
	デキサメタゾン	点滴投与 4.95 mg	内服* (4 mg)	内服* (4 mg)	内服* (4 mg)	

軽度催吐性リスクの注射抗がん薬に対する制吐療法

	急性	遅発性			
	1 日目(抗がん薬投与前)	2 日目	3 日目	4 日目	5 日目
デキサメタゾン	点滴投与 6.6 mg				
	必要に応じてプロクロルペラジンまたはメトクロプラミド				

*デキサメタゾンの投与日数について状況に応じて投与の可否を選択できるものとする
最小度催吐性リスクの場合, 予防投与は推奨されない
〔日本癌治療学会(編):制吐薬適正使用ガイドライン 2015 年 10 月【第 2 版】. pp.21-23, 金原出版, 2015. より一部改変〕

いるかを確認する必要がある.

2 食事の工夫

　治療前の食事摂取量が少なめのほうが, 悪心・嘔吐のコントロールが良好といわれている. 一度にたくさん摂取せず, 少ない量を数回に分けて摂取することを提案する.

3 環境の工夫

- 同室者の食事のにおいで悪心・嘔吐が誘発される場合があるため, 食事の時間に別室へ移動するなど, においを避けられる場所を提案する
- 体調に合わせ, 室内換気や散歩を提案する
- 気分転換の方法を患者とともに考える
- 嘔吐後は, 吐物をすみやかに片づけ, 冷水やレモン水で口の中の不快感を軽減させ

る．また，同室者が嘔吐すると，別の患者の悪心・嘔吐が誘発される場合があるので十分な配慮が必要である

• ナースコールをそばに置き，患者が症状をすぐに伝えられるように環境を整える

5 患者教育

強い不安は，悪心・嘔吐のリスクファクターとなるため，過度な不安を患者に与えないようにオリエンテーションする必要がある．また，患者が悪心・嘔吐の出現を我慢してしまう場合があるため，症状は必ず軽快していくこと，制吐薬の使用など予防方法があることを伝え，我慢する必要がないことを説明する．

治療(1クール)終了後，症状の出現時期と程度，患者が行った予防方法や薬剤の効果，医療者が行ったケアなどについて患者とともに振り返り，効果があった内容は次クールでも反映できるように話し合う．

治療を継続するうえで，セルフケア能力を高めることは重要であり，患者が自分自身で症状をコントロールできているという思いをもつことも悪心・嘔吐の軽減へとつながるため，患者の理解度に合わせて薬剤の使用方法を説明し，予防・対処方法について確認していく．患者が行っていた対処方法について傾聴し，患者にセルフケアできていることを伝える．誤った知識があれば，患者自身で対処を努力していたことは否定せずに正しい情報を提供していく．

外来治療の場合，病院に連絡を要する状態を具体的に説明し，医療機関へ連絡する必要性を理解してもらう．

引用文献

1) 日本癌治療学会(編)：制吐薬適正使用ガイドライン 2015 年 10 月【第 2 版】．pp.28-29，金原出版，2015.
2) JCOG(日本臨床腫瘍研究グループ)：有害事象共通用語規準 v4.0 日本語訳 JCOG 版．p.13，15，JCOG，2009.
3) 前掲 1)，pp.21-23

（瀧田 咲枝）

---

2 薬剤投与後の経過中に生じる有害事象

■ 発熱性好中球減少症

1 定義・機序

発熱性好中球減少症(febrile neutropenia：FN)とは，化学療法による好中球減少時に発熱を合併した病態である．

わが国では FN は「好中球数が 500/μL 未満，または 1,000/μL 未満で 48 時間以内に 500/μL 未満に減少すると予測される状態で，かつ腋窩温 37.5℃以上(口腔内温 38℃

以上)の発熱を生じた状態」と定義される[1]．ただし，この定義は治療介入すべき患者の選別の目安であり注意を要する．

FN患者の感染症の主な発症機序は，化学療法により消化管粘膜バリアが破綻し，細菌が消化管細菌叢から血流内に流入すること，腫瘍によるリンパ管・胆道・消化管・尿路の閉塞などの器質的変化や血液がんに多い免疫機能の破綻が関連することが知られている．

2 リスク因子

■ 発症のリスク

FN発症にかかわるリスク因子の研究は複数あるが，患者に起因するもの〔年齢・活動度(performance status：PS)など〕，疾患に起因するもの(進行がんなど)，治療に起因するもの(レジメンの薬剤投与量・投与間隔など)などが挙げられている(**表2-24**)．

■ 重症化のリスク

FNをきたした患者の重症化のリスク因子と予測スコアが提案されており，Multinational Association of Supportive Care in Cancer (MASCC)スコアが知られている(**表2-25**)[2]．高リスクFNの患者の場合，抗緑膿菌作用をもつ抗菌薬の経静脈投与が推奨されている．一方，低リスクFNの患者であれば，外来での内服抗菌薬による治療が許容されることがあるが，低リスクでも初期治療に反応せず，入院が必要となるケースが少なからず存在する．施設の急変時対応の可否，家族サポートの有無，緊急来院時の交通手段などが十分に検討される必要があり，外来治療が可能と判断した場合でも慎重な経過観察が必要である[1]．

3 治療・対処

すみやかに初期検査を行ったあとに適切な治療を開始することが重要である．初期検査では血算や生化学検査に加え血液培養2セット以上を抗菌薬開始前に採取する．また胸部X線検査や尿検査を行い，感染巣の同定に努める．治療として，緑膿菌を含むグラム陰性桿菌を抗菌スペクトラムに含む抗菌薬(βラクタム系：セフェピムやメロペネム，タゾバクタム・ピペラシリンなど)を静脈投与することが推奨される．

■ 心筋障害

1 定義・機序

がん治療に伴う心筋障害はアントラサイクリン系薬剤によるものがよく知られている．アントラサイクリン系薬剤による心筋障害は拡張型心筋症様の病態を呈し，心臓のポンプ機能を示す駆出率(ejection fraction：EF)の低下をきたし，用量依存的に引き起こされる．病理学的には心筋細胞の空胞化や筋線維の融解など心筋構造の変化を認める[3]．従来，その障害機序はフリーラジカルの産生が原因であると考えられてきたが，近年，トポイソメラーゼ・ドキソルビシン・DNA複合体の関与が示唆されている[4,5]．心筋障害は不可逆的である．アントラサイクリン系薬剤以外にアルキル化剤，パクリタキセ

表 2-24 発熱性好中球減少症（FN）発症に関するリスク因子

①年齢 65 歳以上
②前治療として化学療法や放射線療法を有する
③好中球減少症や腫瘍の骨髄浸潤を有する
④発熱性好中球減少症発症前の合併症がある
　1）好中球減少症あり
　2）感染症や開放創あり
　3）直近に外科手術の既往あり
⑤ Performance Status が悪い
⑥腎機能の低下
⑦肝機能障害，特に高ビリルビン血症

表 2-25 MASCC スコア

項目	スコア
臨床症状（下記のうち 1 つを選択） ● 無症状 ● 軽度の症状 ● 中等度の症状	5 5 3
血圧低下なし	5
COPD なし	4
固形がんである or 造血器腫瘍で真菌感染症の既往がない	4
脱水症状なし	3
外来管理中に発熱した患者	3
60 歳未満（16 歳未満には適用しない）	2

スコアの合計は最大 26 点．21 点以上を低リスク症例，20 点以下を高リスク症例とする．
〔Multinational Association of Supportive Care in Cancer：Identifying Patients at Low Risk for FN Complications: Development and Validation of the MASCC Risk Index Score. http://www.mascc.org/mascc-fn-risk-index-score（2016 年 1 月 6 日アクセス）〕

ル，5-FU 系薬剤，トラスツズマブやベバシズマブでも心毒性をきたすことが報告されており，心筋障害についてはトラスツズマブによる報告が多い（**表 2-26**）．

2 リスク因子

　ドキソルビシンはアントラサイクリン系薬剤の代表的な薬剤であり，蓄積性心毒性が問題で，総投与量が 550 mg/m^2 に達すると，7〜26％の症例で心不全を発生することが知られている．そのため，この薬剤による心機能障害の最も重要なリスク因子は累積投与量とされており，累積量増加ともに心不全リスクが増加するため，最大耐容量が定められている．ドキソルビシンであれば 450〜500 mg/m^2，エピルビシンは 900〜1,000 mg/m^2 以上の投与は避ける．他のリスク因子として年齢，胸部放射線照射，トラスツズマブやタキサンの併用，心疾患の合併などが知られている[4]．トラスツズマブによる心筋障害のリスク因子はアントラサイクリン系薬剤の同時・逐次併用や年齢（50 歳以上）が挙げら

薬物療法に伴う有害事象　155

表 2-26 心毒性を有する薬剤と最大耐容量

薬剤	心筋障害の種類
〈アントラサイクリン系薬剤〉 ドキソルビシン　最大耐容量　450～500 mg/m² エピルビシン　　最大耐容量　900～1,000 mg/m² ダウノルビシン　最大耐容量　250 mg/m² イダルビシン　　最大耐容量　120 mg/m²	心筋症
アントラキノン　最大耐容量　160 mg/m²	
〈アルキル化剤〉 シクロホスファミド イホスファミド	心不全
〈代謝拮抗剤〉 フルオロウラシル	虚血性心疾患
〈微小管阻害剤〉 パクリタキセル ドセタキセル	不整脈
〈分子標的治療薬〉 トラスツズマブ リツキシマブ ベバシズマブ	心筋症, 収縮能低下

れる.

3 治療・対処

　予防方法に関しては，アントラサイクリン系抗がん剤による心筋障害に対するデキストラゾキサンが米国では実用化されているが，わが国では有効な予防手段はなく，総投与量の管理が最も重要な予防手段である．

　化学療法開始前に問診やベースラインの心エコーよりリスク評価を行い，心毒性の忍容性を評価しておく．化学療法中は，アントラサイクリン系薬剤では総投与量を多職種により確認するとともに，心機能のモニタリング方法として心エコーなどで左室駆出率（LVEF）を定期的に評価することも検討するべきである．そのほか，理学所見，体重増加，胸部X線や脳性ナトリウム利尿ペプチド（BNP）の測定も心毒性の評価の参考になる．有意なLVEF低下や心不全徴候を認めた場合には治療を中止する．心不全発症時の治療は，急性期では酸素投与や利尿薬などによる心負荷軽減を行い，慢性期にはACE阻害薬やβブロッカー投与を試みる[6]．これらの点は通常の心不全治療と同様である．

　心機能障害が回復した場合，トラスツズマブでは再投与が検討されるが，アントラサイクリン系薬剤では原則として再投与は行わない．

肺毒性

1 定義・機序

　薬剤性肺障害は，薬剤投与中に起きた呼吸器系障害のなかで薬剤と関連があるものと

定義される[7]．診断基準として，①原因となる薬剤の摂取歴がある，②被疑薬に起因する臨床病型の報告がある，③他の原因疾患が否定される，④薬剤中止により病態が改善する，⑤再投与により増悪する，ことが挙げられる[7]．

発症機序はほとんど解明されていないが，薬剤による直接的な肺胞上皮細胞障害あるいは免疫性細胞の賦活化が原因と考えられている[8]．例えばブレオマイシンはフリーラジカルの産生により細胞障害をきたし，ゲムシタビンではサイトカイン放出より毛細血管漏出症候群や肺水腫をきたす．ゲフィチニブは上皮性成長因子受容体(epidermal growth factor recepter：EGFR)を治療標的としているが，ゲフィチニブが肺胞上皮の修復機能を障害することで間質性肺障害をきたすと考えられている．

2 リスク因子

近年，上皮成長因子受容体阻害薬(EGFR 阻害薬；ゲフィチニブやエルロチニブなど)やラパマイシン標的タンパク質阻害薬〔mTOR(mammalian target of rapamycin)阻害薬；エベロリムスなど〕といった悪性腫瘍に対する分子標的薬における薬剤性肺障害が注目されている．特に，ゲフィチニブによる薬剤性肺障害は死に至る場合もあり，わが国において社会問題となったことは記憶に新しい．

非小細胞肺がん患者の抗がん剤治療では，55 歳以上，PS 不良，喫煙歴，既存の間質性肺疾患が肺障害のリスク因子に挙げられている[9]．これらの因子が他のがん種や抗がん剤でも当てはまるかは不明であるが，参考にすべき知見である．特に既存の間質性肺疾患は一般に重大なリスク因子であり，慎重投与・禁忌となる抗がん剤も多い．ブレオマイシンのように累積投与量，腎機能(ブレオマイシンのクリアランスに影響する)がリスク因子となる薬剤もある．

3 治療・対処

化学療法中に咳嗽，呼吸困難，発熱，低酸素血症などの所見がある場合には薬剤性肺障害の可能性を疑う．診断には除外診断が重要である．鑑別すべき病態は細菌感染や日和見染症，がん性リンパ管症，肺塞栓，心不全など多岐にわたる．必要な検査として胸部画像検査(X 線や高分解能 CT)，血液検査(LDH や KL-6 を含む)・動脈血ガス，各種培養検査，β-D-グルカン・サイトメガロウイルス抗原，気管支鏡検査を行う．特に気管支肺胞洗浄(BAL)は感染やがん性リンパ管症の除外に有効だが，呼吸不全が重篤である場合には実施が困難である．

薬剤性肺障害が疑われた場合，まず被疑薬を中止する．低酸素血症があれば酸素投与を行うが，特にブレオマイシン投与下では過剰な高酸素濃度にならないように注意する．ステロイド使用に関する質の高いエビデンスは乏しいが，呼吸不全が重篤な場合は禁忌に注意しながら併用されることが多い．また，感染の合併が否定できない場合には抗菌薬治療を併用することがある．肺障害の被疑薬を継続・再投与することは原則的には避ける．

薬物療法に伴う有害事象　157

出血性膀胱炎

1 定義・機序

　出血性膀胱炎は出血を伴う膀胱のびまん性炎症であり，持続的な血尿と下部尿路症が特徴である．重症度は顕微鏡的血尿から生命を脅かす重大な出血まで多岐にわたる[10]．

　出血性膀胱炎をきたす抗がん剤としてイホスファミド，シクロホスファミド，ブスルファン，ドキソルビシン，フルダラビンなどがあるが，特にイホスファミドとシクロホスファミドの頻度が高い．肝臓でイホスファミドやシクロホスファミドは代謝され一部がアクロレインとなり尿中に排出される．このアクロレインが尿路上皮を障害し出血性膀胱炎をきたすと考えられている[11]．放射線治療によるものも重要であり，骨盤内放射線治療の9%程度でみられる[10]．

2 リスク因子

　上記抗がん剤や骨盤内疾患に対する放射線治療がリスクとして挙げられる．出血量が多いと凝血塊により膀胱タンポナーデを呈することがある．

3 治療・対処

　出血性膀胱炎では，まず予防が重要である．高用量シクロホスファミドやイホスファミド投与時は3 L/日以上の補液で十分な尿量を保ち，尿のアルカリ化をはかるとともにアクロレインの解毒剤であるメスナを併用する[12]．経静脈的に投与されたメスナはほとんど組織移行せず大半が尿中に排泄される．尿中でメスナはアクロレインと結合し無害化することで出血性膀胱炎を予防する．メスナの投与量はシクロホスファミドの場合は投与量の40%，イホスファミドの場合は投与量の20%量とし，抗がん剤投与前・4時間後・8時間後に投与する[13]．

　出血性膀胱炎を発症した場合は，凝血塊による尿路閉塞の防止と循環動態の維持が重要である．凝血塊の形成を防ぐために補液や強制利尿，持続的膀胱灌流を行う．凝血塊が形成された場合には経尿道的に除去し，持続膀胱洗浄用の3 wayカテーテルで持続膀胱灌流を行う．止血方法としてミョウバンや硝酸銀，プロスタグランジンなどの膀胱内注入がある．出血源が限局している場合には膀胱鏡下に電気凝固できる場合がある．貧血が進行するほどの血尿の場合，責任領域血管が同定されれば血管塞栓術が有効である．出血により生命に危機が及ぶときは膀胱全摘術などによる尿路変更が必要な場合がある[14]．出血量に応じて適宜輸血を行うが，がん薬物療法により血小板減少を合併している場合も多く，濃厚赤血球輸血だけでなく必要十分な血小板輸血が必要である．

急性腎障害

1 定義・機序

　多様な抗がん剤が腎障害を招く可能性があり，その重症度も無症候性の血清クレアチ

ニン上昇から急性腎不全まで幅広い．化学療法による腎障害は，抗がん剤やその代謝産物による腎障害と，腫瘍崩壊症候群や溶血性尿毒症候群，出血性膀胱炎の尿路閉塞など治療に伴う2次的な腎障害に分けられる．

腎障害をきたす薬剤としてシスプラチン，イホスファミド，高用量メトトレキサートなどが有名である[15,16]．シスプラチンの腎毒性は主に近位尿細管細胞のアポトーシスや壊死による同部の障害であり，イホスファミドの腎毒性は代謝産物であるクロロアセトアルデヒドなどによる尿細管障害に起因する[17]．メトトレキサートはそれ自体あるいは代謝物が結晶となり尿細管へ析出することで尿細管壊死や腎後性腎不全をきたす[18]．腫瘍崩壊症候群は化学療法に感受性の高い白血病や悪性リンパ腫などの疾患で，腫瘍量が多い場合に化学療法を実施した際に発生することが多い．高カリウム血症，高リン血症，低カルシウム血症や高尿酸血症など重篤な代謝異常が，化学療法開始24〜48時間で生じることが多く，急性腎不全，不整脈など致死的な経過をたどる場合もある．

2 リスク因子

腎障害のリスクには，腎毒性のある抗がん剤の投与歴，糸球体疾患などの腎障害の既往，高血圧，糖尿病，脱水，水腎症の合併などが考えられる．また，腎機能の増悪因子である非ステロイド性抗炎症薬(NSAIDs)，抗菌薬，造影剤などの併用も腎障害のリスクを高める可能性がある．血清シスプラチン濃度の高値やイホスファミドの累積投与量もリスク因子である[15,17]．メトトレキサートは，酸性尿下で溶解度が著しく低下し，結晶が析出しやすくなることが知られており，尿のアルカリ化が必要である[18]．

3 治療・対処

まず，腎障害の予防が重要である．既往歴や合併症などから腎障害リスクが高いと判断される症例では腎毒性の少ないレジメンの適応を検討する．化学療法中の予防の基本として，十分な補液と利尿，尿のアルカリ化が重要である．シスプラチンなど催吐リスクの高いレジメンでは脱水を合併しやすく注意を要する．また，NSAIDsやアミノグリコシド系抗菌薬，非イオン性造影剤など腎障害リスクのある併用薬剤はできる限り回避する．

腎障害をきたした場合の対処法や治療法は確立されていない．そのため，腎毒性のある薬剤を中止するとともに十分な補液・適切な電解質補正を行うが[17]，腎機能障害はしばしば不可逆的である．重篤な急性腎不全に至った場合には腎代替療法の適応となることがある．

■ 血栓塞栓症

1 定義・機序

血栓症はその病態から血流停滞・血管内膜損傷・血液凝固能亢進が発症因子として挙げられ，これらの因子はVirchowの3徴として知られている．担がん患者はさまざまな要因により血栓症を非常にきたしやすい状態にあり[19]，化学療法は血栓症リスク因子

薬物療法に伴う有害事象　159

の1つである．例えばアスパラギナーゼやタモキシフェンでは抗凝固因子の産生低下により血液凝固能亢進をきたす．またベバシズマブは VEGFR や COX-2 による血管保護機能を阻害することで血栓形成が促進すると考えられている．化学療法に伴う血栓症は主に静脈血栓塞栓症(VTE)であるが動脈血栓症をきたすこともある．

2 リスク因子

外来化学療法を受ける患者における VTE のリスクとして年齢，人種，がん種，がんの病期，治療前の血小板数，貧血とエリスロポエチン製剤の使用，治療前の白血球数や BMI が挙げられる．原因となる抗がん剤としてベバシズマブ，サリドマイドやホルモン療法薬(タモキシフェン，アロマターゼ阻害薬，LH-RH アナログなど)が知られている(**表2-27**)[19]．

3 治療・対処

1 予防

患者のリスクに応じて予防的抗凝固療法の適応を検討する．入院中の重症患者・安静度の高い患者では抗凝固療法を積極的に考慮すべきであるが，リスクが低い外来患者は予防的抗凝固療法の適応ではない[19]．

表2-27 **がん患者の血栓症発症危険因子**

〈患者要因〉
- 年齢(高齢)
- 人種(アジア人では低い，アフリカ系アメリカ人では高い)
- 合併症(肥満，感染，腎障害，肺障害)
- 血栓症の既往
- 化学療法前の血小板増加
- 遺伝的血栓性疾患の有無〈がん関連因子〉

〈がん関連因子〉
- 原発巣(消化器，脳，肺，婦人科，腎，血液疾患)
- 診断後の 3～6 か月
- 転移病変の有無〈治療関連因子〉

〈治療関連因子〉
- 手術歴
- 入院歴
- 化学療法の施行歴
- ホルモン療法の施行歴
- 血管新生阻害薬の使用歴
- エリスロポエチン製剤の使用
- 血管カテーテルの挿入の有無

(Lyman GH, Khorana AA, Kuderer NM,et al：Venous thromboembolism prophylaxis and treatment in patients with cancer：American Society of Clinical Oncology clinical practice guideline update. Journal of Clinical Oncology 31(17)：2189-2204, 2013.)

② 診断・治療

　静脈血栓塞栓症(VTE)は肺血栓塞栓症(PE)と深部静脈血栓症(DVT)に分けられる．PE は致死率が高く，すみやかな対応が必要である(PE については p.36，5 「肺血栓塞栓症」参照)．

　DVT の診断は，下肢の腫脹，色調変化，表在静脈の怒張といった症状から疑い，下肢静脈エコーで確定診断を行う．血栓症の進展/再発予防，PE 予防，後遺症の軽減を目的として抗凝固療法を行う．

　抗凝固療法で使用する薬剤は，ASCO(American Society of Clinical Oncology)ガイドラインでは未分画ヘパリン，低分子ヘパリン，フォンダパリヌクスを推奨しているが[19]，わが国では未分画ヘパリン以外は保険適用上の問題がある．また，重篤な出血や血小板減少症など抗凝固療法の禁忌に注意する．VTE の治療期間は少なくとも 6 か月(急性期以降はワルファリンを用いる)であり，それ以降は個々の症例ごとに検討する[19,20]．抗凝固療法の禁忌症例や抗凝固療法抵抗性の血栓症に対しては下大静脈フィルターが使用されることもあるが，その有効性は示されていない．

引 用 文 献

1) 日本臨床腫瘍学会(編)：発熱性好中球減少症(FN)診療ガイドライン．pp.2-3，南江堂，2012．

2) Multinational Association of Supportive Care in Cancer：Identifying Patients at Low Risk for FN Complications: Development and Validation of the MASCC Risk Index Score. http://www.mascc.org/mascc-fn-risk-index-score(2016 年 1 月 6 日アクセス)

3) Todaro MC, Oreto L, Qamar R, et al：Cardioncology: state of the heart. International Journal of Cardiology 168(2):680-687，2013．

4) Yeh ET, Bickford CL：Cardiovascular complications of cancer therapy: incidence, pathogenesis, diagnosis, and management. Journal of the American College of Cardiology 53(24)：2231-2247，2009．

5) Zhang S, Liu X, Bawa-Khalfe T, et al：Identification of the molecular basis of doxorubicin-induced cardiotoxicity. Nature madicine 18(11)：1639-1642, 2012．

6) 日本循環器学会ほか：慢性心不全治療ガイドライン(2010 年改訂版)．http://www.j-circ.or.jp/guideline/pdf/JCS2010_matsuzaki_h.pdf(2016 年 1 月 6 日アクセス)

7) 日本呼吸器学会薬剤性肺障害の診断・治療の手引き作成委員会(編)：薬剤性肺障害の診断・治療の手引き．p.12，メディカルレビュー社，2012．

8) Matsuno O：Drug-induced interstitial lung disease：mechanisms and best diagnostic approaches．Respiratory Research 13：39，2012．

9) Kudoh S, Kato H, Nishiwaki Y, et al：Interstitial lung disease in Japanese patients with lung cancer：a cohort and nested case-control study. American Journal of Respiratory and Critical Care Medicine 177(12)：1348-1357，2008．

10) deVries CR1, Freiha FS：Hemorrhagic cystitis: a review. The Journal of Urology 143(1)：1-9，1990．

11) Cox PJ：Cyclophosphamide cystitis and bladder cancer. A hypothesis. European Journal of Cancer 15(8)：1071-1072，1979．

12) Shepherd JD1, Pringle LE, Barnett MJ et al：Mesna versus hyperhydration for the prevention of cyclophosphamide-induced hemorrhagic cystitis in bone marrow transplantation. Journal of Clinical Oncology 9(11)：2016-2020，1991．

13) Hensley ML1, Schuchter LM, Lindley C et al：American Society of Clinical Oncology clinical practice guidelines for the use of chemotherapy and radiotherapy protectants. Journal of Clinical Oncology 17(10)：3333-3355,1999．

14) Riachy E, Krauel L, Rich BS：Risk factors and predictors of severity score and complica-

薬物療法に伴う有害事象　161

tions of pediatric hemorrhagic cystitis. The Journal of Urology 191(1)：186-192, 2014.

15）Daugaard G, Abildgaard U, Holstein-Rathlou NH,et al：Renal tubular function in patients treated with high-dose cisplatin. Clinical Pharmacology and Therapeutics 44(2)：164-172, 1988.

16）Yao X, Panichpisal K, Kurtzman N, et al：Cisplatin nephrotoxicity：a review. The American Journal of the Medical Sciences 334(2)：115-124, 2007.

17）Siu LL, Moore MJ：Use of mesna to prevent ifosfamide-induced urotoxicity. Supportive Care in Cancer 6(2)：144-154, 1998.

18）Widemann BC, Adamson PC：Understanding and managing methotrexate nephrotoxicity. The Oncologist 11(6)：694-703, 2006.

19）Lyman GH, Khorana AA, Kuderer NM,et al：Venous thromboembolism prophylaxis and treatment in patients with cancer：American Society of Clinical Oncology clinical practice guideline update. Journal of Clinical Oncology 31(17)：2189-2204, 2013.

20）日本循環器学会ほか：肺血栓塞栓症および深部静脈血栓症の診断，治療，予防に関するガイドライン（2009年改訂版）．http://www.j-circ.or.jp/guideline/pdf/JCS2009_andoh_h.pdf（2016年1月6日アクセス）

（金原 史朗・近藤 俊輔）

3 薬剤投与中の有害事象への予測と対応

治療を行う病棟・外来化学療法室の準備

　薬物療法に伴う有害事象に対し，病棟・外来化学療法室の準備として必要なことは，がんの病態生理およびがん薬物療法の知識・技術をもつ看護師の配置と，エマージェンシー時に必要な物品および設備の整備である．

　がんの病態生理およびがん薬物療法の知識・技術をもつ看護師を配置するためには，まずそれらの知識・技術に関する教育が必要である．看護師の教育について，がん専門病院では，院内教育プログラムのなかでそれらが行われている場合もあるが，その他の施設では，院内の教育だけでは不十分なこともある．そのような場合は，各看護協会などの研修への参加，学会への参加などを施設側がサポートし，教育の充実をはかるのも1つの方法である．

　また，薬物療法に伴う有害事象に対する設備の整備を行う場合は，具体的な有害事象を想定し，必要な物品および設備の確認が必要である．例えば，抗悪性腫瘍薬投与によるアナフィラキシーショックが出現した際，どういった薬剤および物品が必要で，それらをどこにどのように常備しておくのか，また，外来の場合では，一次救命処置は，どこで誰が担当して行うのかなど各施設の状況に応じた準備および整備が必要である．

緊急時対応の体制

　薬剤投与中の有害事象としては，過敏症・アナフィラキシー，インフュージョンリアクション，抗悪性腫瘍薬の血管外漏出，急性の悪心・嘔吐などが考えられるが，それぞれの症状出現のリスクは，薬剤ごとに異なる．いずれにしても，リスクに応じた予防策を実施することが大前提であるが，予防策を十分に実施したうえで，さらに症状が出現する場合を想定し，薬剤および物品を準備しておく．また，それらを使用し，それぞれ

表 2-28	過敏症に必要な薬剤の把握と準備（救急カート内）	

薬剤	器具
アドレナリン，副腎皮質ホルモン剤，ジフェンヒドラミン塩酸塩，シメチジン，グルカゴン，ドパミン塩酸塩，アトロピン硫酸塩，炭酸水素ナトリウム，グルコン酸カルシウム，神経弛緩薬，リドカイン塩酸塩，電解質輸液	酸素吸入物品，気道切開セット，挿管セット，アンビューバッグ，経口エアウェイ，吸引必要物品，心電図，除細動器，静脈確保・点滴セット

＊赤字は過敏症出現時，主に使用する薬剤および器具

の医療スタッフが，どのような役割をもって動くのか，明確にしておく必要がある．

　緊急時は，いかに迅速に対応し，症状を最小限に抑えるかが，最重要ポイントとなるため，エマージェンシー時に必要な物品および薬剤などを救急カートに揃えておくか（表2-28），「エマージェンシーセット」として常備している施設もある．また，どのスタッフが現場にいあわせても迅速に対応できるように「エマージェンシー時フローチャート」を作成し活用するところもある（図2-14）．

　また，外来化学療法室では，エマージェンシーが起こったときの一次救命処置を行う人，場所などに関する検討も必要である．医師は常駐しているのか，オンコール制なのか，ERコールで対応するのかなどについてである．外来化学療法室内にエマージェンシールームを設け対応している施設もある．

患者教育

　薬剤投与中の有害事象への予測と対応について患者教育を行う際，まず自分が受ける薬物療法に使用される薬剤は何かということを理解してもらう．薬物療法に共通して出現する有害事象ではなく，実際に投与される抗悪性腫瘍薬に伴い出現する有害事象が何か，その症状はいつ頃出現するのか，また出現した場合の対処方法について教育する．

　薬物療法に伴う有害事象についての説明は，医師，薬剤師，看護師などの医療職が行うことが多いが，それぞれの職種がそれぞれのツールを用いて実施するより，どの職種も共通して用いることができるツールを活用すると，患者の理解がより促進される．また，共通ツールを用いることで，患者に伝える情報のズレ（「先生や看護師さんは，言っていることが少し違う」と患者が感じる違和感）を回避することができる．

　患者教育に用いられるツールの1つとして，製薬会社などが作成・提供しているパンフレットがある．製薬会社などが提供しているパンフレットは，レジメンごとおよび抗悪性腫瘍薬ごとに作成されており，患者・家族にとって非常にわかりやすい内容となっているものが多い．ただし，医療者がパンフレットを手渡し使用する場合は，その内容をよく確認したうえで，自分達が伝えようとしている内容と相違がないか，多職種の立場から検討することが必要である．また，患者・家族に伝達すべき情報が不足する場合は，追加記載も要する．既存のパンフレットを使用する場合，必要になる追加記載の多くは緊急時の連絡方法についてである．緊急時の連絡方法は，各施設のとっている体制によって異なる．さらに，有害事象出現時の対応も，支持療法薬を事前に処方し渡しておく施設と，すぐに来院を促す施設では，対応が異なる．

薬物療法に伴う有害事象　163

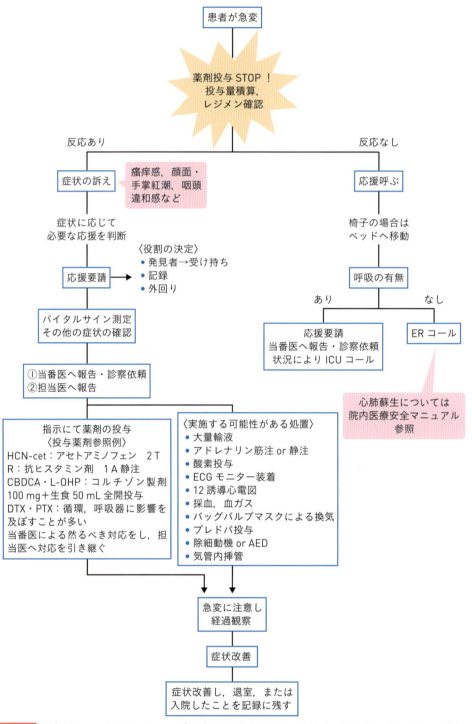

図 2-14 過敏症出現時フローチャート（国立がん研究センター中央病院通院治療センターの例）

　国立がん研究センター中央病院通院治療センターでは，先に述べた既存のパンフレットを用いることもあるが，薬剤師が中心となり施設独自で作成したパンフレットを用いる場合もある．作成したパンフレットに掲載されている項目は，どのレジメンでもほぼ

統一されており，タイトル「〇〇療法の手引き」にはじまり，「はじめに」で疾患およびレジメンの簡単な説明，「方法」では，その治療に用いられる薬剤名と治療スケジュール，「内服薬」では，その治療に用いられる抗悪性腫瘍薬および支持療法薬の名前と内服方法，続いて抗悪性腫瘍薬の1つひとつの薬剤説明，「副作用とその対策」では，そのレジメンにおいて出現頻度の高いものから順にそれぞれの症状と対策について説明し，最後に「〇〇療法のQ&A」が掲載されている．これらの内容は，医師・薬剤師・看護師で，それぞれの職種が必ず伝えるべき情報が網羅されているか，患者・家族にわかりやすい表現となっているか，などといった点について確認されており，当センターが作成したレジメンごとのパンフレットは当センターウェブサイトからダウンロードすることができる（図2-15）．

　外来における患者教育は入院中に行うものとは異なる．医療者が有害事象のアセスメントをする入院とは違い，退院後は患者自らが有害事象に気づき，アセスメントおよび緊急性の判断を行い，医療者へ連絡するという点において，重要な点も変わってくる．また，外来では，医療者と患者がかかわる時間が限られているため，患者それぞれに応じた効果的な患者教育方法を考え実践しなければならない．先に述べたツールも活用したうえ，さらに患者・家族のセルフケア能力のアセスメント，協力者の有無の確認を行い，対象とする患者に出現すると予測される有害事象と対策について，より具体的に伝える．また，独居の高齢者が通院で薬物療法を継続する場合などは，患者自身によるセルフケアにも限界があるため，あらかじめ近所の医院や訪問看護ステーションなどと連携して，患者のケアにあたっていくことを検討する必要がある．

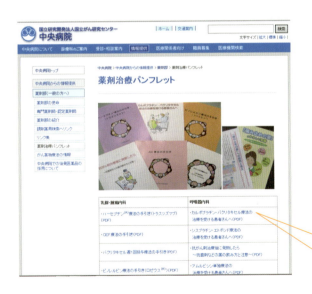
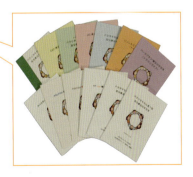

図 2-15　レジメンごとの患者向けパンフレット
（国立がん研究センター中央病院ウェブサイトより）

スタッフ教育

　薬物療法に携わるスタッフに対し行う教育のポイントは，がん種ごとの病態生理，がん薬物療法に用いられる抗悪性腫瘍薬および支持療法薬の知識と，エマージェンシーにも対応しうる投与管理を実践する技術である．

　薬剤投与中の有害事象への予測と対応に関し行うべき教育の目標について以下に示す．

知識

- レジメンごとに使用される薬剤(抗悪性腫瘍薬および支持療法薬)それぞれの特性を理解できる
- 予測される有害事象に対し，その予防策について理解できる
- 有害事象出現の徴候となる具体的症状について理解できる
- 有害事象出現時の対応策について理解できる
- 薬物療法中に出現した症状が薬物によるものか，原疾患によるものかなど総合的に判断できるようにするために，がんの病態生理について理解できる

表 2-29　過敏症反応，輸注反応マニュアル

1. 基本的な考え方
- 瘙痒や紅斑などの軽症のアレルギー反応・輸注に対して，処置当番医が下記の薬物療法を実施する
- 呼吸状態や血圧などの呼吸・循環動態に変化を伴うアレルギー反応・輸注反応は，担当医への速やかな連絡を行う
- ただし，アナフィラキシーショックなどの ER コールを要する状況では，処置当番医はすみやかに緊急対応を実施する

2. 対応指示
〈トラスツズマブ投与中〉
アセトアミノフェン錠　2 錠内服
〈リツキシマブ投与中〉
抗ヒスタミン薬　1 A 静注
〈カルボプラチン，オキサリプラチン投与中〉
投与中断のうえ，コルチゾン製剤 100 mg ＋生食 50 mL を点滴静注(全開)
症状改善後に投与を再開
※症状改善を認めない，または症状悪化する場合には担当医へ対応を依頼
〈ドセタキセル・パクリタキセル投与中〉
タキサンアレルギーは呼吸・循環動態に変化を伴うことが一般的であるため，処置当番医は，酸素投与，外液負荷，アドレナリンなどの然るべき対応を行い，担当医へ対応を引き継ぐ．
〈輸血投与中〉
抗ヒスタミン薬　1 A 静注

(国立がん研究センター中央病院通院治療センター アレルギー反応・輸注反応マニュアル ver1.0　2012 年 3 月 17 日)

表 2-30 過敏症出現時における看護師の役割分担
（国立がん研究センター中央病院通院治療センターの場合）

	発見者	外回り	記録者	リーダー
過敏症発生	• 点滴ストップ • 応援を呼ぶ • バイタル測定 • 担当医に報告＆指示受け	• 当番医を呼ぶ • 状況に応じて救急カート，モニター，酸素架台など物品を持ってくる • 指示に基づき与薬の準備 • 与薬 • 家族の所在を確認，センター内にいれば来てもらうよう声をかける	• 記録開始 ※ 軽症である場合など，状況によっては，発見者が記録も兼務する	• リクライニングブースで発生した場合，移動できるベッドの確保 • 通常業務の調整（受付をストップする，治療開始待ちの患者に声をかける，当番医の代打依頼）
投与を継続する場合	• 投与再開後の経過観察をする • 退室するまでの経過を記録する（必要に応じて経過観察を他看護師へ引き継ぐ）			
緊急入院する場合	• 担当医から家族へ緊急入院の説明 • 家族に会計へ行ってもらうよう説明する • 患者を病棟へ連れて行く • 病棟への申し送り			• 師長へ報告 • 緊急入院の手配 〔病歴へカルテ請求 算定に連絡 当該病棟との調整〕

技術

- 有害事象出現リスクを最小限にするための予防策を確実に実施することができる
- 有害事象出現の徴候となる具体的症状を見逃さずに観察することができる
- 有害事象出現時の対応策を迅速かつ確実に実施することができる
- 有害事象出現後の経過を予測し対応することができる

　過敏症出現時に関しては，事前に知識の教育を行い，過敏症出現時の医師・看護師のすべき役割を明確にしたうえで，シミュレーションなどを行い，迅速な対応ができるよう訓練しておくことも必要である．国立がん研究センター中央病院通院治療センターにおいては，過敏症出現時に，常駐する医師が適切な薬剤を投与し，看護師が迅速に対応できるように**表 2-29**，**表 2-30** を使用し，シミュレーションを行っている．

参考文献

1）森文子，飯野京子：がん化学療法実施中の急性症状の予防と対処．看護学雑誌 69(8)：806-809，2005.

（朝鍋 美保子）

薬物療法に伴う有害事象　167

第 **3** 章

外来化学療法患者の帰宅後の緊急対応 ―電話サポート

1 帰宅後に必要な支援体制

1 緊急時の受け入れ体制

　　緊急時の受け入れ体制は，施設によって異なり，必ずしも対応する医師やスタッフが化学療法に精通しているとは限らない．そのため，施設の状況を把握したうえで，対応時のシステム化や体制の整備，スタッフの教育の検討が必要である．

緊急時の体制整備で確認すべきこと

① 対応者を明確にする

　　診療科の医師，外来診療科の看護師，外来治療室の看護師，救急外来スタッフなど誰が対応するのかを明確にする．

② 診療時間内と時間外，休日の窓口を明確にする

③ 院内全体の救急体制の統一をはかる

　　化学療法に不慣れなスタッフや担当科以外のスタッフでも統一した迅速な対応ができるように，有害事象ごとのフローチャートやレジメンごとの発生頻度の高い有害事象の対応マニュアルなどを作成し整備することが望ましい（図3-1）．また，緊急受診するリスクが高い患者の場合は対応策をカルテに入力しておくなど，スタッフ間で情報共有できる方法を整備しておくとよい．

④ 地域との連携体制の整備

　　遠方から通院してくる患者の場合，緊急時に来院することは困難なため，地域医療機関との連携体制を整えておく．あらかじめ緊急受診先を決め紹介状を渡し，地域医療機関と情報共有を行い，対応について依頼しておく必要がある．

2 電話サポート体制

　　電話サポート体制を始めるにあたっては，窓口を明確にする．外来化学療法に関する有害事象の対応や内服方法など，電話での問い合わせに対して窓口をはっきりさせることで，外来化学療法のマネジメントの質と患者対応の効率化をはかることができる．可能であれば，外来化学療法患者の電話対応を一本化，専用回線を開設することが望ましい．誰が電話相談に応じるのか，電話相談に応じる時間帯，患者へのアナウンスの方法，対象患者などの検討が必要である．

　　国立がん研究センター中央病院では「外来化学療法ホットライン」という外来化学療法患者専用の相談窓口を設置し，医師，薬剤師，看護師が当番制で応じるシステムをとっている．専用回線を使用し，平日の8時30分〜17時を対応時間としている．夜間

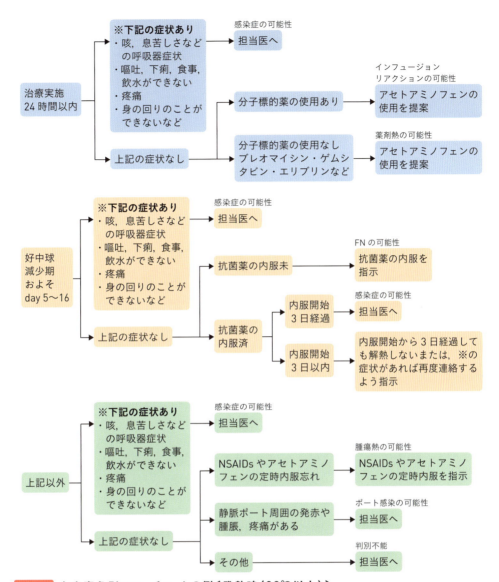

図 3-1　有害事象別フローチャートの例〔発熱時（38℃以上）〕
祝休日の前日は慎重に対応する．判断に迷ったら担当医へ転送する．
FN：febrile neutropenia（発熱性好中球減少症）

や休日の診療時間外は専用回線を使用せずに，当直，日直の内科医師が対応している．この相談窓口の開設に伴い，患者配布用のリーフレットを作成し，相談の仕方をわかりやすく提示した（図 3-2）．またスタッフ間で，統一した情報を共有できるように，診療録用のテンプレートと有害事象のグレードを入力するテンプレートを作成した（図 3-3，図 3-4）．

　電話相談の内容については，担当医，看護師，薬剤師など多職種間および部署間で合同カンファレンスなどを開催し，情報を共有することが望ましい．合同カンファレンスの主な内容は，電話相談利用件数，救急対応患者，対応困難な患者，対応に時間を要した患者，重症な有害事象を発症した患者の情報共有と患者ケアの検討を行い，電話対応

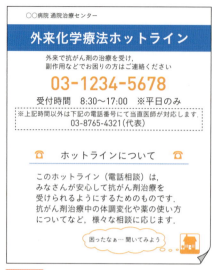

図 3-2 患者配布用リーフレット

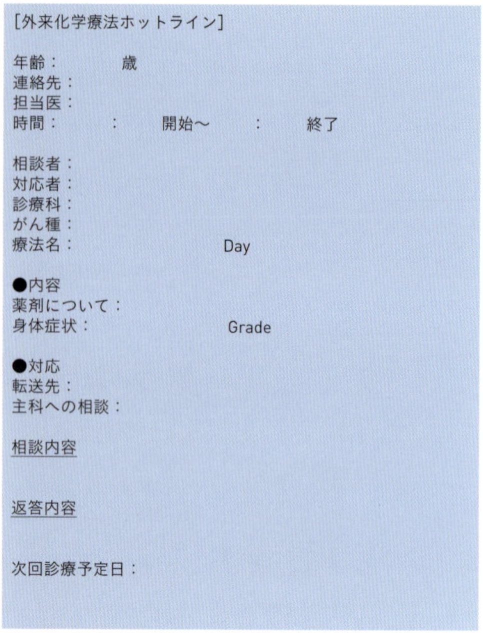

[外来化学療法ホットライン]

年齢：　　　歳
連絡先：
担当医：
時間：　　：　　開始～　　：　　終了

相談者：
対応者：
診療科：
がん種：
療法名：　　　　　Day

●内容
薬剤について：
身体症状：　　　　Grade

●対応
転送先：
主科への相談：

相談内容

返答内容

次回診療予定日：

図 3-3 診療録テンプレート

テンプレート入力

テンプレート名　外来化学療法ホットライン

内容

①薬剤について　　↓身体症状もチェック
□ 服用方法　□ 効能効果　□ 相互作用　□ 副作用　□ その他
その他の場合

②身体症状について
□ 発熱　□ 下痢　□ 便秘　□ 悪心　□ 嘔吐　□ 食欲不振
□ 口腔粘膜炎　□ 脱毛症　□ 皮膚障害　□ 倦怠感　□ 末梢性感覚ﾆｭｰﾛﾊﾟﾁｰ
□ 低血圧　□ 疼痛　□ 呼吸困難　□ 注入部位血管外漏出　□ その他
その他の場合

●下痢　※ﾍﾞｰｽﾗｲﾝと比べて排便回数の増加数で評価
○ grade 1　:24時間で 4回以下の増加、人工肛門からの排泄量が軽度増加
○ grade 2　:24時間で 4-6回の増加、人工肛門からの排泄量が中等度増加
○ grade 3　:24時間で 7回以上の増加、人工肛門からの排泄量が高度増加

●便秘
○ grade 1　:不定期or間欠的な症状、緩下剤･食事工夫･浣腸を不定期に使用
○ grade 2　:緩下剤or浣腸の定期的使用を要する持続的症状
○ grade 3　:摘便を要する頑固な便秘、身の回りの日常生活動作の制限

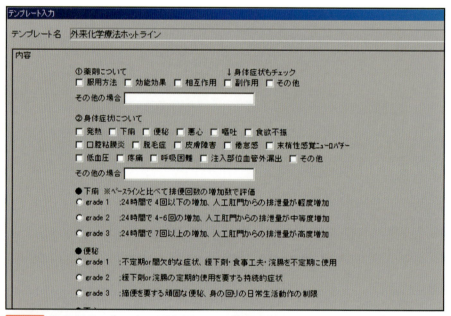

図 3-4 診療録テンプレート，CTCAE による評価の例

が有効であったかを評価することである．これらの内容はデータベース化し蓄積することで，今後の電話対応の参考にすることができ，電話対応を行うスタッフの知識，技術向上のための教育資材にもなる(**図 3-5**)．

1 電話対応の基本・流れ

電話対応の基本的な流れとして，患者・家族から電話を受けたら，具体的な症状の確

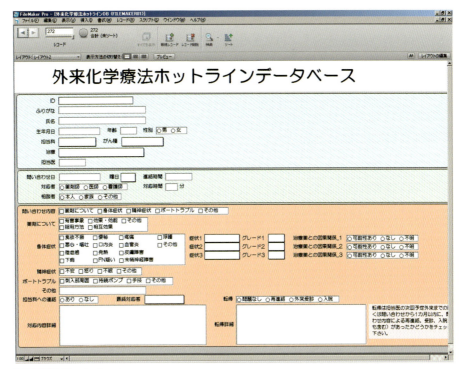

図 3-5 データベース

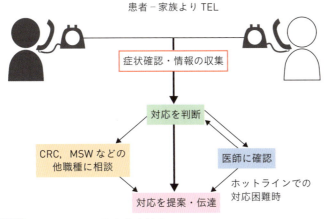

図 3-6 ホットラインの基本的な流れ

CRC：clinical research coordinator, MSW：medical social worker

認，診療録からの情報収集を行い，考えられる要因についてアセスメントし，対応について判断する．必要であれば医師，薬剤師，他職種へ相談し，患者・家族へ対応を提案，情報提供を行う（図3-6）．

電話対応は音声だけが伝達の手段であり，相談者が語ることによって情報が得られる．そのため，医療者は落ち着いた声でゆっくりと，聞き取りやすい音量で，相手の話を遮らず返事をするように心掛ける．また，説明はわかりやすい言葉で，相談者がとるべき行動は具体的に伝える．

帰宅後に必要な支援体制　173

相談者のニーズは1つではなく，「問題を解決したい」「不安な気持ちをわかってほしい」という思いもある．医療者が相談者の気持ちに寄り添い，共感・理解を示すことで信頼関係が得られ，相談者の語りが促される．そこからアセスメントに必要な情報が得られるため，相談者のペースで話してもらうことが大切である．また，すべての相談が有害事象に関する内容ではないことをふまえて，問題を見極めることが大切である．

2 情報聴取すること

基本情報を収集する際，まず誰からの相談かを確認したうえで，相談者と患者との関係，患者氏名，性別，年齢，カルテNo.，疾患，行っている治療，直近の治療日を聞き取ると同時に，診療録からも確認する．次に，どんな症状がいつから，どの程度かを把握する．患者が訴える症状が発熱の場合は体温や随伴症状，呼吸状態，咳嗽などの聴取を行う．嘔吐・下痢は回数や性状，便秘は日数，食欲不振は聴取前日，当日に食べたもの，倦怠感は日常生活の行動の制限などについて聴取する．次に，どのように症状が変化しているか，症状出現の頻度や強弱の変化，症状の変化の誘因，加えてどのように対処しているか，使用した薬剤や効果などを確認する．緊急受診が必要な際は病院までの所要時間を確認する．

症状によっては，医療者側が，診療録より以前の検査結果などの情報を確認する必要がある．

3 アセスメントと目標設定・対応の判断

相談内容は患者の基本情報をふまえ，症状を把握し，化学療法による有害事象なのか，有害事象との関連がないのかを見極め，アセスメントを行い，有害事象共通用語規準〔Common Terminology Criteria for Adverse Events（CTCAE）version 4.0〕を用いて評価する（図3-4）．

患者が自ら話す内容だけでなく，可能性のある状況，問題を医療者側が予測して尋ねる．また重篤な有害事象や原疾患に伴う症状の悪化も含まれている可能性があるため，電話での聴取という限られた情報であることを理解したうえで，予測されるリスクをアセスメントし，それぞれの症状の原因や重症度を判断しなければならない．緊急入院や受診の必要性があると判断した場合，および，対応，判断に困った場合は担当医へ相談，電話を転送する．

時に，化学療法には直接関連しない症状に対する市販薬やその他の病院で処方された薬剤の使用について判断を求められることがある．患者本人にも「がんの治療の副作用ではないと思うが，がん治療病院でないと，適切な対応ができないのではないか」「報告が遅れて致命的な問題になるのではないか」という不安があり，電話をしてくることがある．担当者は，健康食品，市販薬，漢方薬，代替療法などの専門領域以外の相談への回答を求められることもある．回答が困難な場合は薬剤師や担当医へ相談したり，対応を依頼したりする．

4 患者・家族への具体的な指導

　緊急時には患者自身による判断，医療機関への連絡や受診が必要になるため，患者・家族が病院に連絡すべき症状を医師らとあらかじめ話し合っておく．化学療法後には好中球減少・血小板減少・貧血，消化器症状の嘔吐・下痢などの有害事象が予測され，これらは自宅へ帰ってから症状が出現しやすいものである．このような化学療法によって起こりうる症状の説明に加え，病院へ連絡が必要な症状について患者・家族へ具体的に説明することが重要である．

病院に連絡が必要な状況の例

- 38℃以上の発熱が，抗菌薬を服用しても3日以上持続し解熱しない
- 水様性の下痢が1日以上続く，止痢薬を使用しても止まらない
- 飲水できない，飲水しても嘔吐してしまう，内服できない
- 尿量が極端に少ない，尿が出ない
- 呼吸困難，動悸，胸部症状がある
- 身の回りのことができないほどつらい
- ポート部や針，携帯型ポンプの異常がある

　治療開始時に化学療法に関するオリエンテーションを受けていても，自宅で症状が出現すると不安を感じ，医療者に確認を求める相談が多いことから，患者が自宅に戻ってから再度確認できるパンフレットの使用は有効である．また自宅で不安なことや，心配なことがあったときの電話相談窓口や診療時間外や夜間の受診方法について具体的に伝えておくことは「自宅で何かあっても対応してもらえる」という患者の安心感につながる．

5 フォローアップと評価

　国立がん研究センター中央病院での患者の電話相談の時期としては，初回化学療法や新たな治療を開始した1クール目のあとが多く，相談内容は初めて経験する症状の確認や対処である．2回目の化学療法以降は電話相談回数が少なくなる傾向にあり，その理由として，有害事象に対して，たとえば制吐薬の変更や追加，便秘や下痢に対する排便コントロールの指導などがされること，治療回数を重ねるにつれ，症状に対する自己判断能力やセルフケア能力が向上するためと考えられる．

　来院時には，患者とともに自宅での副作用の出現状況と対処方法を振り返り評価する．患者自身が対処できた点は肯定的に評価し，できなかった点はその原因を患者とともに分析し，対処方法を一緒に検討する．また今後の治療経過について情報提供し，化学療法の有害事象について問題を共有することがセルフケア能力を高めることにつながる．

　医療者が必要と判断し，あらかじめ了承を得た患者には医療者側から電話をかけフォローアップすることも重症化を防ぐ1つの手段となる．また，電話相談後の転帰につ

いても確認し，電話対応が適切であったか評価することも重要である．

3 患者・家族に対する教育とセルフケア支援

　患者が自宅で日常生活を送りながら治療を完遂または継続していくためには，自分で日常生活上の制限を守り，セルフケアを行っていくことが大切である．外来化学療法におけるセルフケア支援の目標は，患者が必要な知識を得て，技術を身につけ，自らの症状を効果的にコントロールし，QOL を維持しながら治療を継続していくことである．

患者のセルフケア能力を分析する

①身体的な状態をアセスメントし，セルフケアを妨げる要因がないか確認する．
②治療についての理解度は個々の患者に合わせ，治療目標や説明内容との相違がないか確認する．
③家族背景，キーパーソン，サポート状況，就労状況や社会的役割，精神状況など，心理社会的状況を確認する．

患者の反応を見ながら必要な情報を提供する

　治療前の患者教育では，①化学療法の目的，②投与スケジュール，③予測される有害事象やその発現時期，④予防法と対処法，⑤日常生活の留意点，⑥治療費や社会資源，⑦相談窓口や緊急時の受診方法，について説明する．説明する際は具体的にイメージできるよう治療パンフレットなど視聴覚教材を活用し，自宅で患者自身が副作用を観察する根拠をわかりやすく伝えることが重要である．

基本的な技術を患者または家族に習得してもらう

　患者のセルフケア状況をアセスメントし，必要な技術を指導する．治療患者日誌や，セルフモニタリングシートなどを活用し，毎日の症状を観察，記録する習慣がもてるように指導する．また，化学療法中に家族の支援が必要と判断される場合には，家族も含めた指導ができるように，説明の場に家族も同席できるよう配慮することも必要である．

基本的な看護サポートを提供する

　患者の抱える心配やつらさを理解し，継続してサポートすることを伝える．患者自身が症状に気づき報告することにより，すみやかな対応が可能となることや，有害事象に合わせた対処方法を実施できれば「自分で対処できる」という自信をもつことができ，安心した療養生活を送れることを説明する．

経口抗がん剤のセルフケア支援

　近年，入院期間の短縮，新規経口抗がん剤の承認により，経口抗がん剤治療を外来で継続する患者が増加している．経口抗がん剤の特徴として，治療期間が比較的長期に及ぶことが多く，治療効果や治療継続の可否が，患者の理解度，セルフケアに左右される

という点が挙げられる．よって，経口抗がん剤治療を受ける患者に対しては，アドヒアランスを高める支援がより必要とされている．

患者の服薬アドヒアランスを確認する

治療開始前に，内服薬の用法・用量・有害事象に関する患者への情報提供，有害事象出現時のセルフケア指導を行う必要がある．経口抗がん剤を長期間内服する間は，疾患の進行，有害事象の出現，生活環境の変化など服薬アドヒアランスを妨げる因子が容易に変化するため，継続的にモニタリングすることが重要である．主に確認する点を次に挙げる．

- 患者，家族が治療計画や内服方法を理解しているか
- 薬の自己管理に影響を及ぼす認知機能や身体機能などの障害はないか
- 経口抗がん剤の内服を妨げる手足症候群などの症状の有無
- 経口抗がん剤に影響する併用薬の内服があるか

看護介入のポイント

患者が有害事象に適切に対処しながら，治療をできるだけ長く継続できるように，看護師は内服継続中も有害事象の出現の有無，有害事象に対するセルフケア状況を把握し，適切な支援を行う．経口抗がん剤の場合，患者は自宅での有害事象の発現によって治療継続の可否を自分で判断しなければならず，治療を中断したくないという思いから，有害事象が発現しても無理に内服を継続する傾向がある[1]．そのため，有害事象を早期に対処すれば，治療中断期間を最小限にとどめ，さらには重篤化を予防し治療継続が可能なことを理解してもらうように説明する．また，有害事象出現時の病院への連絡方法を明確にする．

多職種でサポートする

経口抗がん剤の作用機序および有害事象は多種多様となり，専門性を活かしたチームによるアプローチが求められる．医師，看護師，薬剤師をはじめとする多職種で患者のセルフケア能力やアドヒアランス阻害要因を確認し情報共有することで，患者個々の状況に応じた専門的な看護介入や，薬学的介入が可能となり，患者のアドヒアランス向上につながる．

治療成績の向上に伴い内服が長期に及ぶことで，有害事象による影響から仕事の継続が困難となり，経済的な問題を抱える患者も多くなってきている．看護師は治療開始時から相談支援センターなどの専門窓口を紹介し，経済的問題や就労問題の支援を行うことも必要である．

文 献

引 用 文 献

1）山極恒平，重松忠，武田啓子，ほか：カペシタビンを含む外来化学療法における手足症候群の検討—服薬記録・症状チェックシートを用いて．癌と化学療法 40(suppl-2)：161-163, 2013.

帰宅後に必要な支援体制　177

参 考 文 献

1）小林国彦：がんの外来化学療法の動向—入院治療から外来・在宅治療へ．看護技術 49(2)：99-102，2003．
2）飯野京子，森文子(編)：安全・確実・安楽ながん化学療法ナーシングマニュアル(JJN スペシャル No.85)．医学書院，2009．
3）日本がん看護学会がん看護技術開発特別委員会(編)：外来がん化学療法看護の手引き．日本がん看護学会，2010．
4）濱口恵子，本山清美(編)：がん化学療法ケアガイド—治療開始前からはじめるアセスメントとセルフケア支援(改訂版)．中山書店，2012．
5）国立がん研究センター内科レジデント(編)：がん診療レジデントマニュアル(第6版)．医学書院，2013．
6）小澤桂子：内服抗がん剤治療を受ける患者の看護を行うための基礎知識．がん看護 19(2)：125-135，2014．
7）橋口宏司：薬剤師が行う服薬アドヒアランス支援．がん看護 20(4)：416-419，2015．

（上原 智子・矢野 美穂）

2 帰宅後に生じる代表的な有害事象の評価と対応

1 発熱

1 患者・家族からの訴え，表現内容の例

　外来化学療法を受ける患者の帰宅後に生じる発熱は，最も問い合わせの多い症状の1つである．38℃以上の発熱が出現した場合の患者・家族からの訴えや表現の例を示す．

事例1　35歳　女性　ホジキンリンパ腫　ABVD療法1コース目　当日

「今日，外来で抗がん剤の点滴をしたんですけど，家に帰ってから体が熱いなと思って熱を測ってみたら38℃ありました．解熱薬はもらっていますが，飲んでもよいですか」

事例2　40歳　女性　悪性リンパ腫　R-CHOP療法(21日ごと)1コース目投与　day 12

「抗がん剤の点滴をしてから体調が戻ってきましたが，一昨日から37℃後半の熱が出ていて下がりません．寒気がして，その日の夜は38℃まで上がりました．抗菌薬を夜から飲み始めましたが，今日も38.5℃で熱が下がりません．食事もあまりとれていません」

事例3　62歳　男性　膵がん　GEM療法4コース目　day 25

「抗がん剤の点滴から少し経っていますが，3日前から微熱があって，今日は38.1℃の熱が出ています．体調はあまり変わりなくて，食事もとれていますが，咳がでます」

2 電話で情報収集すべきこと

① 治療中の抗がん剤のレジメン内容

　使用している抗がん剤の種類や投与量，投与スケジュールから，好中球減少時期を推測する．また，分子標的治療薬や薬剤熱を生じやすい薬剤を含んでいないか確認する．

② 外来化学療法を実施した日時，期間

　抗がん剤治療の実施後24時間以内か，実施後5〜14日程度の期間か，それ以外の場合かを確認する．

③ 発熱の発生状況

　いつから発熱が発現したのか，発熱の状況，程度を確認する．

④ **発熱に伴う随伴症状の有無**

発熱時に悪寒を伴っているかなど，発熱に伴う随伴症状の有無や程度を確認する．

⑤ **抗菌薬の処方，抗菌薬の内服の有無**

あらかじめ抗菌薬が処方されているレジメンも多いが，抗菌薬が手元にあるか，発熱してから抗菌薬の内服を開始しているかを確認する．

⑥ **発熱以外の随伴症状の有無**

発熱以外に，咳や息苦しさなどの呼吸器症状や，嘔吐，下痢などの症状がないかを確認する．疼痛がある場合は，部位や程度，出現状況について情報収集する．PTCDチューブなど，カテーテル類の留置や中心静脈ポートの留置の有無，周囲の発赤や腫脹，疼痛などがないかも確認する．

⑦ **経口摂取の程度**

食事の摂取や飲水ができているか，摂取できる程度を確認する．

⑧ **日常生活動作の状況**

日常生活において，身の回りのことがどの程度できているか，できないのかを情報収集する．

3 アセスメント

外来化学療法を受ける患者の発熱において，感染に起因する発熱とその他の要因による発熱との鑑別が肝要である．発熱以外の随伴症状の有無，経口摂取の程度，疼痛，日常生活における身の回りのことができているかなどによって，発熱の要因を推測し対応する．

■ 治療実施後 24 時間以内

薬物や輸血によって起こる薬剤性の発熱は，38℃未満で治療を要さない軽微なものから，38℃以上で対処が必要なものとして出現する場合もある．薬剤による発熱の要因として，分子標的治療薬の薬剤投与中または開始後 24 時間以内に多く現れるインフュージョンリアクション，分子標的治療薬以外の抗がん剤，抗がん剤以外の薬剤が考えられる．発熱を生じやすい分子標的治療薬は，リツキシマブ(リツキサン®)，トラスツズマブ(ハーセプチン®)，ボルテゾミブ(ベルケイド®)，オファツムマブ(アーゼラ®)などであり，分子標的治療薬以外の抗がん剤では，ブレオマイシン(ブレオ®)，ゲムシタビン(ジェムザール®)，エリブリンメシル酸塩(ハラヴェン®)などが挙げられる．抗がん剤以外の薬剤として，ゾレドロン酸(ゾメタ®)が要因となることもある．

［ 事例 1 の場合 ］

ABVD 療法 1 コース目，投与当日の発熱である．分子標的治療薬の使用はないが，ABVD 療法では，ブレオマイシン(ブレオ)が発熱の要因となる．支持療法として，レジメンにステロイドが含まれている場合もあり，発熱は抑えられることも多いが，帰宅後に発熱する場合がある．事例 1 の発熱では，随伴症状がないことが確認できれば，骨髄抑制や他の感染の可能性も低く，薬剤熱として対応する．

■ 治療実施後 5～14 日程度

白血球・好中球減少は，抗がん剤の種類や量，組み合わせにより異なるが，一般的には抗がん剤投与後 7～14 日で最低値(nadir)となり，抗がん剤の直接作用と血小板減少を

表 3-1 好中球減少で起こる感染部位と症状

部位	症状
全身	38℃以上の発熱，悪寒，戦慄，血圧低下，関節痛
頭部	頭痛，頸部硬直
口腔	口腔・咽頭の発赤，腫脹，疼痛，潰瘍，白斑，舌苔
上気道	鼻汁，鼻閉感，発赤，腫脹，疼痛
肺・気管支	咳嗽，痰，息苦しさ，喘鳴
消化管	悪心・嘔吐，胃痛，腹痛，下痢，下血，腹部膨満感
肛門周囲	発赤，疼痛
尿道，腟，膀胱	頻尿，排尿時痛，排尿困難，残尿感，尿混濁，腟炎
皮膚	発赤，皮疹，腫脹，疼痛，水疱
カテーテル周囲	挿入部の発赤，腫脹，疼痛，浸出液

伴うことで，皮膚・粘膜バリアが破綻するため，鼻腔，口腔，消化管粘膜，肛門，陰部やカテーテルなどの体内異物挿入部位が細菌の侵入門戸となりやすい．好中球減少で起こる症状と徴候を**表3-1**に示す．悪寒，戦慄，脱力感，錯乱などの症状があるときは敗血症が疑われるため，血圧低下，頻脈，動悸，頻呼吸，息切れ，意識レベルの変化など敗血症性ショックをきたしていないか，全身状態の情報収集が大切である．

　発熱性好中球減少症が予測されるレジメンの場合は，シプロフロキサシンなどの抗菌薬があらかじめ処方されているため，連絡があった時点での抗菌薬の内服の有無により対応が変わる．抗菌薬の内服を開始していない場合は，内服開始を指示し，3日間経過しても解熱しない場合には，再度連絡するよう指示する．熱苦痛が強い場合には解熱薬を用いるが，非ステロイド性抗炎症薬(NSAIDs)は血小板凝集抑制のため，血小板低下時には使用せず，アセトアミノフェンの内服で対応する．

[事例 2 の場合]

　R-CHOP 療法(21 日ごと)の発熱性好中球減少症発生頻度は 23%[1]である．1 コース目の day 10 から発熱していることから，好中球減少をきたし発熱していると推測される．抗菌薬はあらかじめ処方され，発熱時に内服を開始しているが，内服 3 日目で解熱はしていない．食事はあまり摂れていないが，どの程度の摂取量で，水分摂取を確保できているかも把握する必要がある．下痢や嘔吐などの有無，可能な日常生活動作の程度についても情報収集する．

　随伴症状の有無を確認し，R-CHOP 療法(21 日ごと)の発熱性好中球減少症として対応する．初回化学療法を受ける患者であり，発熱時の対応も初めてであることから，不安を増強させないように配慮する．

■ 「治療実施後 24 時間以内」「治療実施後 5〜14 日程度」以外

○腫瘍関連発熱

　腫瘍関連発熱の場合は，発熱が定期的にあるが，自然に解熱し，全身状態はよく，発熱時に悪寒・戦慄を伴わないことが多い．感染源が同定されず，血液データでは CRP

帰宅後に生じる代表的な有害事象の評価と対応　181

が慢性的に高値を示し，疾患に対する治療により改善がみられる．ナプロキセン，NSAIDs やアセトアミノフェンの定時内服がされていることも多いため，内服を忘れていないかを確認する．

○ **中心静脈ポートの感染**

中心静脈ポートが挿入されている患者の場合，カテーテル感染の可能性も否定できないため，ポート周囲の発赤や腫脹，疼痛がないかも把握する．

○ **胆管炎**

PTCD チューブなど管類の留置の有無を確認し，腹痛や消化器症状など随伴症状と合わせて胆管炎のリスクについてもアセスメントする．がん性疼痛コントロールのため，オピオイドを内服・外用している患者もあり，疼痛の状況に合わせて，排便や尿の色，性状に変化がないか確認する．

○ **肺毒性，間質性肺炎**

抗がん剤による間質性肺炎が出現する時期は，治療開始数日後から数か月に渡る．いったん発症すると，重症化することもあり，抗がん剤治療を中断せざるを得なくなる．発熱に加え，呼吸器症状がある場合には，医療者にすぐに報告し，早期に対応することが重要である．

○ **尿路感染症，腎盂腎炎，風邪，急性咽頭炎など**

倦怠感や黄疸はないか，排尿時痛の有無や尿の性状，風邪症状の有無についても確認しておく．

[事例 3 の場合]*

GEM 療法 4 コース目 day 25 で，3 日前から微熱があり，咳も出ていると訴えがある．ゲムシタビン（ジェムザール）の間質性肺炎の発生頻度は 1.0%[2] である．呼吸器症状について詳しく情報収集し，咳の種類，息切れがないか，呼吸困難感がないか確認する．息切れや呼吸困難感がある場合には，発熱の要因としては間質性肺炎の可能性を疑い，早急に対応する．また，ゲムシタビン（ジェムザール）による発熱の発生頻度は 1.0% と薬剤自体が発熱の要因となることがあるが，最終の投与から 10 日間経過しており，薬剤熱の可能性は低いと考えられる．

4 目標設定

■ **事例 1：治療実施後 24 時間以内**

ABVD 療法に伴う薬剤熱のコントロールができ，治療を継続し完遂できる．

■ **事例 2：治療実施後 5〜14 日程度**

R-CHOP 療法に伴う発熱性好中球減少症へ適切に対処し，感染を予防する．感染症により治療が遅延することなく継続し完遂できる．

■ **事例 3：治療実施後 15 日目以降**

GEM 療法による間質性肺炎の早期発見，治療を行い，症状が軽快する．

---

* 事例 3 の理由（原因）による発熱は 15 日目以降のみに生じるものではなく，投与後早期にも起こりうる．

5 対応の判断

■事例1：治療実施後 24 時間以内

ABVD 療法1コース目，投与当日の発熱で，ブレオマイシン(ブレオ)が発熱の要因と考えられる．骨髄抑制期でもなく，随伴症状も特にない．経口摂取も確保でき，日常生活における身の回りのこともできており，ブレオマイシン(ブレオ)の薬剤熱と判断する．

■事例2：治療実施後 5～14 日程度

R-CHOP 療法(21 日ごと)1 コース目投与 day 10 で発熱し，day 12 での連絡である．抗菌薬の内服は開始し3日目であるが，解熱していない．発熱性好中球減少症と判断して，担当医へ連絡する．

■事例3：治療実施後 15 日目以降

GEM 療法4コース目 day 25 で，薬剤熱の可能性は低い．3日前から微熱があり，咳も出ていることから，息切れや呼吸困難感の有無を確認し，間質性肺炎の疑いがあると判断する．レントゲン撮影を行う必要があり，来院を指示する．

6 具体的な指導・助言と対応

■事例1：治療実施後 24 時間以内

ABVD 療法のブレオマイシン(ブレオ)が発熱の原因と考えられ，解熱薬を内服してよいことを伝える．

■事例2：治療実施後 5～14 日程度

R-CHOP 療法を行い，day 12 で，好中球減少時期である．抗菌薬の内服はすでに開始し3日目であるが，解熱していないことから，抗菌薬を変更し点滴にて投与する必要がある可能性が考えられるため，来院の必要性と担当医へ連絡する旨を伝える．初回治療であり，不安があると予想されるが，想定される副作用であり，適切に対処すれば心配ないことも伝える．

■事例3：治療実施後 15 日目以降

GEM 療法による間質性肺炎の可能性も否定できないため，X 線撮影を行うほうがよいことを伝え，来院を指示する．

7 フォローアップと評価

■事例1：治療実施後 24 時間以内

薬剤熱に対しては，アセトアミノフェン内服で，解熱を認めた．次回治療時にも，解熱剤は自宅で内服してよいことを伝え，患者自身で対応が可能であった．

■事例2：治療実施後 5～14 日程度

次回の R-CHOP 療法の予想される好中球減少期には，G-CSF を予防的に使用することになった．自宅での発熱時の対応として，抗菌薬内服開始，2～3日間内服しても解熱しない場合には病院へ連絡することもよく理解され行動できていた．

■事例 3：治療実施後 15 日目以降

X 線撮影にて軽度の肺炎を認めたが，抗菌薬の投与にて軽快した．一旦化学療法は中断され，レジメンを変更し，治療を継続した．

8　患者教育

■事例 1：治療実施後 24 時間以内

薬剤熱を生じやすい抗がん剤を使用する場合は，あらかじめ解熱薬の服用やステロイド剤などの前投薬を含めたレジメンで投与計画をされていることが多い．投与中に発熱を認めなかった場合でも，病院を離れ帰宅途中から帰宅後に症状が出現する可能性もあるため，患者が在宅で対応できるように症状の特徴，観察と症状出現時の病院への連絡方法について説明しておく．

■事例 2：治療実施後 5～14 日程度

化学療法前には，使用する抗がん剤の種類や投与量，投与スケジュールから，好中球減少の時期を予測し，齲歯や痔核，皮膚や粘膜の炎症など，感染源となりうる症状の有無について確認しておく．また，患者の清潔習慣とセルフケアレベルをアセスメントし，手洗い・含嗽，歯磨きなどの方法を確認し，適切な感染予防行動を実施・継続できるように教育する．好中球減少時期には，感染徴候の観察ができるように，また，発熱時には抗菌薬の内服を開始し解熱しなければ病院へ連絡する必要性と，治療を継続していくためには発熱時のすみやかな対応が大切であることを指導する．

■事例 3：治療実施後 15 日目以降

薬剤熱や発熱性好中球減少症以外の発熱の場合，間質性肺炎や胆管炎など，早急に対応しなければ重篤な状態を招く感染症も潜んでいるため，随伴症状の特徴や症状を観察し，病院へ連絡してほしいことを指導する．

外来化学療法において，発熱にはさまざまな要因があるが，発熱に伴う随伴症状から要因を推測・判断し適切に対応することが，患者の治療目標に沿った治療を継続，完遂することにつながっていく．患者からの第一報を聞く看護師の果たす役割は大きい．

文 献

引 用 文 献
1) 日本臨床腫瘍学会(編)：発熱性好中球減少症(FN)診療ガイドライン．南江堂，2012.
2) 日本イーラリリー：ジェムザール注射用 200 mg および 1 g 添付文書(第 15 版)．日本イーラリリー，2013.

参 考 文 献
1) 濱口恵子，本山清美(編)：がん化学療法ケアガイド—治療開始前からはじめるアセスメントとセルフケア支援(改訂版)．pp.74-79，中山書店，2012.
2) 遠藤一司(監修)：がん薬物療法の支持療法マニュアル—症状の見分け方から治療まで．南江堂，2013.
3) 西條長宏(編)：実例から学ぶ安全で有効な外来がん化学療法の実践．先端医学社，2007.
4) 関谷綾子，佐藤香理奈，岡元るみ子：感染．佐々木常雄，岡元るみ子(編)：がん化学療法ベスト・プラクティス．pp.85-88，照林社，2008.
5) がん情報サイト：ほてりおよび寝汗(PDQ®)．http://cancerinfo.tri-kobe.org/pdq/summary/

japanese-s.jsp?Pdq_ID=CDR0000062742(2015 年 12 月 24 日アクセス)
6）近藤美紀：骨髄抑制．国立がんセンター中央病院看護部（編）：がん化学療法看護スキルアップテキスト─アセスメントと患者支援の総合力アップをめざして．pp.94-99, 南江堂, 2009.
7）神田善伸：血液病レジデントマニュアル．pp.67-71, 医学書院, 2009.
8）佐々木常雄，岡元るみ子，がん・感染症センター都立駒込病院看護部（監修）：Q & A でナットクがん化学療法と看護．pp.38-44, 中央法規出版, 2011.
9）JCOG（日本臨床腫瘍研究グループ）：有害事象共通用語規準 v4.0 日本語訳 JCOG 版 2015 年 3 月 10 日版．http://www.jcog.jp/doctor/tool/CTCAEv4J_20150310.pdf(2015 年 12 月 24 日アクセス)

（藤井 恵美）

2 消化器症状（悪心・嘔吐，下痢，便秘）

悪心・嘔吐を訴える患者，下痢を訴える患者に関する有害事象の評価とホットライン対応について紹介する．

悪心・嘔吐を訴える患者

1 患者・家族からの訴え，表現内容の例

抗がん剤を点滴して 1 週間くらいの間，吐いてしまいそうになります．吐くことはないけれど，食事がとれないことが多いです．吐かないから，頓用の吐き気止めの薬は飲んでいません．

2 電話で情報収集すべきこと

① カルテからの情報収集
- 抗がん剤治療レジメン，治療経過
- 処方されている制吐薬の種類

② 患者からの情報収集
- 嘔吐回数，程度，出現時期，持続時間
- 制吐薬の使用状況と効果
- 現在の食事内容，水分摂取の状況
- 脱水症状（めまい，粘膜・皮膚乾燥，尿量減少）の有無，電解質異常，バイタルサイン異常（発熱，頻脈，血圧低下）の有無，体重減少，排便状況
- 日中の生活への影響の程度や夜間睡眠への影響，精神面への影響
- 症状を緩和させる要因，増強させる要因など

3 アセスメント

悪心・嘔吐が出現した際，患者・家族が，予測される症状の経過や適切な対処法，制吐薬に関する知識などをもっていないと，さまざまな不安を抱き，単に苦痛を感じるだけでなく，治療継続への意欲を奪うことにもなりかねない．悪心・嘔吐の症状の現れ方

帰宅後に生じる代表的な有害事象の評価と対応　185

や程度について，事前に指導した内容を患者がどの程度理解しているかを把握し，対応していく．

遅発性悪心・嘔吐では，嘔吐はないが，悪心が続くことで食事が摂れないことが多い．事例の訴えにあるような，制吐薬が効かないという患者の訴えに耳を傾け，内服するタイミングを一緒に検討する必要がある．

悪心・嘔吐を評価する指標としては，CTCAE v4.0 が用いられることが多い（p.150，**表 2-21**）．多職種で同じ評価の視点をもつことが重要である．

4 目標設定

悪心・嘔吐の予防方法を知り，悪心を誘発しにくい食事内容や体位，衣服の工夫ができるようになる．万が一，悪心・嘔吐が出現したときでも，安楽な体位や適切な制吐剤の服用ができる．また，市販の栄養補助食品を取り入れ，食事摂取が困難な状況でも脱水を予防するために水分の摂取を行える．

5 対応の判断

ホットラインに電話連絡があった場合，悪心・嘔吐の出現状況を確認し，随伴症状（激しい腹痛，発熱，下痢，便秘，めまい，口渇，頭痛など）がある場合や，嘔吐が 6 回/日以上ある場合は担当医に転送するか，もしくは医師に相談のうえ，重篤化する前に早めの来院を促す（**図 3-7**）．

嘔吐がなければ制吐薬の内服は必要ないと考えている患者もいるため，制吐薬を毎食前に予防的に内服し，食事や水分が摂取できるように促していく．

また，①決められた内服薬を飲めないとき，②食事や水分をほとんど摂れないとき，③制吐薬の使用方法がわからないときは指導し，症状が軽快しなければ再度連絡するように指導する．

経口抗がん剤を内服中の患者の場合は，休薬の可否，再開に関して必ず担当医に確認したうえで対応する．

6 具体的な指導・助言と対応

適切な支持療法を行えば，悪心・嘔吐による苦痛を最小限に抑えることができることを患者に対し説明する．以下に示す具体的な指導・助言などが患者の不安や苦痛を軽減することにもつながる．

○悪心・嘔吐の知識の指導
- 予測性嘔吐は薬剤を使うことで症状の消失が期待できること
- まだ使用していない制吐薬の説明・その効果
- 食べられるときに食べられるものを摂取し，水分を摂ること
- 治療のスケジュールを説明し，今後の悪心・嘔吐の出現時期の目安をつける
- 嘔吐を誘発する行為（食べ過ぎ，早食い，車の乗車，食後にすぐ動くなど）の知識を提供する

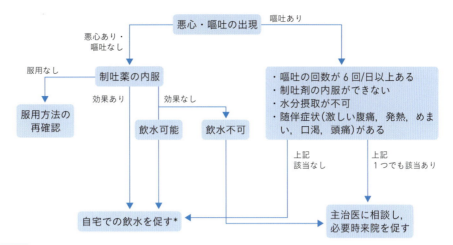

図 3-7 悪心・嘔吐時のアルゴリズム
＊軽快しなければ再度連絡するよう推奨

○セルフケア行動の指導
- 治療の前日は十分に睡眠をとる
- 身体を締めつける服装は避ける
- 吐き気が現れてきたら横向きに寝てひざを曲げ，お腹の緊張をとる
- 味が濃いものや匂いがきついもの，脂っこいものを避けるなど食事の工夫をする
- 安静の保持（衣服の選択，安楽な体位の工夫，胃部のクーリング）
- 悪心時に冷たい氷水で行う含嗽
- リラクゼーション方法の指導（呼吸法，指圧）
- 環境調整（面会者の調節，音楽，写真や絵を飾ったりし，気分転換をはかる）

7 フォローアップと評価

　対応についてカルテに記載して，医師・薬剤師・看護師と情報を共有し，出現した悪心・嘔吐の評価を行い，制吐薬の見直しとともに，レジメンに組み込む支持療法や抗がん剤の投与量について検討していく．

　患者が行った対処行動をフィードバックし，患者の状態に合わせた対処方法を提案し，嘔吐の症状軽減のため患者とともに考える時間をもつ．さらにつらいときは無理しなくてよいこと，看護師にいつでも相談してよいことを伝える．

　また，多職種と協働し，状況に応じて栄養士による食事サポートや精神科などの介入を検討する．

8 患者教育

外来化学療法ではセルフモニタリングが必要となるため，症状の報告を行えるように，治療開始前だけでなく治療中も継続して行う患者教育が求められる．患者に対し，正しい知識をもち，必要以上の不安感をもつことのないように伝える．

患者教育のポイントとして，以下のことを説明する．

①悪心・嘔吐は抗がん剤以外の要因(腫瘍の増悪，電解質異常，精神的要因)でも起こりうること

②悪心・嘔吐の起こる時期，予防策や対処法について

③悪心・嘔吐の症状を放置すると，脱水や低栄養状態などを引き起こす可能性があるため，早めに対処し，必要時は病院に連絡すること(**図3-7**)

④重度の場合は入院にて脱水を起こさないように，補液など全身管理を行うこと

⑤軽度の場合には制吐薬で対処療法を行いながら治療を継続できること

下痢や便秘を訴える患者

1 患者・家族からの訴え，表現内容の例

便秘だったので下剤を飲んだら，水のような便が出ました．その後も腹痛があってトイレから出られませんが，どうしたらよいですか？

2 電話で情報収集すべきこと

① カルテからの情報収集
- 抗がん剤治療レジメン，治療経過
- 処方されている止痢薬の種類

② 患者からの情報収集
- 下痢・便秘症状の確認(排便の性状，最終排便)，持続期間，頻度，症状の程度
- 苦痛の程度(腹痛，睡眠への影響など)
- これまでの排便習慣
- 自宅にある対処薬の有無，対処薬の使用間隔や効果

3 アセスメント

下痢・便秘は化学療法の副作用として多く出現する．長期化すると慢性的な食欲不振や胃腸の機能低下を招き栄養状態を悪化させ，治療継続を困難にする．そのため，食事の工夫や薬物療法を積極的に行い，症状を改善させることが重要になる．

下痢・便秘の出現時は患者の症状を観察し，症状に合った適切な止痢剤や下剤を使うことが必要である．止痢薬・下剤それぞれの薬理作用を十分に理解し，患者の状態をアセスメントしたうえで使用することが大切である．

下痢は，抗がん剤の使用により副交感神経の運動亢進が生じ，急速に腸内容物が通過

表 3-2 早期性下痢と遅発性下痢

	早期性下痢	遅発性下痢
発生時期	抗がん剤投与後 24 時間以内に起こる	抗がん剤投与 24 時間以上経過してから起こる
機序	副交感神経が影響を受けて(コリン作動性)，腸蠕動が亢進することによって下痢が生じる	消化管粘膜への直接作用による腸粘膜障害によって生じる下痢と白血球減少によって腸管に感染を認め，腸粘膜の炎症によって生じる

することによって生じる．主に①早期性下痢，②遅発性下痢の 2 種類に分類される(**表 3-2**)．抗がん剤の有害事象としては②が多いとされる．

米国国立癌研究所(National Cancer Institute：NCI)ガイドラインでは，Grade 1～2 かつ腹痛や悪心・嘔吐，発熱，脱水，好中球減少，PS 低下などの随伴症状を伴わない下痢を単純性の下痢，随伴症状を伴う下痢および Grade 3～4 の下痢を複雑性下痢と分類している．単純性の下痢では，腸管の刺激と分泌を抑制する収斂薬を用いる．複雑性の下痢では，入院のうえ，水分出納バランスの管理を行う必要がある．

下痢や長く続く場合は，腸蠕動運動抑制薬の使用や抗コリン薬を用いる．アヘンアルカロイドの長期使用は麻薬作用による腸管麻痺を起こす可能性があるので十分注意して使用する．

下痢・便秘を評価する指標として，CTCAE v4.0 が用いられることが多い(**表 3-3**)[1]．同じ評価の視点を持つことが重要である．

4 目標設定

適切な水分補給や食事をし，適切な対処療法薬を選択し内服する．また排便後の感染予防行動ができる．

5 対応の判断

ホットラインに下痢について電話連絡があった場合，まず原因となった抗がん剤は何か把握する．そして，①飲水ができない，②水様性便が 7 回/日以上出る，③随伴症状(激しい腹痛，嘔吐，発熱，めまい，口渇など)がある，④血便，黒色便，白色便を伴う，⑤周囲に同様の下痢症状の人がいる，のうちどれか 1 つに当てはまる場合には担当医に電話を転送する必要がある(**図 3-8**)．

下痢の原因として，抗菌薬の服用や 48 時間以内の生ものの摂取，下剤の服用に起因する場合を除き，飲水を励行し，ロペラミド(ロペミン®)などの止痢薬を服用するように促す．

経口抗がん剤を服用中の患者に対しては，休薬の可否，再開に関して必ず担当医に確認し，対処方法を伝える．

帰宅後に生じる代表的な有害事象の評価と対応　189

表 3-3 便秘・下痢の有害事象共通用語規準（CTCAE）v4.0

CTCAE v4.0 SOC 日本語	CTCAE v4.0 Term 日本語	Grade 1	Grade 2	Grade 3	Grade 4	Grade 5
胃腸障害	便秘	不定期または間欠的な症状；便軟化剤/緩下剤/食事の工夫/浣腸を不定期に使用	緩下剤または浣腸の定期的使用を要する持続的症状；身の回り以外の日常生活動作の制限	摘便を要する頑固な便秘；身の回りの日常生活動作の制限	生命を脅かす；緊急処置を要する	死亡
胃腸障害	下痢	ベースラインと比べて＜4回/日の排便回数増加；ベースラインと比べて人工肛門からの排泄量が軽度に増加	ベースラインと比べて4〜6回/日の排便回数増加；ベースラインと比べて人工肛門からの排泄量が中等度増加	ベースラインと比べて7回/日以上の排便回数増加；便失禁；入院を要する；ベースラインと比べて人工肛門からの排泄量が高度に増加；身の回りの日常生活動作の制限	生命を脅かす；緊急処置を要する	死亡

〔JCOG（日本臨床腫瘍研究グループ）：有害事象共通用語規準 v4.0 日本語訳 JCOG 版, pp.8-9, JCOG, 2009. より〕

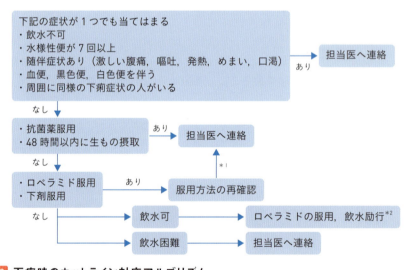

図 3-8 下痢時のホットライン対応アルゴリズム
＊1 ロペラミドの服用が適正であり，下剤を服用していない場合
＊2 軽快しなければ再度連絡するよう推奨

6 具体的な指導・助言と対応

　あらかじめ処方されている薬がある場合には指示どおり薬を内服し，水分の補給を行うように指導する．スポーツドリンクは効果的に水分を補うことができる．消化のよいものを摂取し，脂肪分の多いものや乳製品・刺激物は避けるほうがよいとされていることを伝える．また，トイレのあとは肛門部を洗浄し，感染予防に努めるよう促す．

7 フォローアップと評価

対応についてカルテに記載し，医師・薬剤師・看護師と情報を共有し，出現した下痢への対応の評価をする．止痢薬や下剤の見直しとともに，レジメンに組み込む支持療法や抗がん剤の投与量について医師と検討していく．

経口抗がん剤を服用中の患者に対しては，次の治療前に事前に下痢出現時の対応について医師に確認し，伝えていく．

8 患者教育

重度の下痢では脱水や電解質異常をきたし致命的な状態になることもあるため，7回/日以上の下痢が続き，食事や水分が困難な場合は病院に連絡するように指導する．

患者教育のポイントは以下のとおりである．

①下痢・便秘の可能性や時期について
②治療中の具体的な生活（食事や水分摂取，運動，排便習慣など）の仕方
③重度の下痢や便秘をそのまま放置すると，脱水やイレウスなど引き起こすおそれがあるため，早めに対処し，必要時病院に連絡が必要になること
④起こった場合の対処方法など

文 献

引 用 文 献
1) JCOG（日本臨床腫瘍研究グループ）：有害事象共通用語規準 v 4.0 日本語訳 JCOG 版．pp.8-9, JCOG，2009.

参 考 文 献
1) 畠山明子，足利幸乃：便秘のセルフケア支援．看護学雑誌 67(10)：975-980, 2003.
2) 佐々木安雄（監修）：癌化学療法─副作用対策のベスト・プラクティス．照林社，2004.
3) 三嶋秀行（監修）：そのまま使える がん化学療法患者説明ガイド─キードラッグ＆副作用別．プロフェッショナルがんナーシング 2015 年臨時増刊号，2015.
4) 野口瑛美，前田義治：3. 消化器毒性 A. 悪心・嘔吐 B. 下痢・便秘．岡元るみ子，佐々木常雄（編）：がん化学療法副作用対策ハンドブック─副作用の予防・治療から，抗がん剤の減量・休薬の基準，外来での注意点まで．pp.53-62, 羊土社，2010.
5) 宇良敬：副作用への対策・安全管理．室圭，加藤 健，池田公史（編）：あらゆる症例に対応できる！ 消化器がん化学療法．pp40-42, 羊土社，2015.

（和田 友紀）

3 呼吸器症状（咳，痰，呼吸苦）

1 患者・家族からの訴え，表現内容の例

1週間くらい前から咳が出て，近くの診療所で抗菌薬を処方されたがよくなりません．今は呼吸が苦しくて動くのもつらそうです．

2 電話で情報収集すべきこと

- 呼吸器症状の発症時期と経過
- 呼吸器感染症状(発熱, 咳, 痰, 鼻汁)の有無
- 随伴症状の有無
- 痰の性状(漿液性か粘液性か, 膿性か血性か)
- 肺病変(原発巣または転移巣)の有無
- 胸水, 腹水の有無
- 投与中の抗がん剤の種類や開始時期
- 呼吸器疾患(喘息など), 心疾患(心不全など)の既往歴
- 抗がん剤以外の内服薬の種類
- 放射線療法の既往の有無
- アレルギーの既往の有無

3 アセスメント

Hugh-Jones 分類を用いて, 患者・家族の訴えから呼吸困難の重症度を判断する(**表3-4**). アセスメントのポイントの詳細は [5] 「対応の判断」を参照.

4 目標設定

致命的な疾患か, 入院対応が必要な疾患かどうかを判定する.

5 対応の判断

咳や痰は患者自身が自覚しうる症状であるため, 見逃すことはまれと思われる. 血痰の場合でも, 血液が痰に糸を引くような筋状の場合は激しい咳に伴う気道粘膜損傷によることが多い. 血液が均一に付着している場合は, 肺腫瘍による持続的な出血を疑う必要がある.

呼吸困難の原因は多岐にわたるため, **表3-5** のような原因疾患を念頭におきながら情報収集をしなければならない. 免疫抑制下にある患者の場合はニューモシスチス肺炎, ウイルス性肺炎, 真菌感染症なども鑑別疾患に挙げる. がん性疼痛や精神的不安が原因で呼吸困難が出現する場合もあり, 呼吸困難は必ずしも呼吸不全・低酸素血症と一

表3-4 Hugh-Jones 分類

1度	同年齢の健康者と同様に仕事ができ, 歩行, 階段の昇降も健康者と同様である
2度	平地では同年齢の健康者と同様に歩けるが, 坂や階段は健康者と同様には昇れない
3度	平地でも健康者と同様な歩行はできないが, 自分の歩調ならば 1.6 km 以上歩ける
4度	休みながらでなければ約 50 m 以上歩けない
5度	話したり, 衣服を脱いだりするだけで息切れがし, そのため外出もできない

致しないことも理解しておく必要がある．ただし，帰宅後急激に発症・増悪した呼吸苦症状を訴える場合，喀血を伴う場合，意識障害を伴う場合は，肺塞栓症や気道閉塞など致命的な疾患である可能性があるため，すぐに来院するように指示する．患者が病院から遠方にいる場合は救急車で近医を受診するように促すことも重要である．

頻度は異なるが，薬剤性肺障害を呈する可能性は，すべての抗がん剤または抗がん剤の副作用に対する支持療法薬で認められる．一部の抗がん剤は肺障害を発症，増悪させるリスクがあるため，**表3-6**に挙げる薬剤を投与されている患者は特に注意する．日本人を対象とした非小細胞肺がんの大規模ケースコントロールスタディでは，① 55歳以上，② Performance Status 2以上，③喫煙歴，④正常肺占有率 50% 以下，⑤既存の間質性肺疾患などがリスクファクターとされている[1]．また，放射線肺臓炎は，治療中ではなく，放射線療法終了後1〜3か月後以降に出現することもあるため注意する．胸部放射線療法を受けた患者の 66% が画像上で判別できる放射線肺臓炎を発症し，そのうち 17〜32% が症状を有し，1〜6% が治療関連死にいたったという報告もある[2]．治療中・治療後に乾性咳嗽，倦怠感，発熱，息切れなどの症状を患者が訴えた場合は，治療関連肺疾患を疑うことが何よりも重要である．

6 具体的な指導・助言と対応

軽度の症状であれば，姿勢(座位，起座位)や就寝時の体位(ファーラー位，セミファー

表 3-5 呼吸困難の原因疾患

肺疾患	肺塞栓症，腫瘍による無気肺，気胸，気管支喘息，肺炎(感染性，放射線性，間質性)，気道異物，胸水貯留
心疾患	虚血性心疾患(心筋梗塞，狭心症)，心不全，心嚢水貯留
その他	上大静脈症候群，腹水貯留，がん性リンパ管症，敗血症，腎不全，疼痛，アレルギー，精神的不安(過換気症候群，パニック障害)

表 3-6 間質性肺炎の可能性がある場合に注意を要する抗がん剤

薬剤名	添付文書における記載
イリノテカン	間質性肺炎または肺線維症の患者では禁忌
ゲムシタビン アムルビシン	胸部単純X線像で明らかで，かつ臨床症状のある間質性肺炎または肺線維症の患者では禁忌
ドセタキセル パクリタキセル TS-1 ビノレルビン ペメトレキセド	間質性肺炎または肺線維症の患者では慎重投与
ゲフィチニブ	急性肺障害，特発性肺線維症，間質性肺炎，じん肺症，放射線肺臓炎，薬剤性肺炎またはこれらの疾患の既往歴のある患者では慎重投与
エルロチニブ	間質性肺疾患，肺感染症などのある患者またはその既往歴のある患者では慎重投与

ラー位），薬剤による対応（鎮咳薬，医療用麻薬のレスキューなど）について指導する．自覚症状が増悪する場合は我慢せずに病院に連絡してよいことを伝える．薬剤性肺疾患を疑った場合は，可能であれば被疑薬の内服を中止し，担当医へ連絡するように指示する．チアノーゼや胸痛を伴うような重篤な状況が予想される場合は可及的すみやかな受診（救急要請での近医受診も含めて）を指示する．

7 フォローアップと評価

できるだけ早い時期に患者を診察し，問診や聴診を行う．異常が疑われた際は胸部 X 線，CT 検査などの画像検査を行う．血液検査，CRP，LDH などに加えて，間質性肺炎マーカー（KL-6，SP-D，SP-A など）や β-D-グルカンなども呼吸器症状の原因検索に有用な可能性がある．

8 患者教育

原疾患の進行度や治療法に応じて呼吸困難が出現する可能性があることを本人，家族に説明しておく．薬剤性肺障害を起こす頻度の高い薬剤を投与中の患者には，症状出現時には医療機関へ連絡することを説明・指導しておくことも，早期診断のために重要である．主気管支近傍のリンパ節腫大例や多発肺転移例などでは，気道閉塞による急激な呼吸不全が出現する可能性があるため，ステント留置ができる施設を事前に紹介しておくことも必要である．

引用文献

1) Kudoh S, Kato H, Nishiwaki Y, et al：Interstitial lung disease in Japanese patients with lung cancer：a cohort and nested case-control study. American Journal of Respiratory and Clitical Care Medicine 177(12)：1348-1357, 2008.
2) McDonald S, Rubin P, Phillips TL, et al：Injury to the lung from cancer therapy: clinical syndromes, measurable endpoints, and potential scoring systems. International Journal of Radiation Oncology, Biology, Physics 31(5)：1187-1203, 1995.

（笹木 有佑・橋本 淳・近藤 俊輔）

4 出血

1 患者・家族からの訴え，表現内容の例

- 便の色がいつもより黒っぽいが，血が混ざっているかはよくわかりません．このまま様子を見ていてよいでしょうか
- 嘔吐した内容物に血が混じっていた
- 咳をしたら血痰が出た

2 電話で情報収集すべきこと

- がんの原発・転移臓器
- 出血の量，色（鮮血か暗赤色か），頻度
- 投与中の抗がん剤の種類や開始時期
- 抗がん剤以外の内服薬の種類
- 放射線療法の既往
- 腹痛，下痢の有無
- 嘔気，嘔吐の有無
- 月経周期

3 アセスメント

　消化管出血をきたしている状況の予後不良因子として，高齢，合併症の存在（腎不全，肝硬変，心肺疾患），鮮血の吐下血，血圧低下，検査値異常（凝固能異常と貧血）が挙げられている．これらの予後因子と内視鏡検査所見を組み合わせた上部消化管出血時における予後判定スコアシステムを Rockall scoring system（表3-7）と呼ぶ．前向き研究では Rockall scoring system のスコアが2以下であれば外来加療が可能であると報告されている[1]．これらの因子を念頭におきながら患者・家族の訴えを聞く．

4 目標設定

　緊急で止血処置や輸血が必要かどうかを判定する．

表3-7 Rockall scoring system

因子	スコア			
	0	1	2	3
年齢（歳）	＜60	60〜79	＞80	
脈拍数（/分）	＜100	＞100	―	―
収縮期血圧（mmHg）	＞100	＞100	＜100	―
併存疾患	なし	なし	虚血性心疾患 心不全など	腎不全 肝不全 進行がん
内視鏡的診断	病変なし Mallory-Weiss 症候群	その他	悪性腫瘍	―
出血の性状	現在なし 黒色出血斑	―	持続性出血 血管露出	―

（Rockall TA, Logan RF, Devlin HB,et al：Selection of patients for early discharge or outpatient care after acute upper gastrointestinal haemorrhage. National Audit of Acute Upper Gastrointestinal Haemorrhage. Lancet 347 (9009)：1138-1140, 1996. より）

5 対応の判断

　出血と一口に言っても，吐血，下血，喀血など，出血部位によって対応は大きく異なる．吐血はトライツ靭帯より口側の上部消化管からの出血であることが多く，出血後から吐血までの時間が短い場合は鮮血となるが，時間が経過した場合には，胃酸によって血液が塩酸ヘマチンへ変化するために黒褐色となる．ただし，肺からの出血である喀血や鼻出血を飲み込んだことが原因である場合もあり，鑑別が困難な場合も多い．一方，下血は消化管全領域からの出血で生じるが，上部消化管出血の場合は消化液により血液が真黒色に変化するためタール便となる．また，小腸や深部大腸からの出血は腸管内で停滞時間が長いため，腸管内で発生する硫化水素により黒色〜暗赤色となる．直腸やS状結腸からの出血では新鮮血の排出や便周囲に鮮血の付着を認める．

　上記のことを念頭におきながら吐血・下血，喀血の原因疾患（表3-8，表3-9）を鑑別する必要がある．いずれの場合でも患者の訴えを細かく聞くことが重要であるが，大量で急激な出血の場合は頻脈，低血圧，尿量の減少などの症状が出現し，脳への血液供給の減少から意識混濁や見当識障害を認め，最終的にショック状態に陥る可能性もある．そのため，必要最低限の情報を得たら，すぐに受診するよう指示しなければならない場合もある．

　ベバシズマブなどの血管新生を標的とした抗がん剤などの一部の抗がん剤では副作用として出血をきたすことがある．ベバシズマブ投与中の重篤な出血は1〜5%程度の頻度で認められている[2]．また，抗がん剤の骨髄抑制により血小板が減少した際に，出血をきたしやすくなり，出血をきたした際には止血しにくくなることがある．血小板が50,000/μL未満となった場合には出血をきたしやすくなるため注意が必要である．

6 具体的な指導・助言と対応

　出血量が多いと判断した場合や，ショック状態もしくはショック状態に陥ることが予想される場合は，すぐに病院を受診するように指示する．抗がん剤，NSAIDs，抗血小板薬や抗凝固薬を内服している場合は中止するように指示する．

表 3-8　吐血・下血の原因疾患

- 消化管病変（食道がん，胃がん，大腸がん）からの出血
- 消化性潰瘍
- 食道・胃静脈瘤
- Mallory-Weiss 症候群
- 大腸憩室出血
- 血流障害（虚血性大腸炎など）
- 感染性大腸炎
- 薬剤性大腸炎
- 放射線性腸炎
- 痔核，裂肛
- 子宮内膜症

表 3-9　喀血の原因疾患

- 肺疾患
  肺腫瘍（原発性・転移性）
  肺炎
  肺結核
  肺膿瘍
- 大動脈瘤
- DIC
- 薬物性（NSAIDs, 抗血小板薬, 抗凝固薬）
- 鼻出血

7 フォローアップと評価

緊急の診察が不要と判断した場合でもできるだけ早期に診察し，血液検査（凝固能異常や貧血の有無）や上部・下部消化管内視鏡検査などの出血源の検査を行う．大腸がんや非小細胞肺がんなどで幅広く用いられているベバシズマブなどの一部の抗がん剤では，特徴的な薬物有害反応として出血をきたすことが知られている．ベバシズマブ投与中に出血を認めた例ではベバシズマブを休薬・中止しなければいけない可能性がある．

8 患者教育

特に食道・胃や大腸に病変がある進行がんの患者には，病変の増大に伴い出血のリスクが高くなることを事前に説明しておく．タール便，倦怠感などの出血が疑われる症状を説明し，症状が出現した際は連絡するように伝える．

引用文献

1) Rockall TA, Logan RF, Devlin HB,et al：Selection of patients for early discharge or outpatient care after acute upper gastrointestinal haemorrhage. National Audit of Acute Upper Gastrointestinal Haemorrhage. Lancet 347(9009)：1138-1140, 1996.
2) アバスチン適正使用検討委員会（監修）：アバスチン適正使用ガイド（第15版），中外製薬，2013.11月改訂

（笹木 有佑・橋本 淳・近藤 俊輔）

5 浮腫

1 患者・家族からの訴え，表現内容の例

- 抗がん剤治療を開始してから徐々に体がむくんできたのですが，このまま治療を継続してもよいでしょうか
- 昨日から右足が腫れてきて痛みで歩きにくい
- 抗がん剤治療を受けた翌日に顔が腫れたが，数日で徐々によくなってきた

2 電話で情報収集すべきこと

- がんの原発・転移臓器
- 浮腫の部位（全身性か局所性か，左右差はあるか）
- 浮腫部位の疼痛，熱感，発赤の有無
- 呼吸苦，腹部膨満の有無
- 体重増加，尿量の変化の有無
- 投与中の抗がん剤の種類や開始時期
- 抗がん剤以外の内服薬の種類

帰宅後に生じる代表的な有害事象の評価と対応　197

- 手術歴，放射線療法歴
- 肝疾患，腎疾患，心疾患の既往歴
- 月経周期，妊娠の可能性

3 アセスメント

　日本臨床検査医学会から発行されている「臨床検査のガイドライン JSLM 2012」を参照しながら患者・家族からの訴えを聞く（**表 3-10**，**図 3-9**）．アセスメントのポイントの詳細は5「対応の判断」を参照．

4 目標設定

　静脈血栓症，蜂窩織炎などの重篤な経過をたどる可能性がある症例を鑑別する．

5 対応の判断

　浮腫は膠質浸透圧の上昇，血管透過性の亢進，リンパ還流の障害などさまざまな原因により出現する（**表 3-10**）[1]．鑑別疾患を念頭におきながら，静脈血栓症や蜂窩織炎など緊急で対応しなければならない症例を鑑別することが重要である（**図 3-9**，**表 3-11**）[2]．浮腫による症状としてはまぶたが重い，手足が腫れぼったい，物が握りにくいなどの訴えがある．全身性の浮腫でも病初期は組織が疎で組織圧の低い部位や静水圧のかかりやすい部位（下腿，足背など）に限局性に出現する．急性発症で，痛みを伴う片側下肢の浮腫は感染や深部静脈血栓を示唆し，緊急性があると考える．

　図 3-9，**表 3-11** にあるように浮腫は非常に多様な原因で起こるため，病歴の詳細な聴取が何よりも重要となる．肝・腎・心疾患，内分泌疾患の既往，女性では妊娠や月経周期との関連があるかが重要なポイントである．手術歴や放射線療法の有無に加えてアレルギー歴，飲酒歴，服薬歴，現病歴として飲水量，尿量，体重の変動，自覚症状の推移も聞く必要がある．

表 3-10 発生機序による浮腫の分類

血管内膠質浸透圧の低下	・腎，消化管からタンパク漏出ネフローゼ症候群 ・肝不全によるタンパク合成低下 ・タンパク質の摂取不十分
循環血漿量の増加	・腎不全，心不全 ・薬物（NSAIDs，β遮断薬，ACE 阻害薬など） ・妊娠
静脈還流の障害	・肝硬変，肝静脈閉塞 ・心不全 ・静脈血栓，腫瘍による静脈圧迫
リンパ流の障害	・がんのリンパ節転移 ・悪性リンパ腫 ・手術

〔下澤達雄：浮腫．日本臨床検査医学会ガイドライン作成委員会（編）：臨床検査のガイドライン JSLM2012. p.84，2012. http://jslm.info/GL2012/16.pdf（2015 年 12 月 21 日アクセス）〕

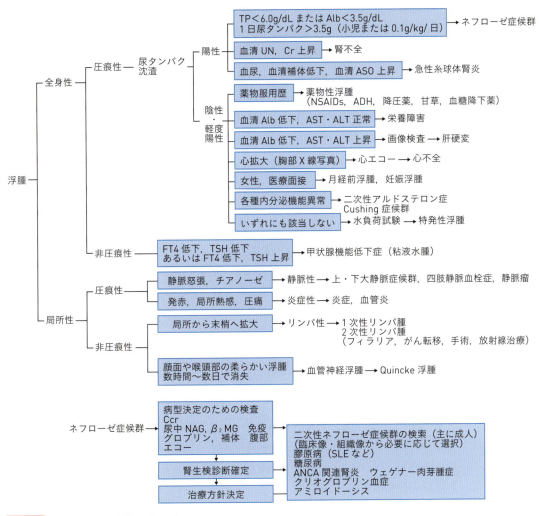

図 3-9 浮腫の確定診断の進め方

〔下澤達雄：浮腫．日本臨床検査医学会ガイドライン作成委員会（編）：臨床検査のガイドライン JSLM2012. p.85, 2012. http://jslm.info/GL2012/16.pdf（2015 年 12 月 21 日アクセス））〕

表 3-11 主な浮腫の原因疾患

全身性浮腫	・心不全 ・低アルブミン血症 ・腎不全 ・ネフローゼ症候群 ・肝硬変 ・甲状腺機能低下症 ・妊娠 ・薬物性（NSAIDs，ステロイドなど）
局所性浮腫	・深部静脈血栓症 ・リンパ管浮腫 ・腫瘍による圧迫 ・上大静脈・下大静脈症候群 ・蜂窩織炎

また，一部の抗がん剤は副作用として浮腫をきたすことがある．非小細胞肺がんや胃がんなどで使用されるドセタキセルは，総投与量が300〜400 mg/m^2 に達すると間質へのうっ血とリンパ管への灌流障害が起こり，水分貯留の発現頻度が増加する．このドセタキセルによる浮腫は fluid retention syndrome と呼ばれ，毛細血管透過性の亢進が主たる原因と考えられている[3]．慢性骨髄性白血病や消化管間質腫瘍(gastrointestinal stromal tumor：GIST)などで用いられるイマチニブも高頻度で浮腫をきたすことが知られているが，浮腫発症の機序は不明である[4]．抗がん剤以外でも漢方薬(小柴胡湯)やステロイドはナトリウムを貯留させることで浮腫をきたし，カルシウム拮抗薬やα遮断薬は血管を拡張させることで血管透過性を亢進させ浮腫の原因となる．

6 具体的な指導・助言と対応

短期間で浮腫が増悪している場合，発赤・疼痛を伴う場合，全身性浮腫を認める場合，全身症状を伴う場合(呼吸器症状，倦怠感など)はできるだけ早期に受診するよう指示する．緊急性がないと考えられた場合は次回外来で詳しい検査を行うことを説明する．

7 フォローアップと評価

経時的に浮腫が増悪しているかを注意深く観察し，原因に応じて対応する．

8 患者教育

浮腫の原因はさまざまであり鑑別が重要である．治療により浮腫が生じる可能性や重篤な状況(もしくは重篤化する可能性がある状況)について説明し，そのような状況が疑われる際は担当医，ホットライン，日当直などへ相談するなどといった対応を伝える．また，進行がん症例では，原疾患の増大に伴って浮腫が増悪する可能性があることを事前に説明しておく．塩分を控える，足を高い位置に置いて就寝する，長時間の立位や足組みを避けるなど，浮腫を悪化させない工夫についても指導する．

文 献

引 用 文 献

1) 下澤達雄：浮腫．日本臨床検査医学会ガイドライン作成委員会(編)：臨床検査のガイドライン JSLM2012．p.84，2012．http://jslm.info/GL2012/16.pdf(2015年12月21日アクセス)
2) 前掲1)，p.85
3) Semb KA , Aamdal S, Oian P：Capillary protein leak syndrome appears to explain fluid retention in cancer patients who receive docetaxel treatment. Journal of Clinical Oncology 16 (10)：3426-3432, 1998.
4) Guilhot F：Indications for imatinib mesylate therapy and clinical management. Oncologist 9(3)：271-281, 2004.

参 考 文 献

1) 下澤達雄：浮腫．日本臨床検査医学会ガイドライン作成委員会(編)：臨床検査のガイドライン JSLM2012．pp.83-87，2012．http://jslm.info/GL2012/16.pdf(2015年12月21日アクセス)

(笹木 有佑・橋本 淳・近藤 俊輔)

6 疼痛

1 患者・家族からの訴え，表現内容の例

事例　50 歳　女性　膵臓がん　FOLFIRINOX 療法 3 コース目　day 5

　膵臓がんで FOLFIRINOX 療法中の患者から，「昨日から痛くて夜も眠れないし，ごはんも食べられません．すぐに病院を受診したほうがよいでしょうか？」と電話連絡あり．患者は苦しそうで，会話も困難な様子である．

2 電話で情報収集すべきこと

　疼痛は主観的な症状であり，心理的要因や置かれている環境などが大きく影響することがあるため，患者の訴えだけでなく客観的に評価・判断することが重要である（**表3-12，表 3-13**）[1, 2]．カルテなどの患者記録から，疼痛が何に起因しているものなのか（治療内容による影響か，原疾患によるものか），過去に同様の訴えがあったか否か，画像所見や血液検査所見などを確認する．腫瘍の脊椎転移による脊髄圧迫症候群や消化管閉塞・穿孔などに関連した疼痛の場合は，緊急処置を要する．電話口で対応してもよいか，緊急を要するか，医師の判断を仰がなければならないのかをアセスメントするために，以下のような必要な情報を正確に収集する必要がある．

①主病名および既往歴
②画像所見や血液検査所見
③治療内容といつから治療を行っているのか，最後に治療を行ったのはいつなのか
④疼痛部位
⑤疼痛の性状
⑥疼痛が出現した時期と持続期間
⑦疼痛に随伴している症状（嘔気・嘔吐・便秘・下痢などの消化器症状，経口摂取困難，発熱など）
⑧処方されている薬剤の有無

表 3-12　がん患者にみられる痛み

がんによる痛み	内臓痛 体性痛（骨転移部の痛み，炎症による痛みなど） 神経障害性疼痛（腫瘍の浸潤による脊髄圧迫症候群，腕神経叢浸潤症候群など）
がん治療による痛み	術後痛症候群 化学療法誘発末梢神経障害性疼痛 放射線照射後疼痛症候群
がん・がん治療と 直接関連のない痛み	患者の既往疾患による痛み（脊柱管狭窄症，変形性膝関節症など） 新しく合併した疾患による痛み（帯状疱疹など） がんにより 2 次的に生じた痛み（廃用症候群による筋肉痛など）

表 3-13 痛みの神経学的分類

分類	侵害受容性疼痛		神経障害性疼痛
	体性痛	内臓痛	
障害部位	• 皮膚，骨，関節，筋肉，結合組織などの体性刺激	• 食道，胃，腸などの管腔臓器 • 肝臓，腎臓などの被膜を持つ固形臓器	• 末梢神経，脊髄神経，視床，大脳などの痛みの伝達路
痛みを起こす刺激	• 切る，刺す，叩くなどの機械刺激	• 管腔臓器の内圧上昇 • 臓器被膜の急激な伸展 • 臓器局所および周囲組織の炎症	• 神経の圧迫，断裂
痛みの例	• 骨転移局所の痛み • 術後早期の創部痛 • 筋膜や骨格筋の炎症に伴う痛み	• 消化管閉塞に伴う腹痛 • 肝臓腫瘍内出血に伴う上腹部・側腹部痛 • 膵臓がん・背部痛	• がんの腕神経叢浸潤に伴う上肢のしびれ感を伴う痛み • 脊椎転移の硬膜外浸潤 • 脊髄圧迫症候群に伴う背部痛 • 化学療法後の手足の痛み
痛みの特徴	• 局在が明瞭な持続痛が体動に伴って増悪する	• 深く絞られるような，押されるような痛み • 局在が不明瞭	• 神経障害支配領域のしびれ感を伴う痛み • 電気が走るような痛み：「灼けるような」「ビーンと走るような」「刺すような」などと表現される
随伴症状	• 頭蓋骨，脊椎転移では病巣から離れた場所に特徴的な関連痛を認める	• 悪心・嘔吐，発汗などを伴うことがある • 病巣から離れた場所に関連痛を認める	• 知覚低下，知覚異常，運動障害を伴う

〔日本緩和医療学会（編）：がん疼痛の薬物療法に関するガイドライン 2014 年版．p.18，金原出版，2014 より一部改変〕

3 アセスメント

　事例の患者は膵臓がんで，1 か月前から治療を開始しており，5 日前に FOLFIRINOX 療法が投与されていた．上腹部および背部の鈍痛を訴えており，消化器症状が出現している．カルテを確認すると，5 日前の診察時に同様の鈍痛を訴え，医師からオピオイドと制吐薬・緩下剤・大腸刺激性下剤が処方されていた．患者に聞いてみると，「5 日前に処方された痛み止めを飲んだら，痛みは治まったけど吐き気が出てきた．抗がん剤の治療後でもあるし，吐き気が強くなるとつらいので，昨日は 1 日痛み止めを飲んでいない」と返答があった．

　以上の情報から，患者が訴えている疼痛は原疾患に伴うがん性疼痛であり，オピオイドを指示どおりに内服していなかったことで疼痛が増強したものと考えられる．

4 目標設定

　事例の患者の場合，オピオイドに関する知識が不足している可能性がある．まずは，いまある疼痛を軽減したうえで，オピオイドの服薬管理方法や，今後疼痛が増強した場合の対処方法を指導し，電話連絡が必要な症状について説明する必要がある．

表 3-14 疼痛の有害事象共通用語規準（CTCAE）v4.0

Grade 1	Grade 2	Grade 3	Grade 4	Grade 5
軽度の疼痛	中等度の疼痛；身の回り以外の日常生活動作の制限	高度の疼痛；身の回りの日常生活動作の制限	—	—

用語の定義：著しく不快な感覚，苦痛，苦悶

〔JCOG（日本臨床腫瘍研究グループ）：有害事象共通用語規準 v4.0 日本語訳 JCOG 版．p.17，JCOG，2009．より一部改変〕

5 対応の判断

　もし事例の患者に鎮痛薬が処方されていなかった場合や，処方されている鎮痛薬を内服しても疼痛が増強している場合は，主治医に指示を確認する必要がある．疼痛の性状や程度によっては，入院治療が必要となる場合もあるため，判断に困った場合は主治医に電話対応を依頼する（**表 3-14**）[3]．

　脳転移や脊椎転移・浸潤，腫瘍の脊髄圧迫による疼痛，消化管の閉塞・出血・穿孔による疼痛，発熱（感染症）による疼痛が疑われる場合は，緊急処置が必要となるため，主治医にすみやかに報告する．以前から出現していた疼痛とは異なる部位・性状，突然出現した場合は注意が必要である．

　イリノテカン使用後の遅発性下痢によって腹部痛を訴えている場合は，止痢薬を内服する必要がある．止痢薬を内服しても症状が持続している場合は，脱水を予防するための補液が必要となるため，主治医に報告し対応を確認する．

　オキサリプラチンの使用に伴い，手足の指先を中心に末梢神経障害による神経障害性疼痛を生じることがある．末梢神経障害は投与回数を重ねるごとに症状が出現・増強し，減量や休薬の対象となる薬物有害事象である．症状は可逆的とされているが，実際に末梢神経障害を発症した場合，難治性であり現在実践されている支持療法では効果が不十分なことが多い．症状は，指先の感覚異常から筋力低下，腱反射低下，自律神経障害など，程度もさまざまであり，患者の QOL にも大きく影響を与える．患者の日常生活にどの程度影響しているのかを判断し，具体的な症状の徴候を聴取し，抗がん剤の減量・休薬を検討するとともに，症状緩和を目的とする薬物療法の必要性を判断する．

6 具体的な指導・助言と対応

　事例の患者に処方されているオピオイドの種類，制吐薬を確認し，一過性の痛みの増強である突出痛に対してはオピオイドの頓用薬（レスキュー薬）を内服するよう説明する．1日の大半を占める持続痛に対しては，オピオイドの血中濃度を安定させるために時間を決めて内服すること，その間の疼痛増強時はレスキュー薬を使用すること，レスキュー薬の時間・回数はメモをしておき，次の診察時に医師へ使用状況を説明するように伝える．

　オピオイド内服開始時は，副作用として悪心・嘔吐，便秘などが出現することがある．処方されている支持療法薬を確認し，内服方法や日常生活における工夫点などを伝

帰宅後に生じる代表的な有害事象の評価と対応　203

える．

　オピオイド内服後も疼痛が増強する場合は，別の要因を考える必要があるため，再度電話連絡をするように伝える．

　電話対応後は，患者の訴えと対応についてカルテに記録する．内容や患者の様子によっては，主治医や患者にかかわる他職種と情報共有を行う必要がある．電話連絡を行い，患者の訴えの内容と対応，行った指導・助言内容を伝達する．

7 フォローアップと評価

　次の外来受診時には，電話対応による効果と患者の状態を評価する．指示どおりに内服できていたか，1日のレスキュー回数の程度，疼痛が増強した時間帯，オピオイド内服に伴う副作用症状の有無と支持療法薬による対応の実施などについて患者に問診する．その結果を受け，オピオイドの増量や，緩和ケアチームへのコンサルテーションを検討する．また，電話で助言した内容を患者が理解し行動できていたか，患者のセルフケア能力を評価し次の患者教育に活かす．

8 患者教育

　電話対応の場合は，医療者が患者の身体所見を視診・触診することが不可能なため，症状の原因や緊急性の有無を判断するためには，患者の訴えが重要となる．このことをふまえ，疼痛の程度や日常生活への影響，随伴症状，持続期間，増強因子の有無などを医療者に正確に伝えるように患者へ説明しておく必要がある．疼痛の強さを評価するためには，0〜10の数値で疼痛を表現してもらう Numerical Rating Scale（NRS）を用いるとよい（図3-10）．

　あらかじめ処方されている鎮痛薬や，継続して内服している鎮痛薬によっても除痛がはかられない場合は，鎮痛薬の増量や別の要因を検討する必要がある．鎮痛薬の効果を評価するために，使用頻度や使用後の症状の変化などを医療者へ正確に伝えるように説明する．

　疼痛は主観的であり，おかれている環境や心理的側面が大きく影響する．疼痛があることを理解してもらえること，話を傾聴してもらえること，医療者に対応してもらえることによって患者が得られる安心感は大きい．疼痛の存在は QOL にも著しく影響を与えるため，疼痛は我慢せずに医療者へ伝えるように指導する．

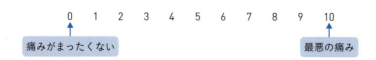

図3-10　Numerical Rating Scale（NRS）

文献

引用文献
1) 日本臨床腫瘍学会（編）：新臨床腫瘍学（第2版）．pp.832-840，南江堂，2009．
2) 前掲1），p.18
3) JCOG（日本臨床腫瘍研究グループ）：有害事象共通用語規準v4.0日本語訳JCOG版．p.17，JCOG，2009．

参考文献
1) 日本緩和医療学会（編）：がん疼痛の薬物療法に関するガイドライン2014年版．pp.18-35，金原出版，2014．
2) 渡壁晃子：痛み．濱口恵子，本山清美（編）：がん化学療法ケアガイド―治療開始前からはじめるアセスメントとセルフケア支援（改訂版）．pp. 258-266，中山書店，2012．

（三浦 仁美）

7 意識障害

1 患者・家族からの訴え，表現内容の例

- 昨日までは異常がなかったが，今朝になったら話しかけてもぼんやりしていて返事をしない．このまま様子をみていてよいでしょうか
- トイレで意識がとんだが，休んでいたら元にもどりました

2 電話で情報収集すべきこと

- バイタルサイン（呼吸，脈拍，体温など）
- 意識レベル（名前や年齢を答えられるか）
- 意識障害の持続時間（一過性か持続性か）
- 随伴症状の有無（麻痺，けいれん，頭痛，嘔気・嘔吐など）
- 意識障害の既往（これまでも同様の状況を認めたかどうか）
- 病変の部位（特に脳腫瘍の有無）
- 投与中の抗がん剤の種類や開始時期
- 抗がん剤以外の内服薬の種類
- 放射線療法の既往の有無

3 アセスメント

　意識障害のレベルを評価するためには，Japan Coma Scale（JCS）と Glasgow Coma Scale（GCS）が用いられる（**表 3-15**，**表 3-16**）．家族の訴えや救急隊の情報から比較的簡便に判断可能な指標である．アセスメントのポイントの詳細は [5]「対応の判断」を参照．

表 3-15 Japan Coma Scale（JCS）

Ⅰ　刺激しないでも覚醒している状態	1	意識清明とはいえない
	2	見当識障害がある
	3	自分の名前，生年月日が言えない
Ⅱ　刺激をすると覚醒する状態	10	普通の呼びかけで容易に開眼する
	20	大きな声または体をゆさぶることにより開眼する．開眼できないときには簡単な命令に応ずる
	30	痛み刺激を加えつつ呼びかけを繰り返すと，かろうじて開眼する
Ⅲ　刺激をしても覚醒しない状態	100	痛み刺激に払いのけるような動作をする
	200	痛み刺激に少し手足を動かしたり，顔をしかめる
	300	痛み刺激にまったく反応しない

表 3-16 Glasgow Coma Scale（GCS）

開眼	点数	言語	点数	運動	点数
自発的に開眼	4	見当識良好	5	命令に従う	6
呼びかけで開眼	3	混乱した会話	4	疼痛を局在化する（痛み刺激部位に手足をもってくる）	5
痛み刺激で開眼	2	不適切な言葉	3	逃避的屈曲	4
まったく開眼しない	1	理解不能な応答	2	四肢異常屈曲	3
		反応なし	1	四肢伸展	2
				反応なし	1

4 目標設定

頭蓋内出血や低血糖などの救急対応が必要な症状かどうかを判定する．

5 対応の判断

患者の意識障害が伝えられた際は，まず救命を念頭におかねばならない．まったく反応がないようであれば，バイタルサインを確認し，一次救命処置や救急車要請を指示する必要がある．バイタルサインが安定しており緊急の状況ではない場合でも，患者自身から病歴を聞けない場合がほとんどであるため，家族や目撃者から情報を得なければならない．話を聞く際はまず本当に意識障害なのかを確認する．認知症による見当識障害や健忘，ヒステリー発作などの可能性もある．次に意識障害と判断した場合は，**表3-17**に示す原因疾患を念頭におきながら，低血糖や失神などの一過性意識障害なのか，持続性意識障害なのかを確認する．頭蓋内の出血性病変以外にも意識障害を主訴とする急性大動脈解離など，緊急での治療が必要な場合もあることを覚えておく．

失神とは「血圧低下に伴う全脳の血流低下による一過性の意識障害」の総称であり，

表 3-17 主な意識障害の原因疾患

持続性意識障害	● 脳腫瘍(原発性, 転移性) ● 脳出血・脳梗塞 ● 硬膜外・硬膜下血腫 ● クモ膜下出血 ● 脊髄腫瘍, 髄膜播種 ● 髄膜炎(癌性, 細菌性など) ● 急性大動脈解離 ● 敗血症 ● 糖尿病性ケトアシドーシス ● 高血糖高浸透圧症候群 ● 急性アルコール中毒 ● 薬物中毒 ● 肝性脳症 ● 電解質異常(高カルシウム血症, 低ナトリウム血症など) ● 尿毒症
一過性意識障害	● 低血糖 ● 低酸素血症 ● 失神(迷走神経反射など) ● てんかん発作 ● ヒステリー発作

その原因はさまざまである(**表 3-18**)[1]. 立位になった直後の失神は起立性低血圧によるものを疑い, 仰臥位での発症は不整脈による失神やてんかんなどの神経調節性失神以外の病態を考慮する. また, 恐怖, 疼痛, 心的ストレスなど明らかな誘因がある場合や, 嘔気・嘔吐, 発汗などの前駆症状を伴う場合は神経調節性失神の可能性が高い. これに対し, 前駆症状のない失神では不整脈による心原性失神を疑う. 高齢者は多数の薬剤を服用していることが多く, 薬剤誘発性の失神を起こすことがある. 降圧薬, 利尿薬, 抗不整脈薬, 抗精神病薬(一部で QT 延長をきたす)などを内服している患者は特にリスクが高く, 抗がん剤以外の服薬歴も詳細に聴取する必要がある. なお失神でもけいれん様の短時間の不随意運動を認めることがあり, てんかん発作との鑑別は難しいことがある(**表 3-19**)[2].

　脳脊髄腫瘍患者の場合には数日~数か月かけて神経症状が進行するのに対して, 脳出血や脳梗塞は突然発症する. もちろん脳腫瘍患者であっても脳出血や脳梗塞, 転倒による外傷性頭蓋内出血を合併することがあるため, 家族に転倒や頭部外傷の有無を聞くことは大切である.

6 具体的な指導・助言と対応

　救命が必要な状況かどうかを判断するために, まずは必ずバイタルサインを確認する. 原因が明らかな一過性意識障害は自宅で経過観察することも可能な場合もあるが, 原因がはっきりしない一過性意識障害や持続性意識障害は受診するように指示する.

7 フォローアップと評価

　抗がん剤治療や治療の副作用(食欲低下, 嘔吐, 下痢, 腎機能障害など)に伴う電解質・

表 3-18 主な失神の原因

神経調節性失神	〈血管迷走神経性失神〉 精神的なストレスによって誘発(痛み，恐怖など) 立位ストレスによって誘発 〈状況失神〉 咳嗽，胃腸刺激(嚥下，排便，腹痛)，排尿，食後など 〈頸動脈性洞失神〉
起立性低血圧	〈自律神経障害〉 1次性：パーキンソン病など 2次性：糖尿病性神経症など 〈薬剤誘発性〉 アルコール，利尿薬，血管拡張薬など 〈容量減少性〉 消化管出血，脱水，アナフィラキシー(分布変化による)
心原性失神(心血管系)	〈徐脈性不整脈〉 洞不全症候群(徐脈頻脈症候群を含む) 房室伝導障害 〈頻脈性不整脈〉 上室性頻拍 心室頻拍(特発性，器質的心疾患による2次性など) 〈薬剤性の頻脈・徐脈〉 〈器質的疾患による失神〉 心臓弁膜症(大動脈弁狭窄症)，急性心筋梗塞，心タンポナーデなど

〔宮武諭：一過性意識障害．日本臨床検査医学会ガイドライン作成委員会(編)：臨床検査のガイドライン JSLM2012. p.110, 2012. より一部改変 http://jslm.info/GL2012/22.pdf(2015年12月21日アクセス)〕

表 3-19 失神とてんかんの鑑別ポイント

	失神	てんかん
発作前の症状	• 嘔気・嘔吐，腹部不快感，寒気，発汗 • めまい，目のかすみ	• おかしな臭いなどの前兆
意識消失の所見 (目撃者より)	• 強直間代運動は短く(15秒以内)，意識消失後に始まる	• 強直間代運動が持続し，意識消失と同時に発生 • 片側性の間代運動 • 明確な自動症(部分発作) • 舌を噛む
発作後の症状	• 意識障害が短い • 嘔気・嘔吐，蒼白	• 遷延する意識障害 • 筋肉痛

〔宮武諭：一過性意識障害．日本臨床検査医学会ガイドライン作成委員会(編)：臨床検査のガイドライン JSLM2012. p.114, 2012. より一部改変 http://jslm.info/GL2012/22.pdf(2015年12月21日アクセス)〕

　血糖値の異常をチェックし，異常がみられた際には，意識障害が補正により改善するかどうかを確認する．進行がんの場合は脳転移，髄膜転移の出現や増悪の可能性を考え，頭部 CT・MRI 検査，髄液検査を行う．服用中の薬剤による副作用が原因と考えられる場合には処方を変更または中止する．

8 患者教育

一度でも意識障害を起こした患者・家族には原因をよく説明し，再度同様のことが起こる可能性があることを理解してもらう．

文献

引用文献
1）宮武諭：一過性意識障害．日本臨床検査医学会ガイドライン作成委員会（編）：臨床検査のガイドライン JSLM2012. p.110, 2012. http://jslm.info/GL2012/22.pdf（2015年12月21日アクセス）
2）前掲1），p.114

参考文献
1）宮武諭：一過性意識障害．日本臨床検査医学会ガイドライン作成委員会（編）：臨床検査のガイドライン JSLM2012. pp.110-116, 2012. http://jslm.info/GL2012/22.pdf（2015年12月21日アクセス）

（笹木 有佑・橋本 淳・近藤 俊輔）

8 口腔粘膜障害

1 患者・家族からの訴え，表現内容の例

事例1　46歳　女性　乳がん　AC療法1コース目　day 14

昨日から口内炎ができ始め，痛くて食事が食べられません．お水は飲めるので水分補給はしていますが，唇の皮膚が剥げてくるような感じで食べていなくてもジンジンとした痛みがあります．歯磨きも口内炎にしみてできません．歯磨きでよい方法はありますか？　また，2日前から38℃の熱があります．抗菌薬をその日から内服してますが，熱が下がりません．大丈夫でしょうか？

事例2　58歳　女性　卵巣がん　ドキシル®単独療法1回目投与　day 12

口内炎症状強く，頬も腫れている感じがします．食事も水分摂取もできません．近所のクリニックを受診し，ケナログ®軟膏とアズノール®が処方されました．頬が腫れるほどの症状があって，歯磨きするのもつらい．差し歯が頬に当たっている感じがします．熱はないけど大丈夫でしょうか？

2 電話で情報収集すべきこと

■抗がん剤の種類

口内炎を起こしやすい代表的な抗がん剤を**表3-20**に示す．

■抗がん剤投与何日目？

口腔粘膜細胞は7〜14日の周期で分裂・増殖を繰り返している．一般的に口内炎は

表 3-20	口内炎を起こしやすい代表的な抗がん剤

発生頻度	薬物療法
60％以上	ビンクリスチン硫酸塩(オンコビン®)，ドキソルビシン塩酸塩(アドリアシン®，ドキシル®)，フルオロウラシル(5-FU®)高用量
30〜60％未満	メトトレキサート(メソトレキセート®)，シタラビン(キロサイド®)，パクリタキセル(タキソール®)，ドセタキセル水和物(タキソテール®)イダルビシン塩酸塩(イダマイシン®)
10〜30％未満	アクチノマイシンD(コスメゲン®)，マイトマイシンC(マイトマイシン)
10％未満	エトポシド(ベプシド®)，シクロホスファミド水和物(エンドキサン®)

抗がん剤投与後2〜10日で出現し，好中球の回復に伴い約2〜3週間で回復することが多いとされている．

■血液データは？

白血球・好中球の低下により口内炎ができやすくなる．出血傾向，栄養状態の低下，脱水状態，発熱，感染症の有無は口内炎の状態をアセスメントするうえで大切な情報となる．

■口内炎のリスクファクター

口内炎のリスクファクターとして，①化学療法で使用する薬剤の種類：抗がん剤，生物学的薬剤(インターロイキン-2，インターフェロン)，②粘膜を変化させる薬剤あるいは治療：酸素療法，抗コリン作用薬，フェニトイン，ステロイド，③全身照射あるいは頭頸部への放射線療法，④口腔衛生不良，⑤歯科疾患，⑥不適切な義歯，⑦高齢，⑧若年，⑨飲酒歴，喫煙歴，⑩低栄養，⑪刺激のある食事摂取，⑫脱水，⑬頭頸部がん，⑭白血病，リンパ腫，幹細胞移植，⑮肝障害または腎障害，⑯粘膜を損傷する多様な治療，⑰好中球減少症[1]が挙げられる．

■口内炎の部位・症状の確認

紅斑，水疱，潰瘍，白斑，浮腫，乾燥，疼痛，嚥下困難，味覚変化，嗄声，発熱とその程度

■食事摂取状況の確認

咀嚼，嚥下能力の変化，摂取量の減少，体重減少

■日常生活の確認

活動性や開口障害によるコミュニケーションの変化

■疼痛など不快症状がある場合の確認事項

- 出現パターン：慢性的または間欠的，一時的
- 疼痛部位の程度：口腔内，咽頭
- 促進因子：経口摂取時(食事による刺激)など

■予防に関する口腔ケア

①歯科で行う治療開始前のケアの確認

以下の治療・指導を抗がん剤治療の2週間前までに行っておくことが望まれる．

a)口腔内病巣の治療

b)義歯の調整

c)プラークコントロール

d)ブラッシング指導

　口腔内の清潔を保つために，柔らかい歯ブラシで毎食後または3回/日ブラッシングを施行する．また，水あるいは含嗽薬を使用し，経口摂取または嘔吐後はすみやかに含嗽する．

②口腔内の乾燥予防実施の確認

　口腔内が乾燥していると粘膜への刺激が強まる．

a)口腔内の保湿状況の有無

b)市販薬で販売されている口腔内乾燥予防の歯磨き剤や保湿・湿潤ジェルの使用の有無

③クライオセラピーの検討の確認

　臨床実践ガイドライン(MASCC/ISOO)では，抗がん剤による口腔粘症状を軽減させる目的で5-FUを使用する患者クライオセラピーの実施を推奨している(現在のところ他の抗がん剤による効果に関しては研究結果はない)．

■口内炎発症後の口腔ケア

①粘膜保護と2次感染予防の確認

a)口腔内乾燥の有無

　こまめな含嗽あるいは水分の摂取により口腔内の乾燥を防ぐ．生理食塩液はphが4.5〜8で口腔内の値に近いことから，粘膜への刺激が低く，口内炎発症後の含嗽や損傷粘膜の洗浄などに適している．

b)ブラッシングの継続の有無

　壊死組織や膿汁などの除去，循環促進する目的でブラッシングを継続する．

c)スポンジブラシや綿棒を用いた口腔ケアの有無

　痛みや出血によりブラッシングが難しい場合はスポンジや綿棒を用いた口腔ケアを継続する．

②食事，嗜好品の内容の確認

a)口当たりがよく，摂取しやすい食事の工夫

b)食事内容

　香辛料や酸性の強い食品，アルコール製品や喫煙を控える．白血球や好中球減少を認める場合はなま物の摂取を控える．高タンパク食品の選択，食事摂取が不可能な場合は濃厚流動食や経管栄養・点滴などでの栄養・水分補給の確保を行う．

③口腔内出血の有無

a)出血部位が特定できる場合

例：ボスミン®綿球で圧迫，トロンビン末＋デキサメタゾン塗布

b)出血部位が特定できない場合

例：トロンビン末1万単位＋注射用水または生理食塩液にガーゼを浸し圧迫，トランサミン®注1g＋注射用水または生理食塩液の点滴

■口腔ケアにおける疼痛緩和

①含嗽薬の使用の有無

例：含嗽用ハチアズレ®顆粒2g/包を5包・グリセリン®液60mLを水500mLに希釈

して使用

ポビドンヨードは殺菌作用があるが粘膜に損傷がある場合は口腔乾燥による損傷を助長するので使用しない．

② 消炎薬使用の有無
例：ケナログ軟膏，アフタッチ®

③ 鎮痛薬の使用の有無
a）含嗽薬

例：含嗽用ハチアズレ顆粒 2 g/包を 5 包・グリセリン液 60 mL・4％ キシロカイン®液 100 mL/本を水 500 mL に希釈して使用

b）さらに痛みの訴えがある場合の例

- 経口可：アセトアミノフェン内服
- 経口不可：非麻薬性鎮痛薬の内服

c）1 日 3 回以上非麻薬性鎮痛薬を使用する場合の例

- 非麻薬性鎮痛薬の持続投与
- 麻薬性鎮痛薬の投与および持続投与

3 アセスメント

　事例1・2 において，AC療法・ドキシル単独療法と口内炎を起こしやすい抗がん剤を使用しており，投与 12〜14 日目であるため，抗がん剤の直接作用による口内炎であることが考えられる．自宅にいるため，血液データは不明だが，抗がん剤投与 1〜2 週間後は骨髄抑制を起こしており，易感染状態にある．事例1においては，発熱しており投与 14 日目であることから好中球減少による発熱性好中球減少症の可能性があり，抗菌薬の内服を開始しているが解熱していない状況にあるため，採血などの検査を行い発熱性好中球減少症に対する治療を要する可能性がある．口内炎に対しては，口腔内の清潔保持，2次感染予防が必要な時期である．予防的口腔ケアの指導が不十分であったと思われ，口腔ケアに対し不足している情報を収集し，できていない口腔ケアの指導を追加で行う必要がある．

　両方の事例で口内炎の痛みにより食事摂取が困難となっている．痛みに対する対症療法では，事例2では近医よりケナログ軟膏とアズノールを処方され対応されているが，事例1では事前処方がないため，まず市販の生理食塩液などで頻回の含嗽を施行してもらい，口腔内の清潔と乾燥を防ぐ指導を行う．症状が悪化するようなら，かかりつけ医もしくは近医を受診し必要な薬を処方してもらう．また，食事の工夫に関する説明や脱水予防のための水分摂取の必要性について伝える必要もある．CTCAEv 4.0 において経口摂取に支障がある Grade 2〜3 であり（表 3-21）[2]，次回の抗がん剤投与量の減量について担当医と検討する．初回治療であったため，口内炎に対する処方薬がなくまた口腔ケアに対する事前説明が不十分な事例ではあるが，連絡してくれたことで2次感染症を予防できたと考えられる．

表 3-21 口腔粘膜炎の有害事象共通用語規準（CTCAE）v4.0

	Grade 1	Grade 2	Grade 3	Grade 4	Grade 5
口腔粘膜炎	症状がない：または軽度の症状がある：治療を要さない	中等度の疼痛：経口摂取に支障がない：食事の変更を要する	高度の疼痛：経口摂取に支障がある	生命を脅かす：緊急処置を要する	死亡

一般的には Grade3 以上の口内炎が生じた場合は一旦休薬し、Grade 0～2 に回復したのち再開する。また、Grade 3 以上の口内炎が生じた場合には次回投与量を約 80% 程度に減量することを検討する。

〔JCOG（日本臨床腫瘍研究グループ）：有害事象共通用語規準 v4.0 日本語訳 JCOG 版。p.12, JCOG, 2009. より一部改変〕

4 目標設定

口内炎に対する口腔ケアを実施でき、2 次感染を予防できる。また、含嗽薬・消炎薬・鎮痛薬により疼痛コントロールの対応と十分な食事・水分摂取ができるようになり、治療が完遂できる。

5 対応の判断と具体的な指導・助言

事例 1・2 は、粘膜炎を発症しやすい時期であり、口内炎の症状は今後 2～3 週間で回復するが、その前に AC 2 回目またはドキシル 2 回目の投与スケジュールとなり、それまでの間、含嗽薬・消炎薬・鎮痛薬で症状コントロールを行う必要がある。手持ちの薬がない事例では市販の生理食塩液などで含嗽を頻回に行うよう指導し、症状が改善しないようなら近医を受診し必要な薬を処方してもらう。痛みが強い時期は、刺激の少ない食事や柔らかい食事にするなど、工夫するように伝える。それでも摂取できない状況であれば、低栄養状態になる可能性があることから、医療機関での濃厚流動食や点滴などでの栄養・水分補給を検討してもらう。口腔ケアの状況を確認し、粘膜保護と 2 次感染予防のためのブラッシングや口腔内の乾燥を防ぐことの必要性について指導する。口内炎症状が初回から発症しているため、次回も口内炎を発症する可能性は高い。抗がん剤の投与量の減量の有無にもよるが、次回抗がん剤治療時にはクライオセラピーにて口内炎発症を予防する方法を検討する必要がある。また、治療継続への意欲が減退することも考えられるため、口内炎症状はコントロールできることを伝え、治療を完遂できるように支持的な指導・助言を行う。

事例 1 は口内炎と発熱性好中球減少症を同時に発症している可能性があるケースである。口内炎と発熱性好中球減少症の発症の時期は似ており、事例のように同時に発症することは多々ある。発熱がある場合は重篤な細菌感染症を併発している可能性があり、発熱に対するアセスメントを優先的に行う。すでに処方されていた抗菌薬の内服は開始されていたが、解熱していない状況であることから発熱の原因を検察するために医療機関を受診する必要がある。

6 フォローアップと評価

口内炎のケアには患者自身のセルフケアが不可欠である。口内炎のメカニズムや予防

とケアについて十分に説明し，口内炎に対する対症療法である①口腔内清潔，②口腔内保湿，③疼痛コントロールを確実に実施できるような患者支援が必要である．

7 患者教育

口内炎症状に対する患者教育は，治療開始前における歯科受診と予防的口腔ケアの指導を行うこと，口内炎発症後は口腔ケアの方法・支持療法を指導することであり，緊急処置が必要なときに患者が医療機関に相談できるようになることが重要である．

さらに，担当医・歯科医師・薬剤師・看護師との協働により，治療前オリエンテーション時の指導を習慣化することで，抗がん剤治療に伴う口腔トラブルの予防に努め，患者のQOLの向上に努めていくことが必要である．

文献

引用文献

1) Olsen M：Gastrointestinal and mucosal side effects. In Polovich M, Whitford JM, Kelleher LO（eds）：Chemotherapy and Biotherapy Guidelines and Recommendations for Practice （2nd ed）. pp.109-118, Oncology Nursing Society, 2005.
2) JCOG（日本臨床腫瘍研究グループ）：有害事象共通用語規準v4.0日本語訳JCOG版. p.12, JCOG, 2009.

参考文献

1) 西條長宏（監修）：がん化学療法の副作用と対策. pp. 92-97，中外医学社，1998.
2) 濱口恵子，本山清美（編）：がん化学療法ケアガイド—治療開始前からはじめるアセスメントとセルフケア支援（改訂版）. pp. 92-105，中山書店，2012.
3) 安達やす子：口内炎. 小澤桂子，足利幸乃（監修）：ステップアップ がん化学療法看護—理解が実践につながる. pp.124-127，学習研究社，2008.
4) 関谷綾子，池上由美子，岡元るみ子：口内炎. 佐々木常雄（編）：がん化学療法ベスト・プラクティス. pp.94-100，照林社，2008.
5) 荒尾晴惠，田墨惠子（編）：患者をナビゲートする！スキルアップがん化学療法看護—事例から学ぶセルフケア支援の実際. pp.77-80，日本看護協会出版会，2010.
6) 野口瑛美，前田義治：粘膜炎. 岡元るみ子，佐々木常雄（編）：がん化学療法副作用対策ハンドブック—副作用の予防・治療から，抗がん剤の減量・休薬の基準，外来での注意点まで. pp.63-65，羊土社，2010.
7) MASCC/ISOO：がん治療に伴う粘膜障害に対するエビデンスに基づいた臨床診療ガイドライン概要（2014年11月7日一部修正），2014.http://www.mascc.org/assets/Guidelines-Tools/guidelines%20summary%207nov2014-japanese.pdf（2015年12月21日アクセス）

（森谷 麻希）

9 ポート（皮下埋め込み型ポート）などのデバイス管理

ポートは，大腸がんを対象として行われるFOLFOX・FOLFIRI療法における5-FUの持続投与や在宅での経静脈的栄養管理を可能とするデバイスとして，患者のQOL向上に貢献している（本項で扱うポートとは中心静脈ポートを示す，**図3-11**）．本項では，ポートに関する代表的な2例の有害事象およびその評価と対応について紹介する．

1 ポートの異常

1 患者・家族からの訴え，表現内容の例

> 昨日外来で抗がん剤の点滴をしたあとインフューザーポンプを付けて家に帰りましたが，今日になってもポンプ内の薬液が減っていません．どうしたらよいですか．

2 電話で情報収集すべきこと

○**患者からの情報収集**
- 異常に気がついた時期
- 投与中の薬剤名
- 点滴ルートの屈曲，点滴ルートの接続部のゆるみ
- ヒューバー針のクリップが開いているか，ヒューバー針がセプタムより浮いていないか
- 温度センサー付きのインフューザーポンプを使用している場合，温度センサーが皮膚に密着固定されているか
- ポンプ内の薬液の減り具合
- ポート周囲の疼痛・発赤・腫脹の有無

○**カルテ・スタッフからの情報収集**
- ヒューバー針穿刺時の状況（生理食塩液注入時の違和感・疼痛・抵抗がなかったか・自然滴下は良好であったか）
- ポートの造設時期
- 過去のポートに関するトラブルの有無

3 アセスメント

○**外的要因によるもの**
- ルートの屈曲や接続不良
- クレンメの閉塞
- ヒューバー針のクリップの閉塞

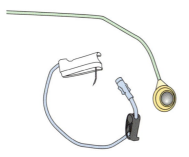

図 3-11　CVPとヒューバー針

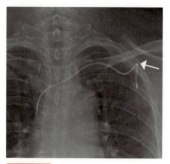

図 3-12 キンク

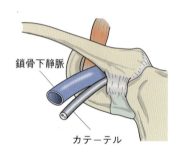 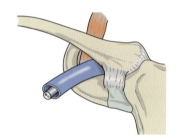

a ピンチオフを起こす挿入状態　　　b 正しい挿入状態

図 3-13 カテーテル・ピンチオフ

- ヒューバー針がポートから抜けている（穿刺が不十分）
- インフューザーポンプの温度センサーが皮膚から離れている

○内的要因によるもの
- カテーテル内の凝血塊や薬剤の結晶による閉塞
- カテーテル周囲に血液中のフィブリンが析出し，カテーテルを包み込んでしまうことによる閉塞（フィブリンシース）
- カテーテルの折れ曲がりによる閉塞（キンク，図 3-12）
- カテーテルを鎖骨と第1肋骨の間に挟み込んでしまったことによるカテーテルの閉塞および損傷（ピンチオフ，図 3-13）

4 目標設定

滴下不良の原因を明確にし，正常に使用できる状態に回復する．

5 対応の判断

　まず，患者自身で対応可能な要因なのか，すぐに来院してもらわなければならない緊急事態なのかを判断する必要がある．電話で連絡を受けた場合，患者の情報から対応を判断しなければならないため，外的な要因を1つずつ患者に確認してもらい，該当するものがあれば修正を指示する．

　修正後，自然滴下や薬剤の注入が再開すれば，そのまま投与を継続できる．

　外的要因がどれも該当しない場合，もしくは患者自身による修正が困難な場合には，

ポートの使用を中止し，すみやかに来院するように指示する．

6 具体的な指導・助言と対応

以下の滴下・薬液注入不良時の対応について**図3-14**に示す．

- 点滴ルートの屈曲，接続部のねじのゆるみ，クレンメの閉鎖がないかを聴取する．該当箇所があれば修正のうえ，注入が再開されるか確かめるように指導する．インフューザーポンプを接続している場合，1時間あたりに注入される薬液量が少ないため，問題なく注入できているか判断するためには，ポンプ内の風船がしぼんできているかを見極める必要があり，数時間を要する場合もあることを説明する．
- ヒューバー針に付いているクリップの閉鎖がないかを聴取する．まれに不意にクリップが閉じてしまうこともある．その場合はクリップを開け，注入が再開されるかを確かめるように指導する．
- 穿刺中のヒューバー針に浮いている感じがないかを聴取する．いつもと比べ浮いていると訴えがある場合は，ヒューバー針がポートのセプタム部に十分穿刺されておらず，注入ができない可能性があるため，固定テープの上からヒューバー針を押してみるように説明し，注入が再開されるか確かめるように指導する．
- インフューザーポンプの温度センサーが皮膚から離れていないか聴取する．温度センサーが皮膚から離れていると，薬液が注入されないため，テープで皮膚に再固定するように説明し，注入が再開されるか確かめるように指導する．
- 点滴チューブやヒューバー針，温度センサーの固定に問題が見当たらない場合には，来院を指示する．来院後の対応としては，原因を究明するために，ポートのフローチェックを実施することが多い．フローチェックとは，X線透視でカテーテル，ポートの破損の有無を確認するとともにポートをヒューバー針で穿刺して造影剤を注入

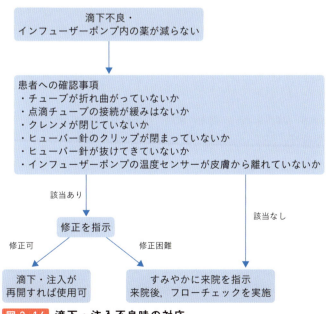

図3-14 滴下・注入不良時の対応

し，カテーテルに閉塞などがないかを調べる検査のことで，この検査で異常が明らかになった際はポートの入れ替えが必要になる場合がある．

7 フォローアップと評価

電話での対応についてカルテに記載し，スタッフ内で情報を共有する．患者のセルフケアが不十分だった場合には，それをフィードバックし，再指導を行う．

またフィブリンシースは徐々に形成されることが多く，滴下不良はそのサインの場合もあり，1回のフローチェックで所見がなくとも，滴下不良が継続する場合には再検査を要する．

8 患者教育

点滴チューブ・ヒューバー針・温度センサーに関連した滴下不良や注入不良は，どの患者にも生じる可能性がある．在宅への移行前に，ポート・カテーテル・インフューザーポンプの管理方法と生活上の留意点，医療廃棄物の回収についてパンフレットを用いてオリエンテーションを行うとともに，不具合が生じた際の相談窓口を確認しておくことが重要である．

2 ポートに関連した身体の異常

1 患者の訴え

今日，外来で抗がん剤の点滴をしたあと，ポンプをつけて帰宅したのですが，数時間前からポートのあたりが痛くなってきました．大丈夫でしょうか．

2 電話で情報収集すべきこと

○**患者からの情報収集**
- 症状に気がついた時期
- 投与中，もしくは投与した薬剤名
- 症状が出現している部位・範囲
- 皮膚の状態（発赤，腫脹，熱感，疼痛，硬結，浸出液や排膿の有無）
- 症状の程度や性質
- 悪寒戦慄の有無
- 発熱の状況
- ヒューバー針の穿刺状況

○**カルテ・スタッフからの情報収集**
- ヒューバー針穿刺時の状況（生理食塩液注入時の違和感・疼痛・抵抗がなかったか，自然滴下は良好であったか）
- ポートの造設時期
- 過去のポートに関するトラブルの有無

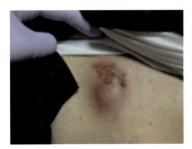
図 3-15　ポート感染

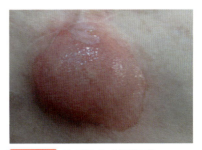
図 3-16　5-FU の皮下漏出

3 アセスメント

ポート留置部の局所感染を確認する（**図 3-15**）．

薬液の皮下漏出（ヒューバー針が浮いていた，固定が不十分で針が抜けた，針が短い）の有無を確認する（**図 3-16**）．

4 目標設定

- ポートの疼痛・腫脹・薬液漏出の原因が明確となり，苦痛が軽減される
- ポートが正常に使用できる状態になる

5 対応の判断

ポート穿刺部および留置部に発赤，腫脹，熱感，疼痛，硬結が認められる場合，局所感染もしくは皮下への薬液の漏出が最も考えられる．しかし，患者自身でそれらを鑑別するのは難しいため，すみやかに来院を指示する．

6 具体的な指導・助言と対応

- ポートからの薬剤投与を中止し，ヒューバー針の抜針を指示する．浸出液や排膿がある場合は，清潔なガーゼで覆ったあと，すみやかに来院するよう説明する．
- 来院後，患者に発熱やポート造設部からの排膿などの感染徴候が認められる場合は，ポート感染の可能性が高いと考えられ，ポートを残していると治癒が難しいため，入院後，すみやかにポートを抜去する流れとなることを説明する．
- 感染徴候はないものの，皮下に水がたまっているようなブヨブヨとした感覚や，明らかにポートの周りが限局して腫れあがっているときには，薬液の皮下漏出を疑う．この場合には，漏出した薬剤が皮下組織へどの程度侵襲するかを認識し，侵襲が大きいと判断される場合には，炎症を抑える目的で漏出部位に対しステロイドの局所注射を要することもある．
- まれに漏出が軽度でかつ苦痛症状がなく，薬剤の組織への侵襲が低く，早急にポートを使用する必要がないケースでは，緊急の来院は不要で次回の受診日まで自宅での経過観察を指示することもある．しかし，漏出が起こってから皮膚症状が発現するまで時間差を生じることがあるため，違和感や疼痛が増強した際は再度病院へ連絡をする

ように指導する.

7 フォローアップと評価

対応についてカルテに記載し,スタッフ内で情報を共有する.特に,薬剤の投与前・投与中・投与後には,ポート留置部や穿刺部をよく観察し,感染徴候を見逃さないようにする.穿刺時,薬剤注入時,ポンプ接続時には,清潔操作を遵守する.

薬剤の皮下漏出が発生し,フローチェックでポートやカテーテル本体に問題がなかった場合は,ヒューバー針の穿刺もしくは固定が不十分だった可能性があり,使用中のヒューバー針の長さや固定方法・固定するテープの種類が適切であるかをスタッフ内で検討,評価する.また,疼痛など身体的な苦痛が生じた場合,医療者の投与管理への不信感を患者が抱くこともあるため,患者の精神面に配慮した誠実な対応が求められる.

8 患者教育

化学療法中の患者の場合,免疫能が低下しており,ポート感染を繰り返すことがある.

帰宅後も局所感染や皮下漏出の早期発見のため,患者自身がポート周囲の発赤・疼痛・熱感・腫脹・硬赤・違和感の有無を観察するように指導する.症状出現時には,病院への連絡が必要なことを伝え,緊急時の連絡窓口を確認する.

患者の体型もしくは体動で針が抜けやすいと想定される場合には,自宅でも固定テープの上からヒューバー針が抜けていないか時折押してみる,肩をすぼめる姿勢を避けるといった具体的な指導を追加し,患者自身にも皮下漏出予防について協力が得られるようにする.

参考文献

1) 荒井保明,森田荘二郎,谷川昇,ほか(編著):中心静脈ポートの使い方―安全挿入・留置・管理のために(改訂第2版).南江堂,2014.
2) 飯野京子,森文子(編):安全・確実・安楽ながん化学療法ナーシングマニュアル.医学書院,2009.
3) 矢ヶ崎香:特殊なディバイス・血管外漏出の管理.外来化学療法を受ける患者・家族への有害事象に関する電話相談技術研究会報告書.日本がん看護学会,2011.

(富樫 裕子)

■ 索引

数字・欧文

3 段階除痛ラダー　21
5-FU　155, 214, 211
AC 療法　148
amifostine　148
BSC：best supportive care　87
Cairo–Bishop 分類　116
carfilzomib　148
carmustine　148
Clinical TLS　119
CTCAE v.4.0：Common Terminology Criteria for Adverse Events version 4.0　174
decitabine　148
denileukin diftitox　148
DIC：disseminated intravascular coagulation　64, 87, 89, 113, 119
DVT：deep venous thrombosis　38, 42, 161
EC 療法　148
EGFR 阻害薬　157
expert TLS panel consensus　119
floxuridine　148
FN：febrile neutropenia　153
FOLFIRI 療法　214
FOLFOX 療法　214
GCS：Glasgow Coma Scale　205
G-CSF　51
Gell & Coombs の分類　127
Hugh–Jones 分類　192
ixabepilone　148
JCS：Japan Coma Scale　205
L-アスパラギナーゼ　129, 141, 148
Laboratory TLS　119
LH-RH アナログ　160
MASCC（Multinational Association of Supportive Care in Cancer）スコア　154
mechlorethamine　148
MOF：multiple organ failure　64, 113
mTOR（mammalian target of rapamycin）阻害薬　157
NRS：Numerical Rating Scale　204

obinutuzumab　148
omacetaxine　148
PD：progressive disease　87
PE：pulmonary embolism　36, 38, 161
pegaspargase　148
pembrolizumab　148
pralatrexate　148
Rockall scoring system　195
romidepsin　148
SIADH：syndrome of inappropriate secretion of antidiuretic hormone　81, 83
siltuximab　148
SIRS：systemic inflammatory response syndrome　64, 92, 94, 119
SSCG：Surviving Sepsis Cameaign Guidelines　93
SVC：superior vena cava　57
TLS：tumor lysis syndrome　115, 117
TS-1　193
valrubicin　148
vincristine（liposomal）　148
Virchow の 3 徴　38, 159
VTE：venous thromboembolism　38, 159
ziv-aflibercept　148

和文

あ

アーゼラ®　137, 180
アービタックス®　136
アクチノマイシン D　141, 148, 210
アザシチジン　141, 148
アスパラギナーゼ　160
アドセトリス®　136
アドリアシン®　210
アナフィラキシー　127
アナフィラキシーショック　128
アバスチン®　136
アムルビシン　141, 148, 193
アルキル化剤　154

アレムツズマブ　137, 148
アレルギー反応に注意を要する抗がん剤　129
アレルギー分類　127
アロマターゼ阻害薬　160
アントラサイクリン系薬剤　51, 146, 154

い

意識障害　6, 205
イダマイシン®　210
イダルビシン　141, 148, 210
イピリムマブ　148
イホスファミド　141, 148, 158, 159
イマチニブ　200
イリノテカン　141, 148, 193
イレウス　62
インターフェロン　51
インターフェロン-α　148
インターロイキン-2　148
インフュージョンリアクション　134
―― を起こしやすい分子標的治療薬　136

え・お

エトポシド　130, 141, 146, 148, 210
エノシタビン　141, 148
エピルビシン　141, 148, 155
エリブリン　148, 180
エルロチニブ　193
エンドキサン®　210
オキサリプラチン　130, 141, 146, 148
悪心・嘔吐　147, 185
オファツムマブ　137, 148, 180
オンコビン®　210
オンコロジックエマージェンシー　2

か

外来化学療法ホットライン　170
合併症，脊髄圧迫の　21
カテーテル・ピンチオフ　144, 216
カバジタキセル　148
過敏症　127
―― の前投薬　131
―― に注意を要する抗がん剤　129

221

カルボプラチン　130, 141, 148
感染　24

き

起壊死性抗がん剤　140
起炎症性抗がん剤　140
気胸　30, 31
　── の症状　31
　── の診断，治療　32
帰宅後の緊急時の体制　170
帰宅後の支援体制　170
気道内出血　26, 29
気道閉塞　24
救急状態　2
急性腎障害　158
急性腎不全　70
急性尿閉　70
急変　2
胸水　30
キロサイド®　210
緊急時の体制，帰宅後の　170
キンク　144, 216

く・け

クラドリビン　141, 148
クロファラビン　141, 148
経口抗がん剤　176
けいれん　6, 7
　──，脳腫瘍に起因する　9
　── の鑑別　11
　── の診断，治療　10
血管炎，抗がん剤による　139
血管外漏出，抗がん剤の　139
血栓　38
　── の治療　40
血栓塞栓症　159
血尿への対処　74
ゲフィチニブ　157, 193
ゲムシタビン　141, 148, 157, 180, 193
ゲムツズマブ　オゾガマイシン
　　　　　　　　　136, 148
下痢　188

こ

高カルシウム血症　77, 78

　── の症状，診断，治療　79
抗がん剤
　──，過敏症・アレルギー反応に
　　注意を要する　129
　──，間質性肺炎の可能性　193
　──，起壊死性　140
　──，起炎症性　140
　──，経口　176
　──，口内炎を起こしやすい　210
　──，非壊死性　140
　── の血管外漏出・血管炎　139
　── の催吐性リスク分類　148
　── の催吐リスク別の制吐療法
　　　　　　　　　　　152
口腔粘膜障害　209
口内炎を起こしやすい抗がん剤　210
抗利尿ホルモン不適合分泌症候群
　　（SIADH）　81
　── の症状，診断　83
　── の治療　84
呼吸苦　191
コスメゲン®　210

さ・し

サイラムザ®　137
サリドマイド　38, 160
三酸化ヒ素　148
酸素解離曲線　48
ジェムザール®　180
シクロホスファミド
　　　51, 141, 148, 150, 158, 210
四肢麻痺　14
シスプラチン　129, 141, 148, 159
シタラビン　130, 141, 148, 150, 210
シトシンアラビノシド　51
出血　24, 194
　──，消化管　61
　── による重症度　113
出血性膀胱炎　158
術後出血　110, 112
　── の症状　112
　── の診断，治療　113
腫瘍崩壊症候群　115, 117
　── の診断　119
　── の治療　125

　── の予防　120
　── のリスク評価　119
消化管出血　61
消化管穿孔　61, 63
　── の症状，診断，治療　64
消化管閉塞　61, 63
上大静脈症候群　54, 57
　── の症状　57
　── の診断，治療　58
上皮成長因子受容体阻害薬　157
静脈血栓塞栓症　38, 160
心筋障害　154
心タンポナーデ　47, 50
　── の症状，診断　51
　── の治療　52
心毒性を有する薬剤　156
深部静脈血栓症　38, 42, 161
　── の症状　42
　── の診断，治療　45
　── の予防　42

す・せ・そ

ストレプトゾシン　148
制吐薬　151
制吐療法，抗がん剤の催吐リスク別
　　　　　　　　　　　152
咳　191
脊髄圧迫　14, 15
　── の症状　16
　── の診察・評価　16
　── の診断・鑑別疾患　16
　── の治療　19
　── の合併症　21
セツキシマブ　136, 148
穿孔，消化管　61, 63
全身性炎症反応症候群（SIRS）
　　　　　　　64, 92, 94, 119
ゾメタ®　180
ゾレドロン酸　180

た

ダウノルビシン　141, 148
ダカルバジン　141, 148
タキサン系薬剤　146, 155
タキソール®　210

タキソテール®　210
多臓器不全　64, 113, 119
タモキシフェン　160
痰　191

て・と

デバイス管理　214
テムシロリムス　148
テモゾロミド　141, 148
てんかん　8
電話サポート　170
―― における情報聴取　174
―― のアセスメント　174
―― の患者・家族への指導　175
―― の対応　172
―― の対応の判断　174
―― の評価　175
―― のフォローアップ　175
疼痛　20, 201
――, がん患者にみられる　201
―― の神経学的分類　202
ドキシル®　210
ドキソルビシン
　　　　130, 141, 148, 155, 158, 210
ドキソルビシン リポソーム　148
ドセタキセル
　　　　129, 141, 148, 193, 200, 210
トラスツズマブ　136, 148, 155, 180
トラスツズマブ エムタンシン
　　　　141, 148

な 行

ナブパクリタキセル　141
ニボルマブ　148
ニムスチン　148
尿路閉塞　68, 70
―― の症状，診断　71
―― の治療　72
ネダプラチン　141, 148
ネララビン　148
膿胸　26
―― の症状，診断　26
―― の治療　27
ノギテカン　141, 148

は

ハーセプチン®　136, 180
肺化膿症　26
―― の症状，診断　26
―― の治療　27
敗血症　64, 92, 94
―― の治療　94
肺血栓塞栓症　36, 38, 161
―― の治療　40
―― の病態，症状，診断　39
肺塞栓症　38
肺毒性　156
パクリタキセル
　　　　129, 141, 148, 154, 193, 210
―― アルブミン懸濁型　148
播種性血管内凝固（DIC）
　　　　64, 87, 89, 113, 119
―― 症候群　64, 113, 119
―― の症状，診断　89
―― の治療　90
発熱　179
発熱性好中球減少症　153
パニツムマブ　137, 148
ハラヴェン®　180

ひ

非壊死性抗がん剤　140
ビノレルビン　141, 148, 193
ピラルビシン　148
ビンカアルカロイド系抗がん剤　146
ビンクリスチン　141, 148, 210
ビンデシン　141, 148
ビンブラスチン　141, 148

ふ

腹膜炎　63
浮腫　197
ブスルファン　141, 148, 158
フルオロウラシル　141, 148, 210
フルダラビン　141, 148, 158
フレア反応　139
ブレオ®　180
ブレオマイシン
　　　　129, 141, 148, 157, 180

へ

閉塞，消化管　61, 63
ペキメトレキセド　148
ペグインターフェロン　148
ベクティビックス®　137
ベバシズマブ
　　　　38, 136, 148, 155, 160, 197
ペプシド®　210
ペプロマイシン　141, 148
ペメトレキセド　193
ベルケイド®　180
ペルツズマブ　148
ベンダムスチン　141, 148
ペントスタチン　148
便秘　188

ほ

縫合不全　104, 108
―― の症状，診断，治療　108
ポート　144, 214
―― に関連した身体の異常　218
―― の異常　215
ポテリジオ®　137
ボルテゾミブ　148, 180

ま行

マイトマイシン C　141, 148, 210
マイロターグ®　136
マブキャンパス®　137
ミトキサントロン　141, 148
ミリプラチン　148
メソトレキセート®　210
メトトレキサート
　　　　130, 141, 148, 159, 210
メルファラン　141, 148
モガムリズマブ　137
モノクローナル抗体　134

や

薬剤性肺障害　193

ブレンツキシマブ ベドチン
　　　　136, 141, 148
分子標的治療薬，インフュージョン
　　　リアクションを起こしやすい　136

薬剤投与中の有害事象
　── に関する患者教育　163
　── に関するスタッフ教育　166
　── への対応（体制等）　162

ゆ・よ

有害事象　127
　──，アナフィラキシー　127
　──，意識障害　205
　──，インフュージョンリアクション
　　　　　　　　　　　　　　　134
　──，悪心・嘔吐　147, 185
　──，過敏症　127
　──，急性腎障害　158
　──，血管外漏出・血管炎　139
　──，血栓塞栓症　159
　──，下痢　188
　──，口腔粘膜障害　209
　──，呼吸器症状　191

　──，呼吸苦　191
　──，出血　194
　──，出血性膀胱炎　158
　──，消化器症状　185
　──，心筋障害　154
　──，咳　191
　──，痰　191
　──，疼痛　201
　──，肺毒性　156
　──，発熱　179
　──，発熱性好中球減少症　153
　──，浮腫　197
　──，便秘　188
　──，ポートの異常　215
　──，薬剤投与後の経過中　153
　──，薬剤投与中　127
　── に関する患者教育　163
　── に関するスタッフ教育　166
　── への対応（体制等）　162

有害事象共通用語規準
　──，アレルギー反応，
　　　アナフィラキシー　129
　──，悪心・嘔吐　150
　──，血管外漏出　144
　──，下痢　190
　──，口腔粘膜炎　213
　──，注入に伴う反応　135
　──，疼痛　203
　──，便秘　190

ら行

ラニムスチン　148
ラパマイシン標的タンパク質阻害薬
　　　　　　　　　　　　　　　157
ラムシルマブ　137, 148
リツキサン®　136, 180
リツキシマブ　136, 148, 180
リポソーマル ドキソルビシン　141